HIPPOCRATE ET LA RAISON

La pensée n'est sérieuse que par le corps

Ouverture philosophique

Collection dirigée par Jean-Marc Lachaud et Bruno Péquignot

Une collection d'ouvrages qui se propose d'accueillir des travaux originaux sans exclusive d'écoles ou de thématiques.

Il s'agit de favoriser la confrontation de recherches et des réflexions, qu'elles soient le fait de philosophes « professionnels » ou non. On n'y confondra donc pas la philosophie avec une discipline académique ; elle est réputée être le fait de tous ceux qu'habite la passion de penser, qu'ils soient professeurs de philosophie, spécialistes des sciences humaines, sociales ou naturelles, ou... polisseurs de verres de lunettes astronomiques.

Dernières parutions

Jacques ARON, *L'ère de la confusion planétaire, La croyance, l'incroyance, la philosophie et le monde*, 2024.

Gheorghe DANIȘOR, *Justice, Philosophie aspirationnelle*, 2024.

André KOPACZ, *L'harmonie continue*, 2024.

Alexis CARTONNET, *Extra-ordinaire abécédaire, Découvrir la philosophie de Gilles Deleuze*, 2024.

Pascal GAUDET, *Humanité et politique, Recherche kantienne*, 2024.

Abdallah BAKOUCHE, *L'Humanité au prisme de la Modernité chez Mohammed Arkoun. Une approche interrogative*, 2024.

Guy WALCH, *Spinoza, l'immanence, « Et rien d'autre », 2024.*

Joël BALAZUT, *Du paganisme au règne de la raison, Sur le sens de l'histoire*, 2024.

Grégoire MÜLLER, *Images, désirs, instants... Un kaléidoscope,* 2024.

Khélil GOUIA, *La nature dans l'art. Image et matière*, 2024.

Gérard FOURCHER, *Extension du domaine de la santé, Psychologue : chronique d'une déculturation*, 2024.

Claude GONTRAN, *Pour une relecture d'Épicure, Les fondements pratiques de son matérialisme*, 2024.

Nathalie MOURGUES, *Habiter ave soi*, 2024.

Nathalie MOURGUES, *Exister dans un monde chaotique*, 2024.

Suguru HASUZAWA, *L'autre tour de folie. Michel Foucault et la psychiatrie*, 2024.

Jean-Claude Grulier

HIPPOCRATE ET LA RAISON

La pensée n'est sérieuse que par le corps

Préface de Nicole Blaize

L'Harmattan

Du même auteur

Les années bleues de Martial Coqlicot, L'Harmattan, 2003

Petite histoire de la psychiatrie allemande, L'Harmattan, 2006

Eugène Minkowski philosophe de la psychiatrie, L'Harmattan 2017

5-7, rue de l'École-Polytechnique - 75005 Paris

www.editions-harmattan.fr

ISBN : 978-2-336-46253-0
EAN : 9782336462530

À Barbara, Viviane, Patrick, Brigitte, Thomas, Manon.

Au docteur Yves Guédès en souvenir,

Préface

Hippocrate. Son nom universellement connu est associé au serment que prononcent les médecins, le fondement de la déontologie médicale.

Mais qui était-il et comment expliquer la persistance de sa notoriété jusqu'au XXIe siècle ?

Laënnec (1781-1826) nous en donne l'explication dans sa thèse inaugurale lorsqu'il affirme que « le majestueux édifice de la doctrine hippocratique peut encore être offert sans crainte après vingt-cinq siècles, à l'examen le plus sévère et à l'admiration des médecins. »

Cet hommage n'est pas anodin car durant la période de la Terreur, toutes les sociétés savantes sont dissoutes et par souci d'égalité entre les citoyens, chacun peut se prévaloir de devenir médecin s'il peut s'acquitter d'une patente. Plus rien ne subsiste de « l'Art de guérir ». Après ces tourments une nouvelle école se crée et Laënnec, notamment, remet en bonne place l'observation du malade prônée par Hippocrate.

Né en 460 avant notre ère dans l'île de Cos en Grèce, Hippocrate enfant et adolescent se fait remarquer, semble-t-il par ses dons d'observation. La médecine est alors réservée aux Asclépiades, prêtres qui pratiquent incantations et sacrifices. Issu de cette lignée et devenu médecin, Hippocrate célèbre en son temps fut appelé au chevet du frère d'Alexandre Ier.

Contemporain de Socrate, son enseignement traverse le temps et nous parvient sous la forme de soixante écrits médicaux dits hippocratiques car tous ne sont pas de la main du maître. Quatre grandes écoles dominèrent : celles de Cos, de Cnide, de Crotone et de Sicile. De cette période, quarante-deux rapports cliniques ont subsisté. Bien sûr ce corpus a plusieurs fois été étudié et commenté par des historiens, des philosophes et des médecins. Galien assurait qu'Hippocrate fut aussi grand philosophe qu'il ne fut médecin.

Aujourd'hui, Jean-Claude Grulier pose un regard neuf sur cette œuvre et son intérêt pour celle-ci n'est pas étonnant. En effet, il est lui-même docteur en psychiatrie et philosophe. Il nous propose une réflexion sur le contenu des textes hippocratiques et s'attache à relever toute la pertinence des diagnostics, émet des hypothèses sur les maladies traitées et les définit ou les compare aux dénominations actuelles.

L'auteur s'intéresse tout d'abord aux grandes civilisations mésopotamienne, égyptienne et indienne entre autres et établit un vade-mecum des pratiques médicales afin de mieux souligner la grande nouveauté que représentait l'œuvre d'Hippocrate. Celle-ci libère la médecine de la religion et revêt un caractère purement rationaliste : la maladie sacrée, l'épilepsie, n'est pas une manifestation démoniaque.

Sans pour autant rejeter les religions, Hippocrate précise qu'aucune maladie n'est plus divine ni plus humaine qu'une autre. Chacune a sa cause naturelle et ne se produit pas sans cause naturelle.

Il s'agit d'une médecine rationnelle, le traitement de la maladie doit se faire par l'observation minutieuse et attentive du patient. Hippocrate s'attaque aux charlatans qui masquent leur incompétence par des incantations magico-religieuses. Il met en cause également certaines pratiques comme les saignées qui peuvent achever le malade.

Il préconise avant tout le doute et surtout le souci de ne pas nuire au patient. Pour Hippocrate, la souffrance émane du défaut d'équilibre des humeurs : le phlegme, la bile noire et jaune, ce qui ne fait plus autorité aujourd'hui bien sûr. Toutefois, dans le traité de l'air et des eaux, il constate que « les humeurs » dépendent du climat et de la qualité de l'air. Cette pertinence du jugement, qui prévaut encore aujourd'hui, découlerait de l'observation de forgerons au travail près d'un brasier. Lors d'une épidémie, ceux-ci semblaient moins atteints par la maladie que leurs congénères. Hippocrate en déduit que la pestilence était réduite par la purification de l'air. De plus, il saisit déjà le rôle important de l'équilibre alimentaire pour la santé.

Pour parfaire la connaissance du corps humain, la dissection n'est pas encore possible. Aussi les médecins hippocratiques s'attachent à l'observation très fine du corps, pratiquent l'auscultation et par analogie expliquent les maux internes par les conclusions de l'examen clinique. Ils réunissent l'observation et le raisonnement : « la sensation du corps est mesure de vérité ».

Jean-Claude Grulier décrypte ce long cheminement qui mène à la pensée rationnelle. « La médecine est née lorsqu'elle a pu s'affranchir du pouvoir tout puissant des esprits ».

C'est l'élaboration de cet humanisme médical que nous révèle cet ouvrage détaillé et passionnant.

Nicole Blaize

Introduction

« La pensée n'est sérieuse que par le corps. C'est l'apparition du corps qui lui donne son poids, sa force, ses conséquences et ses effets définitifs. »

« L'âme sans corps ne ferait que des calembours et des théories. Qu'est-ce qui remplacerait les larmes pour une âme sans yeux et d'où tirerait-elle un soupir et un effort ? » écrit Paul Valéry.

La pensée n'est sérieuse que par le corps, ceci nous semble aller de soi et pourtant dans une vue hâtive, l'homme n'a longtemps accordé au corps que l'humble rôle de l'ouvrier modeste, du simple exécutant de ce que pensait et concevait l'esprit. Un esprit doué de toutes les qualités. De plus, ce corps, ce corps musculaire, ce pauvre corps, ce corps-outil a été pour la religion le lieu des tentations, le sujet de tous les maléfices : la mauvaise chose que le péché assaille, l'enfer du désir conduisant à l'enfer éternel ! Un enfer imaginé avec effroi mais souvent bien réel comme celui des bûchers de l'inquisition. Cette mésestime du corps tient à la fois du dogme, de l'ignorance, de l'injustice et de la cruauté. Mais notre corps n'est pas le simple instrument de la psyché, l'appendice de l'âme, le second rôle : il est au contraire son vieil et inséparable compagnon, son frère du quotidien. Notre corps est nous, notre identité, c'est par lui que nous différons de la machine, même si dans notre corps, à titre d'outils précieux, fonctionnent bien des automatismes. Le corps nous différencie des robots même les plus récents, les plus intelligents, ces descendants sophistiqués des automates de Vaucanson. La pensée n'est sérieuse que par le corps ? Sans lui, elle serait simplement impossible. Corps que le cerveau, le cœur, les poumons, le mouvement des molécules et des hormones qui nous animent, corps que tout cela et il n'est pas besoin de grande philosophie pour saisir que sans ce corps vivant, il n'y aurait pas d'existence et sans existence, il n'y aurait pas de pensée. Notre corps est notre premier moteur et là, nul doute, le "je suis" précède le "je pense". Le corps dans ses premières perceptions et ses premiers gestes éveille l'esprit encore en sommeil et cette genèse entamée se poursuit tout au long de notre vie.

Le corps comme nécessité première et absolue est notre corps-machine, le corps des cellules et des tissus, des enzymes et des acides nucléiques, des organes et des métabolismes, ce corps qui fonctionne, horloge bienfaisante et salutaire, aussi longtemps qu'elle ne se détraque. Car nos organes nous semblent dormir avant que la maladie brutalement ne les réveille, les rappelle bruyamment à nous et parfois elle le fait très tôt dans la vie, trop tôt. Organes bienfaisants, efficaces et silencieux, lorsque le corps tremble, l'âme vacille. Ce corps en marche, ce corps en fonction, ce corps "mécanisme" permet au corps vécu d'agir et d'exister.

Notre corps est un outil aux diverses fonctions : il ressent, il perçoit, il se meut. Mais il n'est pas le simple instrument du ressentir, du percevoir et du mouvement car il plonge dans l'intellection, il la constitue, il y habite. Percevoir n'est pas simplement subir une impression des sens mais donner une raison à ce qui est perçu : ceci est dur, ceci est brûlant, ceci est un arbre. Le mouvement quant à lui est animé d'une signification, d'une intention, il a un sens, un but : il est une pensée mise en acte, si humble fût-elle. La pensée vient sans doute au vivant lorsque la sensation n'est plus seulement irritative, nociceptive et nous permet de nous soustraire à la douleur mais, lorsqu'elle devient proprioceptive, exploratoire, dirigée vers l'objet qu'elle permet de connaître. Notre corps est aussi l'image que nous avons de nous, celle que les autres ont de nous ou ce que nous en imaginons. Cet apparent reflet, bien ancré en nous, est au cœur de l'estime que nous nous portons comme il est au cœur de notre lien à autrui. Ce corps-image est aussi un corps artiste, un corps dégagé des nécessités vitales des besoins, un corps qui imagine et rêve. Sans le corps que seraient la musique, la danse, le rythme ? La terre ne serait qu'un désert peuplé d'atomes agités mais silencieux. Le corps est le corps de l'amour et le corps des désirs, des pulsions, de la sexualité qui ne se restreint pas à la reproduction de l'espèce. Car Éros a deux flèches à son arc : de l'une il touche le cœur et les sentiments et de l'autre, il éveille la libido, le sexe. Enfin, ce corps est le petit corps fragile de l'homme dont parle Walter Benjamin, ce corps qu'il nous faut respecter, protéger, soigner : en un mot, le corps de la médecine et de la morale. Ces manières d'exister de notre corps ne sont pas isolées car elles agissent les unes sur les autres. Ainsi, les blessures et les maladies qui bouleversent l'image que nous avons de nous, touchent notre lien à autrui, affectif, érotique.

La pensée n'est sérieuse que par le corps, mais le langage lui-même est pénétré de l'expression corporelle : le corps parle par sa posture, ses mouvements et la musique des mots et le ton de la phrase donnent à la parole son sens. Rassembler tous les aspects de la pensée qui ne serait sérieuse que par le corps, conduirait sans doute à envisager l'activité humaine tout entière. Après tout, il semble difficile de trouver une réalisation de l'homme dont le corps n'ait pas été l'inspirateur ou l'artisan : dans les sciences et les techniques (le levier, la roue et l'arsenal des outils) ou le monde de l'art (la danse, la peinture, la sculpture, la musique), dans la morale et notre lien à autrui.

Jankélévitch parle de la mort comme d'un "organe-obstacle" de la vie. Elle est obstacle, car lorsqu'on est mort, c'est... pour la vie. Elle est organe, car la mort est cette limite, certaine dans les faits, incertaine quant à son heure en deçà de laquelle nous devrons agir et exister le mieux ou le moins mal possible. Organe-obstacle, le corps l'est aussi à sa façon. Il est organe de l'action, du dynamisme, du mouvement. Il est obstacle, car l'homme constate qu'il ne peut pas déplacer les montagnes. Construire un environnement vivable lui impose de créer des objets, des outils plus forts, plus incisifs que ses pauvres mains. Des mains pas si pauvres d'ailleurs car elles lui permettront de façonner ses outils, ces instruments qui prolongeront son corps. Des mains habiles que guide la perception visuelle de l'espace et des choses. L'homme est venu sur terre sans doute fruit d'une branche de l'ordre des simiens, des singes, peut-être de Lucy, cette petite guenon africaine, notre très lointaine ancêtre ou de l'une de ses cousines et... l'un de ses cousins car déjà dans cette bisexualité qui est notre histoire, il fallut être deux pour nous faire : un monsieur et une dame ! L'homme a cessé d'être un quadrupède, il s'est levé et les mains ainsi libérées ont pu palper, attraper, façonner. Cueilleur, chasseur, cultivateur, l'homme a fabriqué ses outils non par luxe mais par nécessité, pour se nourrir, se protéger du froid et des intempéries, chasser les animaux. Habitant les grottes, il a appris à construire son abri, sa demeure. Le corps a été l'inspirateur de ses créations, il en a été aussi l'artisan.

Le sérieux s'oppose à la futilité, à la frivolité ; mais une pensée fantaisiste, une pensée drôle peut être très sérieuse comme La Fontaine ou Voltaire nous l'apprennent. Le sérieux est souvent associé à la raison, au réel, à la logique, au concret, au vrai. Voilà qui doit être nuancé : la pensée dite prélogique, primitive de la magie et des sortilèges aurait-elle manqué de sérieux alors que s'y jouaient la vie, la mort, le destin : choses cruciales, choses sérieuses s'il en est ? Assurément, non ! Le sérieux n'est pas ce qui s'affiche comme tel (le

« soyons sérieux !»), il n'est lié ni à la posture ni à la prestance, il n'est ni bruyant ni clinquant. Le sérieux touche l'essentiel : le sérieux des choses et des symboles dans la rigueur logique, le sérieux des êtres et des hommes dans la rigueur morale. Le sérieux des uns n'est pas celui des autres, mais la pensée poétique rêveuse qui préserve est infiniment plus sérieuse que celle qui, orgueilleuse de ses chiffres, de sa rationalité morbide et de son "sabre à finances"[1] fabrique des outils de destruction et écrase la nature, les hommes et la vie. Rien n'est plus sérieux pour l'homme que son corps. Son corps est son moi, non pas "le" moi qui lui appartiendrait comme d'autres objets, qu'il pourrait observer et analyser avec quelque distance. Le corps n'est pas "le" moi. Il est moi, moi qui ait mal, qui vieillit, qui va mourir.

En dehors de la médecine, les mots de Valéry ouvrent d'autres horizons. Ainsi les travaux de linguistique, l'œuvre de Karl Bühler[2] par exemple, mettent en évidence l'action du corps dans le langage et la parole. Le même énoncé, à la manière dont il est dit et le contexte dans lequel il est prononcé, peut revêtir des sens différents, parfois opposés, de la douceur à la neutralité jusqu'à la cruauté. Les liens du corps et de la morale évoquent inévitablement le problème de la violence, du meurtre, de la souffrance physique : il ne peut y avoir de pensée morale sérieuse que dans le respect d'autrui, le respect de son corps. La pensée médicale est le modèle d'une pensée que le corps rend sérieuse car il est sa raison d'être. La médecine s'adresse au corps : c'est le corps malade ou blessé qui a créé la médecine en l'appelant comme une exigence. Mais au-delà, le corps de l'homme, ce corps tout proche, plus proche que les astres, ce corps accessible aux perceptions a lié la médecine à l'observation, à l'expérience, à la logique et ce lien, cette leçon sur la méthode a indéniablement contribué à la naissance et au développement des sciences. Telle est la voie que nous ont tracée Hippocrate et les Hippocratiques.

Robert Joly distingue dans la pensée grecque trois modalités :

– La méthode conceptuelle, celle des philosophes et des grands systèmes qui expliquent le monde, le petit monde du corps humain comme le grand

---

[1]La pensée d'Alfred Jarry ne manque pas de sérieux !

[2]Karl Bühler *Théorie du langage* paru en 1934 et édité par Ed Agone 2009.

monde de l'univers, par un seul élément (l'eau, l'air, le feu, etc). La médecine utilisera parfois ce modèle.

– La méthode déductive des mathématiciens que Pythagore illustrera.

– La méthode expérimentale enfin, initiée par Hippocrate et les hippocratiques. Apparue historiquement après les deux autres, elle ouvre aux sciences de la nature. Aristote et Archimède l'utiliseront. Elle vise à soumettre les idées à l'épreuve des faits et se garder des dogmes et des idées toutes faites et surtout des siennes ! La méthode, précieuse en science, l'est aussi en philosophie. Husserl dans sa philosophie, recommandait comme principe le "retour aux choses mêmes".

La croyance aux dogmes, rebelle à l'épreuve de la réalité appartient à l'esprit humain depuis toujours : "*Nous avons on peut dire sucé l'erreur avec le lait de nos nourrices*" écrit Cicéron[3]. Il est difficile de se sevrer de cette erreur et la médecine n'y aura pas échappé : la théorie des humeurs, le bienfait des saignées et cautérisations auront la vie dure. Croyance inspirée par le respect de son auteur, ce dogme, cette force de l'habitude, ce point aveugle d'où rien ne jaillit, est difficile à mettre en cause comme si douter était un blasphème. Ce n'est pas à Épidaure, ce sanctuaire grec de la médecine religieuse voué à Asclépios que la médecine rationnelle et dépouillée de magie est née. Car Épidaure est un centre de miracles où une femme enceinte de cinq ans accouche d'un nouveau-né qui sitôt sorti du ventre maternel court se laver seul : histoire miraculeuse parmi d'autres. Avènement essentiel de la médecine rationnelle, le corpus hippocratique comporte une soixantaine de textes, certains achevés, d'autres à l'état de fragments. Ils ne sont pas tous de la main d'Hippocrate, d'autres auteurs y ont participé mais l'établissement de la paternité des uns et des autres est chose délicate. Les textes sont d'inspiration diverses. En dehors des écrits à orientation philosophique, deux grandes voies se distinguent. Celle de l'école de Cnide se réfère aux faits mais s'y attache sans doute trop, se privant ainsi d'une pensée de la nature des maladies et de leurs causes. Empiriste, elle utilise une polypharmacie et ses traitements ne sont pas sans rudesse ni violence. Celle de l'école de Cos, école d'Hippocrate, a pour méthode l'observation des symptômes que présentent les malades et la compréhension des phénomènes pathologiques qui en sont

---

[3]Cicéron *Tusculanes* p 118

les causes. Elle trace le chemin d'une médecine scientifique. La médecine est le corps observé par un corps observant de ses cinq sens : la vue, l'odorat, l'ouïe, le goût, le toucher. Cet ensemble forme l'examen clinique qui s'est enrichi, affiné au fil de l'histoire de la médecine. Hier, comme maintenant le regard clinique sur la peau permet de diagnostiquer une maladie du foie ou suspecter un mélanome. L'ouïe ouvre au grand chapitre de l'auscultation et de la connaissance des maladies pulmonaires et cardiaques. La palpation de l'abdomen est vitale, permet devant le "ventre de bois" de suspecter une péritonite, urgence chirurgicale absolue. Que la pensée ne soit sérieuse que par le corps, Aristote ne le contredirait pas, lui qui aura consacré une grande part de son œuvre à la zoologie et à la biologie. Dans ces domaines, la réflexion sur les divers modes de causalité trouvait concrètement son terrain d'exercice.

Les écrits zoologiques d'Aristote ne sont pas une part anecdotique de son travail, un domaine parmi d'autres. Parlant d'Aristote, Pierre Pellegrin écrit : « la physique est le cœur de la philosophie et la zoologie est le cœur de la physique »[4]. Le vivant est à la croisée des chemins : celui de la physique et des éléments qui constituent la matière, celui du monde social par les comportements et les relations entre individus, celui de la logique car il est un lieu privilégié des causes, des lois de la vie et de leur mise en action.

La pensée nous est venue par le corps, l'intelligence est déjà dans la perception et ne se réduit pas à l'abstraction. Maurice Pradines[5] nous aura expliqué ce long cheminement qui, des activités physiques les plus élémentaires aboutit au psychisme. Comme nous l'évoquions, à l'origine est l'automatisme dont l'exemple est le réflexe de l'activité nociceptive : si je ressens une brûlure, je retire la main. Puis, plus élaboré vient le plan des perceptions, pénétré de mémoire et de signification. Ainsi la sensibilité tactile qui explore l'objet et en détermine les qualités. Le monde des perceptions et de la motricité nous ouvre à la forme, au mouvement, à la compréhension logique de ce qui nous entoure. Là sans doute puisons nous la première mécanique, la première technique : la poussée, première cause entraîne le mouvement, premier effet. Dans son existence, le petit enfant expérimente les

[4]Aristote Parties *des animaux Introduction* p 13

[5]Maurice Pradines : le *Traité de psychologie générale P.U.F* 1987 et la Philosophie *des sensations* Les Belles Lettres 1928, développent une pensée unissant la philosophie, la psychologie et la science.

mouvements, les siens et ceux qui lui sont extérieurs et leurs conséquences. L'expérience de la cause et de l'effet le conduira peut-être plus tard, qui sait, à devenir médecin car la cause, l'étiologie et l'effet, la maladie appartiennent à la logique médicale. La logique nous est venue par le corps et le corps agissant de plus en plus finement est devenu mécanicien et cette mécanique a inspiré profondément la pensée médicale. Soigner le corps est apparu très tôt dans l'évolution comme une absolue nécessité, une préoccupation majeure.

Dans ce modeste cheminement qui nous a conduit des pratiques magiques et religieuses attachées au mal à la médecine hippocratique, il était nécessaire d'être bien accompagné. En cela, les travaux de Marcel Sendrail, Henri Ey, Jacques Jouanna, Armel Debru, Robert Joly, Mirko D. Gmerk, G.E.R. Lloyd, nous auront été précieux. Comme la lecture de Maurice Pradines, de Max de Ceccaty et de nombre d'auteurs que nous aurons rencontrés en chemin. Nous ne pouvons oublier la lecture d'Emile Littré et de Charles Daremberg et leurs traductions d'Hippocrate. Ces textes auront été nos bienfaisants compagnons de voyage.

Chapitre 1

Il y a bien longtemps

Juger les savoirs du passé à la lumière des connaissances du présent est délicat. Pour y être attentif, il convient d'éviter à tout prix le regard condescendant et attendri de la modernité et du progrès sur la naïveté et l'ignorance ! Le trémoussoir[6] et les invraisemblables potions[7] contre les troubles psychiques nous font sourire, mais qui sait si la psychiatrie du futur ne trouvera pas d'une grande naïveté les électrochocs et les conceptions que nous avons des neuro médiateurs ? Il est passionnant de retrouver l'histoire de la médecine, d'examiner la manière dont elle a été pensée, les théories qui ont été les siennes, les ignorances sur lesquelles elle a buté et que des intuitions géniales ont pu éclaircir. Il est également nécessaire de replacer la médecine dans le contexte historique et l'univers des sciences qui a été le sien. Enquêter sur les périodes précédant l'écriture est difficile car cette mémoire de l'homme, cette mémoire écrite, traverse les siècles, recueille les savoirs et les pratiques et permet leur enseignement, leur transmission.

Ce partage de l'intelligence a pu naître et se développer grâce à l'utilisation de l'encre et du papyrus. L'écriture serait née en Égypte vers 4000 ans av. J.-C., et à Babylone. Partant de l'image qui représentait l'idée, elle est devenue au fil des siècles plus abstraite. Plus symbolique dans sa forme, elle a permis d'exprimer de plus en plus de choses. Sans l'écriture, sans cette marque durable de la pensée, ce qui nous parviendrait des époques anciennes serait inexistant ou fragmentaire, envahi d'hypothèses. Avant l'antiquité et avant l'écriture il y a eu la préhistoire et avec elle les débuts de la médecine.

---

[6] Chirac, médecin de Louis XV observe la "guérison" d'un anglais mélancolique à la suite d'un voyage en chaise de poste. Il n'en faut pas plus pour que l'abbé Saint Pierre, religieux et philanthrope ait l'intuition de l'agent thérapeutique : un fauteuil mécanique reproduisant les vibrations du véhicule. Ainsi naît le "trémoussoir" ! Cf *Nouvelle histoire de la psychiatrie* Ed Privat 1983 p 121 "*Bilan des thérapeutiques à la fin du XVIII*e *siècle*" P. Morel et Questel

[7] Contre la frénésie et parmi d'autres : "*Prenez du sang de truye et le faites cuire, et de ce, faites un emplâtre qu'il faudra mettre sur la tête du malade*" id. p.121

1 – Nos aïeux

Homo sapiens sapiens, l'homme de Cro-Magnon (-40.000 ans), être parlant est notre proche ancêtre. Avant lui, il y eut : *Homo sapiens* (-80 000 ans). Plus avant encore, *Homo erectus* (-1 500 000) : l'inventeur du feu. Le feu, qui au fil des millénaires, sera domestiqué, le feu puissant et créateur qui lie symboliquement l'homme aux dieux, au lointain Prométhée, le feu pourvoyeur de bienfaits permettant aux humains de s'éclairer, se chauffer, cuire les aliments, se retrouver autour du foyer et plus tard, travailler le métal et la poterie. Plus avant encore, il y eut *Homo habilis* (-2 000 000 ans), l'homme des premiers outils. Tout au loin, nous apercevons notre très lointaine aïeule par alliance : Lucy (3 000 000 ans). Yves Coppens, l'un des artisans de sa découverte la présente ainsi : « *On la voit bien petite, velue, souvent accroupie, parfois redressée, marcher, grimper et balancer son corps d'arbre en arbre, on la voit gourmande rechercher les buissons à base de baies et les plantes à racines agréables tandis que l'écœure la moindre senteur de viande*[8] ».

L'homme moderne perché au sommet de son arbre généalogique, ne doit pas voir ses aïeux, vénérables occupants des branches inférieures, comme des êtres sinon sans cervelles[9], du moins noyés dans une pensée magique qui ne laisserait à la raison, que le petit strapontin de l'invité de dernière heure ! Voilà qui serait vite oublier l'"*Homo faber*", le maître artisan, car la confection d'outils, leur utilisation est une pratique des plus raisonnables. L'histoire de la naissance de l'homme et de son évolution est un chemin long, merveilleux, à certains égards plein d'énigmes. Nous ne devons jamais perdre de vue notre passé, ni oublier que les hommes à travers les époques et les continents sont, comme le dit l'expression musicale, de multiples variations sur un thème unique. Dans son traité de psychologie générale, Maurice Pradines[10] nous fait partager quelques épisodes de cette passionnante histoire. Les ***Moustériens***, ces hommes dits du Neandertal, furent au paléolithique moyen (350 000 à 35 000 av. J.-C.) les premiers fabricants d'outils élaborés. Ils ont inventé cette

---

[8]Pelot, Liberatore, Coppens *Le rêve de Lucy* Ed Seuil 1990.

[9]Aurions-nous depuis eux gagné quelques grammes de neurones ? Certains pensent que ce ne sont pas n'importe lesquels !

[10]Maurice Pradines *Traité de psychologie générale* P.U.F 1946.

main libérée et créatrice, capable de fabriquer ses instruments et de s'en servir.

Long chemin que cette évolution : le premier homme est un animal qui marche debout et sa main libérée de la servitude de la marche devient un organe de préhension, de défense, de jet, ce dont elle était incapable. Elle s'anime d'une motricité fine et sa sensibilité se perfectionne, se spécialise : elle n'est plus la seule sensibilité à la douleur, au froid ou au contact avec le sol mais elle devient tact, faculté de discerner les formes et la texture des objets. La main est notre première intelligence, l'intelligence de la manufacture. La station debout aura permis la libération de la main, condition nécessaire mais non suffisante : qu'un primate puisse se tenir debout n'implique pas comme par enchantement qu'il se serve de sa main pour fabriquer. « *La station droite servait la main et la main servait un dessein de l'esprit. Le comportement intelligent restructurait le squelette comme il avait restructuré les organes nerveux en les transformant d'instruments d'adaptation passive en instruments actifs d'anticipation sensorielle et de prévoyance* » écrit Maurice Pradines résumant au mieux cette évolution, lente transformation qui aura nécessité des millénaires. Comme l'histoire de la poule et de l'œuf, bien malin qui trouvera le premier mouvement de cette dynamique car l'évolution du cerveau, de l'activité mentale, de la structure du squelette et l'enrichissement des voies sensorielles et motrices périphériques de la main ont interagi.

Ce façonnement, cet enrichissement mutuel, sorte de genèse[11] réciproque, évoque ce processus que la physiologie moderne désigne sous le terme de "neurodéveloppemental". Cette instauration du type humain fut une véritable révolution :« *l'homme moustérien a véritablement refait son corps en travaillant à refaire sa main* » écrit Pradines. Alors, cette main travaillée qui ne lui servait plus à se tenir en équilibre, il pouvait l'employer à se défendre, porter, jeter et aussi fabriquer. La manufacture élevait l'art de cet homme au-dessus de ce que les anthropoïdes avaient réalisé avant lui. Paléolithique : étymologiquement signifie l'ancienne pierre. Pierre ancienne et fondation car sur elle s'établira une pensée technique de plus en plus élaborée. Cet homme, ce premier artisan taille, sculpte le silex. Il crée l'outil adapté à l'emploi que

---

[11]Maurice Pradines *Traité de psychologie générale* tome II p.5.

son esprit conçoit : percuteurs, enclumes, grattoirs, racloirs, pointes, lames, coups de poing. À cette habileté technique s'est adjoint l'usage du feu et la vie collective s'est organisée : les abris communs protégeaient de l'intrusion des fauves et permettaient de confectionner les outils, les armes de chasse et de défense.

Il y eut sans doute par imitation, une transmission du savoir, une véritable formation professionnelle. Alors, se pose à nous la question de cette transmission et du langage. Marcellin Boule spécialiste des langues anciennes, a estimé qu'un rudiment de langage articulé a pu exister, un rudiment seulement, car la mâchoire ne laissait encore à la langue qu'une place trop étroite pour l'articulation. Dès lors, tout nous incite à penser que la communication se faisait par gestes, un langage des signes, le grand aïeul de la langue des signes des sourds et des mal entendants, langage du corps, premier et vénérable langage. Au Paléolithique supérieur (-17 000 à –12 000) un esprit créatif naît, loin de la routine. L'intelligence des ***Magdaléniens*** ouvre à un autre monde : l'ère des hommes de l'âge du renne, nommé ainsi car le renne leur est précieux, pour se nourrir et se vêtir. Chez ces hommes, l'habileté technique a fait un grand bond, comme leur socialité. D'abord technicien, l'homme est devenu artiste, il dessine, grave, sculpte, peint et l'expression des dessins, d'animaux notamment, est remarquable. Avec l'évolution du squelette : le crâne laissant au cerveau un plus grand espace pour se développer et la mâchoire devenue plus apte à l'articulation des sons, le langage oral a pu naître. S'éloignant du Moustérien monotone, la manufacture magdalénienne diversifie sa pensée technique, tant dans la matière utilisée que la forme des outils destinés à des usages très divers. La fabrication des lames est préférée à celle des éclats et l'homme progresse dans sa création de grattoirs, perçoirs, burins, scies. Le matériau n'est plus seulement la pierre mais aussi l'ivoire, le bois des rennes, les os. Il fabrique les aiguilles à coudre, les instruments domestiques, spatules, lissoirs pour préparer les peaux de bête à usage de vêtements, colliers, trophées de victoire. L'usage du feu ouvre à l'industrie de la poterie et de la céramique. Tout cela témoigne d'un esprit créateur car l'intelligence technologique doit associer à l'utilisation imaginée, attendue, la création concrète de l'outil le mieux adapté à la tâche. Voilà qui nécessite l'imagination et la logique, ces mouvements d'un esprit qui rompt avec la routine et les automatismes et pense la réalité perfectible.

Au-delà de cette évolution technique et industrielle, le monde magdalénien s'enrichit symboliquement dans les arts, le langage et la mystique. L'art pariétal, ses peintures et gravures témoignent d'une finesse perceptive et expressive. Ce art n'a pas dévoilé loin s'en faut toutes ses significations totémiques, chamaniques, religieuses. L'acquisition du langage parlé, sans doute réduit initialement à des sons accompagnant les gestes, pouvait d'abord représenter les bruits de l'animal désigné par exemple ou une action projetée ; l'intensité de la voix et sa modulation (la prosodie) ayant sans doute une grande valeur sémantique. Les gestes ont précédé, accompagné les mots mais n'ont jamais quitté le langage, un peu comme ces parents qui, ayant appris à leur enfant à marcher, continuent sans que l'enfant s'en aperçoive à lui tenir la main. Enfin, cette longue époque est imprégnée d'une symbolique mystique car les procédés de sépultures existent chez l'homme de Cro-Magnon (-35 000). Forte de ces évolutions, la vie sociale s'enrichit, transmettant les rites et les usages. L'éducation ne se limite plus aux savoirs pratiques des besoins et de la défense de ses membres mais se spiritualise.

Dans cette avancée, la symbolisation est essentielle à la vie sociale et la vie spirituelle, car les croyances magiques et religieuses constituent l'unité du groupe. « *L'essentiel dans la communication humaine ne réside pas dans la verbalisation, mais dans la symbolisation, quelle que soit la nature du symbole utilisé* » écrit A. Bourguignon[12]. De fait, la symbolisation est apparue bien avant le langage articulé. L'homme a utilisé les indices matériels liés aux objets ou aux événements. De-là, il est passé à des images et des icônes les figurant. Enfin il s'est servi d'abstractions, de signes arbitraires détachés des perceptions comme le sont les mots parlés ou écrits. Il est toujours intéressant de voir combien les perceptions et les images ont nourri les mots, créé les métaphores. Dans son ouvrage "Bestiaires du Moyen Age", Michel Pastoureau en donne l'exemple ouvrant à des recherches étymologiques passionnantes. Par exemple, le renard tire son nom du latin (*vulpes*) du fait qu'il ne marche pas droit, qu'il « virevolte avec ses pieds » (*volitans pédibus*).

[12]Bourguignon. A (1989) "*L'homme imprévu. Histoire naturelle de l'homme*" tome I Paris. P.U.F

Au sens imagé, le terme de renard désignera un individu virevoltant, retors, dont il était difficile de prévoir les réactions. L'activité symbolique qui a précédé le langage articulé est en nous une part vive et essentielle de celui-ci.

L'évolution de l'outil et de la pensée technique, la prise en considération de la mort tragique, inéluctable et des mystères qui s'y rattachent, la vie en groupe et la solidarité qui en découle, un attachement entre les êtres humains qui ne se limite pas aux liens des mères aux enfants ou des hommes et des femmes ; tout cela fut propice à l'éclosion d'une pensée médicale, d'une médecine à la fois technique, empathique et sauvegardant la vie. Auguste Comte, esprit surdoué et idéaliste passionné a distingué dans l'évolution de l'humanité trois moments. L'âge théologique est le premier, puis l'âge métaphysique lui succède et enfin, le mouvement s'achève et s'épanouit dans l'âge positif, celui de la raison. L'individu progresse de même manière : l'esprit de l'enfance est marqué par les divinités, puis les entités abstraites occupent sa jeunesse et enfin la maturité est acquise que guide le sens du concret et l'attachement aux lois qui régissent le monde. À sa manière, la médecine a vécu ces trois âges : elle a été religieuse puis métaphysique, philosophique, pour devenir enfin une science et une pratique concrète attentive aux lois qui régissent le fonctionnement du corps humain.

Dans une approche semblable, Lévy Brühl a différencié la mentalité primitive captive des mythes, de la magie et des sortilèges et la mentalité moderne et rationnelle, sérieuse, accomplie. Cette opposition d'un monde de la croyance gouvernée par l'affectivité et d'un monde de la connaissance régi par la raison semble irréductible. Et pourtant, l'homme n'oublie pas l'esprit de son enfance, comme l'humanité ne peut oublier ses origines et ses savoirs. La première symbolisation naît du corps, des perceptions et des images qui en émanent. Sans cette enfance du symbole, les signes abstraits du langage et des mathématiques n'auraient jamais vu le jour. La croyance au surnaturel ne peut être liée à une somnolence intellectuelle qui aurait enveloppé les civilisations de la préhistoire : n'étaient-elles pas soucieuses du monde et ne tentaient-elles pas de le comprendre ? Chez les Grecs, pensons à Pythagore et à sa mystique des nombres, la magie a souvent côtoyé la raison et elle a pu l'inspirer comme les images et les métaphores peuvent nous faire découvrir ce que l'on ignorait. Saint Roch et les Saints guérisseurs émanent du christianisme et non de la préhistoire ! Confronté à la maladie, l'homme moderne informé des vaccins et des antibiotiques ne vit pas sans ses superstitions, ses prières et sa providence. Une divinité imaginée doit être là qui veille pour que la mort ne soit pas définitive mais qu'elle ne soit qu'un passage, un avatar avant la vie éternelle. Les hommes ont donné aux dieux qui n'en demandaient pas tant, les pleins pouvoirs, dieux rivés à leur toute-puissance, dieux impuissants que l'homme sort comme un "diable" de leur boîte. La fenêtre qui ouvre au paradis merveilleux de la vie éternelle n'est jamais close ; les sciences et les technologies ne "vaccinent" que partiellement l'homme moderne contre les croyances mystiques, magiques. Celles-ci ont une force d'attraction qui l'aspire et le protège dans une sorte de havre affectif. Elles sont l'antidote de toutes les tribulations. « *Chassez le surnaturel, il revient au galop* » écrit avec humour et justesse Henri Ey. Lors de l'évolution, le sacré a pris divers visages. Auguste Comte décrit ses trois visages successifs. Tout d'abord, celui d'une *"logique des sentiments"*, immédiate, faite de pure sensibilité telle qu'elle apparaît dans le fétichisme. Puis d'une *"logique des images"* qui caractérise le polythéisme. Enfin, d'une "l*ogique des signes*", celle du monothéisme qui permet de réfléchir sur l'existence de dieu, sur l'âme, la résurrection..., logique de saint Thomas, saint Augustin ou Pascal car le sacré, cette énigme est une source inépuisable de réflexion.

Dans l'histoire de l'humanité, le sacré tient une place majeure. Une place si grande qu'il n'y aurait pas de conscience qui en soit dépourvue ? Tel est l'avis de Mircéa Eliade lorsqu'il déclare : « *Le sacré est un élément dans la structure de la conscience et non un stade dans l'histoire de la conscience* ». Mais, n'y-a-t-il pas chez les primates supérieurs, une conscience digne de ce nom, capable de communiquer avec l'entourage, d'avoir une représentation d'autrui et de soi- même, une socialité, sans que le moindre élément de sacralisation puisse être évoqué ?[13] Quoiqu'il en soit, le sacré est né très tôt dans l'histoire de l'humanité ; le surnaturel n'a cessé d'affleurer la conscience et au plus fort de l'occuper totalement. Notre aïeul ne vivait pas baigné tout entier de magie car pour exister, il devait avoir les pieds sur terre. Vivre nécessitait une rationalité pratique : pour fabriquer ses vêtements, pourvoir à son alimentation et à celle de ses proches, se défendre contre les animaux sauvages, les intempéries et les catastrophes naturelles. La vie en groupe a

[13]Ceci est un des thèmes du livre de Max de Ceccaty *L'aube des savoirs et des dieux* p 45

rendu nécessaires la cohabitation pacifique et la mise en commun des forces et des talents de chacun.

Concernant la violence, rien n'atteste de la brutalité particulière de nos ancêtres primitifs et l'image grotesque de cet aïeul, poilu, borné et brutal qui, armé de son gourdin de pierre réglait les conflits est naïve et presque touchante de stupidité : les images d'Épinal ont succédé aux gravures rupestres ! Cet homme que nous entrevoyons à peine dans le brouillard du passé n'était pas plus violent que les artilleurs du XXe siècle et face à la grosse Bertha, son gourdin paraît dérisoire, fait figure de joujou ! Mais notre aïeul ne devait pas non plus appartenir à ceux qui ne feraient pas de mal à une mouche si tant est que de tels hommes puissent exister. Pour attaquer, se défendre, chasser, faire la guerre, il usait d'armes que son intelligence fourbissait.

Notre ancêtre n'était pas plus violent que nous et la paléomédecine, cette recherche sur la médecine dans la préhistoire, a trouvé, semble-t-il, plus de traces de maladies ou d'accidents que de combats. Le regard sur les comportements et les moyens médicaux de ces périodes doit être porté avec prudence. En dehors des marques observées sur les squelettes et les instruments qui ont résisté à l'usure du temps, il y a peu de traces des maladies et des pratiques médicales existantes, mais ce peu n'est pas rien. Nous savons que dans l'évolution de l'homme, la logique a précédé de millions d'années le langage parlé de sapiens et très tôt, elle a permis à l'homme de penser, de communiquer avec son semblable, de vivre avec lui et de comprendre la nature. Et dans la nature, comme des ombres funestes, certaines réalités étaient terriblement présentes : la mort, la maladie, la douleur et la souffrance, l'angoisse et la détresse. Tous ces maux qui touchent l'humanité, ces maux sortis de la boîte de Pandore. Mais Pandora aura laissé au fond de sa jarre l'espoir dont l'une des figures est sans doute la médecine.

La pensée technique entretient avec le corps un rapport évident car l'outil dont la main se sert, permet ses actions, les enrichit, les précise. La main seule, la main sans outil serait bien démunie. Ainsi, une pensée technique faisant abstraction du corps serait-elle sérieuse ? Que la pensée ne soit sérieuse que par le corps signifie-t-il qu'une pensée abstraite, mathématique par exemple, ne le serait pas et nous conduirait à refuser Pythagore ? Perspective saugrenue ! Loin de nous une telle idée, mais nous pouvons réfléchir à ce que de près ou de loin les mathématiques ont pu puiser à la conscience du corps. Sans elle, l'espace, les grandeurs et les formes, l'un et le plusieurs (les nombres), l'intérieur et l'extérieur, la notion de limites dans les ensembles mathématiques n'auraient aucune réalité. La rationalité n'est pas apparue avec la médecine au temps d'Hippocrate et des hippocratiques. Avant lui, dans ce qu'il est convenu d'appeler le miracle grec, d'autres esprits, philosophes et hommes de science (ils étaient l'un et l'autre) ont élaboré une conception de la nature et du cosmos qui échappait aux dieux.

La théogonie, l'histoire des dieux s'estompait devant la cosmogonie dans une mue longue, car le miracle grec n'est pas un instant, la brusque illumination d'un ciel obscur. La raison a précédé la venue de ce "miracle" car les mythes ont à leur manière leur raison, ces histoires ont un sens et ne sont pas des chaos de mots. La rationalité est à l'œuvre dans les techniques : bien avant la naissance de la science grecque, l'homme déjà savait observer, déduire, mesurer, élaborer, fabriquer et garder ses activités mentales, ses savoirs en mémoire et les transmettre.

La création des outils (le tour du potier date de 3 250 ans av. J.-C.), la métallurgie, l'art de l'habitation et du vêtement, la cuisine, la conservation des aliments, la culture des légumes et des céréales, l'irrigation, l'élevage ; tout cela était pénétré de raison. Alors, évoquer un "miracle", catégorie surnaturelle, pour expliquer le jaillissement... de la raison : la métaphore n'est pas sans saveur ! Observer, argumenter, procéder par essais et erreurs, ces facultés ont l'âge de la conscience humaine. Entre les modes de pensée traditionnelle et la pensée philosophique, scientifique, rationnelle, une continuité existe. Il n'est pas juste d'opposer sans nuances, la pensée logique, scientifique (la nôtre à l'évidence) à une pensée pré-logique, pré-scientifique, archaïque, car du fond des âges, une logique concrète et une science pratique ont existé. Comprendre la raison des choses est la raison d'être de l'esprit humain. Cette raison s'est appuyée très tôt sur les relations mécaniques. La communication des mouvements est l'expérience même de cette mécanicité dans laquelle nous observons l'action d'un corps physique sur un autre. Cette expérience nous la ressentons également lorsque notre corps meut ou est mû. Si l'action est, la réaction survient. Cette mécanique élémentaire le dit dans sa simplicité : la raison vient bien du corps qui observe et vit les relations de causalité.

2 – Paléopathologie

Les origines de la médecine sont très anciennes et bien avant Hippocrate, on examinait et soignait le corps humain. La paléopathologie, cette étude des maladies et des traitements dans la préhistoire nous fournit de précieux indices sur ces origines. Les traces des affections et les indices des moyens médicaux de ces époques doivent être interprétés avec beaucoup de prudence. Dans le règne animal, la vie est commandée par la satisfaction des besoins (alimentaires et sexuels) et organisée autour de la défense (contre les prédateurs et toute forme d'agressions extérieures). Les sens : le tact, la vue, l'ouïe, l'odorat, le goût se placent au service de ces deux fonctions, au service de la vie. La médecine, à sa manière, est pénétrée de ce double but car il s'agit pour elle de défendre (et soigner) l'organisme contre les maladies et les traumatismes qui peuvent le blesser et de veiller à ce que ses besoins soient satisfaits, notamment les besoins alimentaires dont nous verrons l'importance que la médecine hippocratique leur donne.

Que la capacité de soin puisse s'étendre aux animaux sans que pour cela ils soient de l'école de Cos ou de l'école de Cnide est une donnée récente ! La nature est, là-aussi, médicatrice à sa manière. La "zoopharmacognosie", terme savant, désigne la connaissance des remèdes par les animaux. Cette "pharmacognosie" a été observée chez certains chimpanzés qui ingurgitent des feuilles d'Aspilia. En effet, ces feuilles rugueuses, hérissées de petits poils, agissent à la manière d'une brosse qui permet de détacher et d'expulser les parasites intestinaux que sont les nématodes. Ces feuilles sont prises à jeun, sans mastication afin de ne pas détériorer cette brosse improvisée. De la même manière peuvent être ingérés des plants à propriétés antibactériennes ou antipaludiques[14]. De tels processus existent aussi chez les insectes et l'étude des substances qu'ils mettent en œuvre, est une voie de recherche prometteuse pour la médecine. S'agit-il de comportements acquis ou innés ? Voilà l'inévitable question à laquelle répond l'inévitable incertitude. Les comportements d'attachement et de soins des

[14]Cf à ce sujet les travaux de Richard Wrangham et de Sabrina Krief.

animaux vis à vis de leurs petits, pour innés qu'ils soient, doivent beaucoup à leur apprentissage qui sait être très précoce. Concernant les apprentissages chez les singes anthropoïdes, certains comportements d'imitation ont été observés. Par exemple, un singe expérimenté décortique un fruit et ses congénères inexpérimentés l'observent et ainsi ils apprennent. Mais parfois, nous sommes dans un processus de socialisation et d'éducation, lorsque le singe expérimenté montre délibérément à ses jeunes congénères encore ignorants, comment décortiquer le fruit[15]. Alors, concernant les soins, il n'est pas improbable que le singe savant ait donné des leçons à ses jeunes élèves et que, les initiant aux plantes thérapeutiques, sans devoir prononcer le serment d'Hippocrate, il ait fondé les premières Asclépiades !

Si les premiers hommes ne parlaient pas encore, ils n'étaient pas sans pensée, ni mémoire, ni projets. Sans doute avaient-ils aussi conscience du temps et de leur condition. *Homo faber*, homme des outils, de l'esprit technique, empirique, a exploré les matériaux, comparé leur dureté, les a travaillés afin qu'ils permettent de racler, couper, perforer. La raison travaillait la nature et certains outils qu'elle produisait permettaient les premiers soins. Le corps, premier outil de l'homme, le corps dans sa mécanique pouvait être réparé et les fractures, sinon réduites, du moins consolidées : la chirurgie fut la première médecine. Parlant de la technique, Pradines[16] évoque trois types de causalité agissantes et intriquées dans la conscience humaine. Il distingue une causalité *"mécanique"*, une causalité *"volontaire"* et une causalité *"sympathique"*. La première prend naissance aux premiers mouvements que les hommes observent dans la nature : la chute de l'arbre que le vent emporte, le trou que creuse une pierre qui tombe, le vol de l'oiseau et le mouvement de ses ailes. La causalité volontaire suit ce chemin : je veux, donc je fais. Ce ne sont plus les seules interactions des choses de la nature entre elles qui sont concernées mais une causalité ancrée dans mon corps qui agit sur la matière et les objets, mon corps artisan, mon corps façonnant. La causalité sympathique enfin est plus subtile. Elle semble moins concrète, moins opérante, plus éthérée, ne relevant que du sentiment. Pourtant, cette causalité n'est pas un pur mouvement affectif, sentimental car l'étude de la nature y puise sa matière même. Pour reprendre les mots de

---

[15]Max de Ceccaty *L'aube des savoirs et des dieux* essai de neuro-anthropologie Ed L'Harmattan p 117.
[16]M. Pradines *"Traité de psychologie générale* "op cité tome II p 119 et 120.

Pradines, « *La sympathie est la pensée d'une force qui animerait la nature entière de la même façon que nous sommes nous-mêmes animés*[17] ». Cette sympathie est la faculté de ressentir une part de l'autre en nous et une part de nous en l'autre. En biologie, cela signifie qu'il y a de l'animal en l'homme et de l'homme dans l'animal et que l'homme est un microcosme à l'image, par certains traits, du macrocosme de l'univers. Ceci éclaire les rapprochements que la médecine hippocratique et la biologie d'Aristote établiront fréquemment entre la nature de l'homme et la nature animale et végétale, rapprochements de leur genèse et de leur fonctionnement. Cette analogie, plus qu'une simple métaphore est un outil de réflexion qui évoque le concept moderne de "modélisation". Le terme de sympathie nous est plus familier lorsqu'il concerne le sentiment que nous éprouvons pour autrui dans sa souffrance. Cette sympathie qui est au cœur de l'acte médical et conduit au besoin de comprendre et soigner. La causalité mécanique et la causalité sympathique présentes très tôt dans l'esprit de l'homme demeurent l'une et l'autre essentielles à la médecine. La première car elle a permis d'étudier l'effet des traumatismes sur le squelette et d'élaborer des techniques pour les soigner et plus tard comprendre la mécanique interne du corps humain, le fonctionnement de ses organes. La seconde car, au sens affectif, elle touche à la relation que l'acte médical établit. Lucy aurait vécu il y a trois millions d'années et *Homo sapiens*, le juvénile, serait vieux de 195 000 à 156 000 ans. Cela semblait circonscrire le berceau de l'humanité à l'Est de l'Afrique. Mais, de récentes découvertes près de Casablanca dans le djebel Irhoud montrent qu'il y a 300 000 ans, *homo sapiens* était déjà né.

Depuis cette période, notre crâne se serait un peu arrondi et développé du côté pariétal et cérébelleux mais si nous le regardons de face, nous nous trouvons avec lui une grande ressemblance. Concernant ses modalités de vie, peut-être existait-il à son époque une forme de médecine ou tout du moins de soins des plaies et des fractures ? La paléomédecine est l'étude de la médecine dans la préhistoire et repose sur l'étude des restes osseux que permettent la radiographie, l'I.R.M et la génétique. Sachant que l'identification de maladies qui auraient existé à cette époque ne témoigne que très peu d'une activité médicale concomitante. Les "parties molles" : organes, muscles ayant disparu avec le temps, exception faite des momies, seuls les restes osseux peuvent

---

[17] Id p 120.

être étudiés. L'homme du Néandertal de la grotte de Feldhofer en Rhénanie a souffert d'une fracture de l'avant-bras dite fracture de Monteggia, associant une luxation de la tête du radius et une fracture de l'extrémité supérieure de l'ulna (le cubitus). L'examen du coude montre une mobilité quasi normale de l'articulation, les surfaces articulaires s'étant remodelées grâce à une rééducation méthodique et prolongée. Il n'y avait pas de réduction des fractures, sans doute par méconnaissance de l'anatomie, par contre les ancêtres soignants avaient compris l'intérêt de l'immobilisation afin que le cal osseux puisse se former et que la fracture se consolide : la nature médicatrice déjà ! Le traitement était affaire de médecin ou de sorcier, les deux fonctions en théorie, n'en constituant qu'une. Sur les squelettes du Néolithique, un taux de consolidation de 43 pour cent a été constaté, ce qui est plus qu'honorable. La trépanation était pratiquée, elle fut constatée dans ses recherches par le docteur Prunier puis mise en doute et enfin confirmée par la voix autorisée de Broca. Ces trépanations remonteraient à -12 000 - 15 000 ans.

Les chercheurs ont observé des trous de trépanation dans la région temporale (dans l'espace décollable de Gérard Marchand), siège fréquent d'hématomes extra-duraux. Il y avait chez nos très lointains confrères, à l'âge de la pierre polie, un esprit de chirurgie. L'incision se faisait à l'aide d'un couteau ou d'une scie primitive en pierre, le silex était travaillé, aiguisé, biseauté. Les traces d'ossification ou d'ostéite prouvent que ces opérations étaient effectuées sur le vivant et non après la mort. Les orifices aux bords nets et cicatrisés montrent que les patients ont survécu. Ces trépanations thérapeutiques se pratiquaient lors des traumas crâniens (il s'agissait d'enlever des bouts de l'os fracturé) ou pour décompresser le cerveau afin de soulager les douleurs et peut-être pour traiter les convulsions. Parfois ce geste aurait eu un but mystique. Certains entassements de crânes mis à jour ont pu évoquer l'existence d'un véritable "culte des crânes". Ils dateraient de *Homo erectus*, donc bien avant la trépanation thérapeutique précédemment évoquée. La présence de façon uniforme dans ces crânes d'un trou occipital élargi a été parfois attribuée à un rite funéraire cannibale : l'absorption de la substance cérébrale transmettant au vivant les qualités du défunt. À contrario, cet acte appliqué au crâne de l'ennemi mort pouvait avoir pour but de se débarrasser de son esprit et de sa malignité. Geste thérapeutique ? Geste magique ? L'un et l'autre et peut-être l'un ou l'autre, car le soignant et le sorcier ne font qu'un.

Comme exemple d'une attitude thérapeutique sans équivoque, le cas de cette femme polytraumatisée dont le squelette a été découvert dans le gisement de Taforalt au Maroc mérite notre attention. Cette personne a subi une fracture de la clavicule et des deux avant-bras. Les lésions cicatrisées et consolidées montrent qu'elle a survécu à ce traumatisme. Il semble évident que cette femme n'aurait pu survivre sans les soins et la sollicitude de son entourage, tant pour son alimentation que pour la réhabilitation de ses membres. De cette solidarité vis-à-vis de cette bouche inutile, Jean Dastugue chirurgien et paléopathologiste écrit : *« Ces sauvages avaient des rapports sociaux frappés au coin d'une affectivité que pourraient envier certains civilisés »*. Certains ? Beaucoup sans doute[18] ! Il est délicat d'établir une liste des médicaments. Des antalgiques étaient utilisés, par exemple, l'écorce de saule qui contient des produits analogues à l'aspirine et des antiseptiques nécessaires notamment lors d'actes chirurgicaux. Il devait exister, comme nous l'avons vu chez certains chimpanzés à propos de l'aspilia et de façon plus élaborée, une connaissance empirique des propriétés de certaines plantes et la transmission de ce savoir. La douleur était sans doute envisagée comme la conséquence provisoire du mal et disparaissant avec lui ; mais peut-on imaginer une trépanation sans analgésie ? Quoiqu'il en soit, le corps malade ou blessé a très tôt appelé l'invention d'une pratique médicale. La médecine était une création nécessaire et rien n'est plus sérieux que la nécessité. Claude Bernard dit de la médecine qu'elle est la première science. La première science car il est urgent de savoir soigner une fracture, il est sans doute utile mais moins vital de connaître les subtilités du théorème de Pythagore. La première science aussi, car le corps est l'objet immédiat, observable, infiniment plus proche que les astres lointains. Première science enfin, car, pour pratiquer les mathématiques ou l'astronomie, il est préférable d'être en meilleure santé possible, que les soucis du corps, la douleur n'en étant pas le moindre, n'envahissent pas la conscience et ceci est l'affaire de la médecine !

La médecine, science et pratique est-elle un art ? Claude Bernard ne voyait pas ce terme d'un bon œil car écrivait-il, l'artiste se caractérisant par ses

---

[18]Jacques Cayotte *La médecine aux temps préhistoriques* document P.D.F et Jean Dastugue et Véronique Gervais *"Paléopathologie du squelette humain"* Ed Boubée 1992.

œuvres, il faudrait alors que le malade et la maladie soient l'œuvre du médecin ! Faute de connaître le corps humain dans sa nature et ses troubles, la médecine de la préhistoire, perplexe quant à la cause du mal, lui a attribué une origine spirituelle, magique. Le mal n'était pas encore la maladie.

3 – Médecine et magie

L'animisme est universel. Cette croyance attribue une âme aux animaux et aux objets, une âme non pas contemplative mais opérante car ces âmes ou ces esprits peuvent agir sur le monde. L'animisme ne peut, comme le dit Pradines, se généraliser qu'en cherchant le type de l'âme dans les forces les plus humbles de la vie. Cette croyance a peut-être trouvé sa source dans le rêve. Max de Ceccaty soutient, dans son remarquable ouvrage, l'idée que le rêve serait la toute première production d'une conscience parfaitement distincte de la conscience éveillée qui est attentive au monde, active dans nos perceptions, nos images et nos réflexions[19]. La conscience du rêve se détache de cette conscience éveillée : elle nous appartient et nous est étrangère, mêlant les restes diurnes et les fantasmagories. Étrange, elle nous semble comme un esprit qui, étranger à nous, vient nous visiter et disparaît. Freud avait accordé au rêve une grande importance le qualifiant de voie royale qui mène à l'inconscient. Il n'est pas absurde de penser que l'homme ait pu, grâce au rêve, prendre conscience qu'un esprit étranger puisse l'habiter ; ni absurde de penser que cet esprit puisse vagabonder de créature en créature. La neurophysiologie moderne considère le rêve comme une sorte de nettoyage biologique du cerveau : les circuits neuronaux devant être purgés des représentations qui l'encombrent, afin de fluidifier le fonctionnement neuronal pour la journée qui vient. Une autre interprétation voit dans le rêve un élément important de la mémoire : nous rêverions pour nous souvenir et selon Jouvet[20], le rêve serait le gardien de l'individualité psychologique. Bergson et Minkowski nous ont appris combien cette mémoire, au-delà d'une capacité cognitive, était au cœur de l'être humain comme sa personnification. Alors, ne soyons pas surpris que Max de Ceccaty écrive : *« Le songe spiritualise le cerveau parce qu'il le désinstrumentalise ; il le libère de son rôle moteur. S'il y a vraiment un début phylogénétique à la religiosité*

---

[19]Max de Ceccaty op cité p 112 113.

[20]Michel Jouvet *Le sommeil et le rêve* Ed Odile Jacob 2000.

humaine, peut-être est-il dans la prise de conscience de ce mystère : l'indéchiffrable présence onirique de soi-même à soi-même, première découverte du moi corporel et psychique[21] ».

Les structures du rêve ont précédé de plusieurs millions d'années les structures du langage, ce qui peut nous faire... rêver sur ce qu'était la conscience de Lucy et au-delà de sa socialité, son sentiment religieux, sans pour cela en faire... une grenouille de bénitier ! Voilà pourquoi l'interprétation des rêves existe depuis la nuit des temps, supposée prédire le futur et plus proche de nous avec la psychanalyse, nous éclairer sur la part obscure de nous-mêmes. L'homme face à ce qui survient peut user des deux formes d'explications que nous évoquions, qui tantôt s'opposent et tantôt se complètent. L'une est mécanique, elle obéit aux lois de la physique élémentaire : je pousse un objet et il avance. L'autre est magique, obéit à une simple volonté, une simple pensée : un souhait accompagné d'incantations suffirait à ce que l'objet bouge. Elle obéit à une sorte de logique qui lie les causes (fussent-elles imaginaires) aux conséquences. La nature humaine a horreur du vide, de l'absence de cause. L'explication magique se glisse dans les moindres interstices, quand bien même la cause mécanique serait évidente. La fracture a été provoquée par la chute du cavalier, mais il n'est pas impossible et il est même probable qu'un esprit ait effrayé le cheval provoquant la chute et la fracture ! La mécanique peut expliquer les choses mécaniquement mais elle ne peut, pour reprendre les mots de Pradines[22], expliquer *"la contrainte exercée par le corps qui périt sur l'âme chassée de son refuge"*. Alors, bien malin qui déterminera de ces deux causalités, laquelle s'est exercée la première dans l'esprit humain. L'*Homo faber*, le technicien a très tôt exercé dans ses outils la mécanique mais très tôt il a aussi rêvé et a eu l'intuition d'un esprit qui pouvait l'animer et animer la nature entière. La mystique magique appartient de tout temps à la conscience humaine et la médecine magique, composante de la lointaine médecine n'a jamais cessé d'être présente, parfois discrète, parfois bruyante. La magie utilise le principe de causalité, un principe auquel la croyance donne toute sa force. La source de la croyance en l'esprit disions-nous est le rêve mais cette conscience n'est pas encore la thaumaturgie : croire aux esprits est une chose, penser que l'on

---

[21]Max de Ceccaty id p 111.

[22]M. Pradines *Traité de psychologie générale* op cité p 138

a sur eux un pouvoir et l'exercer en est une autre. La magie est une forme de recours et l'écrit Pradines : *« L'homme n'a jamais tenté de produire magiquement ce qu'il pouvait produire mécaniquement »*. Le principe de causalité qu'il a extrait de la mécanique, l'homme le transpose. Ainsi, en médecine, l'impuissance des moyens naturels et concrets face au mal le font recourir à la magie.

Face au monde, l'homme ne peut se satisfaire du hasard, il lui faut trouver, produire les causes, là s'exerce son intelligence. Mais devant ce qu'il ne comprend pas et le dépasse, il se confie aux esprits car il a acquis avec le rêve le sentiment de leur existence. La magie ouvre la voie du possible et de l'espoir : le mal sera écarté comme l'esprit malin qui le cause. Le chamanisme met en branle dans ses rites, la toute-puissance de l'esprit, monde d'images, de forces, d'influences. Pénétré d'une attitude de divination et attentif aux signes de la nature qui traduisent la présence d'autres esprits, le chaman met en acte la cérémonie. Il simule devant le malade les gestes qui peuvent le soulager et cette mise en scène est captée, imitée par le porteur du mal et par le groupe. Le cérémonial met en œuvre deux sortes de procédés : les uns relèvent de l'imitation comme dans l'envoûtement ; les autres reposent sur la croyance en une communication par contact des propriétés de choses diverses mais choisies symboliquement : cheveux, ongles, sang menstruel, reliques... Lorsqu'il met en action les forces psychiques présentes dans ces choses, le mage n'est ni dupe, ni délirant. Il a plutôt foi en une affinité spirituelle de celles-ci et de celui à qui il les applique. Dans les techniques magiques créées par l'homme, les objets, les mots et les images s'ordonnent en un rite destiné à provoquer des effets concrets. Si elles ne déplaçaient pas les montagnes, elles agiraient tout de même efficacement sur l'esprit car l'immense pouvoir de la parole sur la conscience, surtout lorsqu'elle est sacralisée, n'est plus à démontrer. Les images qui affleurent ne sont pas prises pour des images mais pour des réalités naissantes, des fantasmes qui se concrétisent et sortent de la conscience comme un diable de sa boîte. D'ailleurs, les indices, les frémissements de la nature sont autant de murmures qui annoncent leur imminente apparition, leur jaillissement d'une nature qui n'est inanimée qu'en apparence. La force de son imagination et l'idée d'un univers qui échappe à ses sens conduisent l'homme à l'espoir de devenir le démiurge d'un monde dont il était le jouet. Le rite fonctionne comme un langage : métaphore de l'analogie, métonymie du contact, de la contiguïté. La pensée toute puissante puise dans la réalité des informations étrangères à l'expérience des sens, comme dans la divination, ou bien elle les reçoit d'une source non sensible par inspiration, télépathie, rêve ; ou encore, elle dévie à son profit par le charme ou la prière le cours naturel des choses[23].

Les lois du savant unissant les causes et les conséquences sont rigoureuses mais dans l'esprit humain que la magie anime, les lois du sorcier, celles qui gouvernent les divinités cachées ne le sont pas moins. L'un et l'autre, le savant comme le sorcier mettent en doute l'opinion commune et font jaillir quelque chose de nouveau. Leur différence irréductible tient à ce que la magie se réfère à l'action des esprits et du surnaturel et que la science médicale s'en tient au corps dans sa nature. La grande transe chamanique ressemble à un rêve et le procédé de divination tient lieu d'examen clinique. Le shaman est devin et guérisseur, il est l'intermédiaire, l'intercesseur entre les humains et les esprits de la nature et leurs forces du mal. Cette violence implacable de l'existence, le magicien doit l'apaiser et sa magie, mimétique ou divinatoire, la conjurer. Lorsqu'il parle de ce qu'il appelle l'antémédecine magique, Henri Ey évoque le symbolisme, le paralogisme, la pensée la plus intuitive et la moins discursive qui soit, les interdits, la toute-puissance des images et des forces. C'est avec justesse qu'il rattache ces éléments à l'expression de l'inconscient. L'universalité de la pensée magique à travers les âges et les peuples, cette communauté de pensée procède de modalités communes[24]. En médecine qu'elle suit comme son ombre, la pensée magique se glisse dans toutes les incertitudes et n'hésite jamais à se mettre au premier plan.

Après tout l'*Homo magicus* est sans doute aussi ce même homme, à travers les siècles et les continents, dont parle Pascal. Le même homme pris par la toute-puissance des esprits, habité par les images, les rêves, les forces, les influences, le bien, le mal. Le même homme pris entre l'espoir et la détresse. La guérison des maux oriente la vie sociale des hommes comme l'a souligné Géza Roheim, car la solidarité doit subvenir aux besoins du groupe mais aussi le défendre contre les puissances hostiles, concrètes comme les

[23]M. Pradines *Esprit de la religion* Ed Verso 1992 p 23.

[24]H. Ey *Histoire de la médecine* Ed C.R.E.H.E.Y. 2017. Dans la première partie du livre consacrée à l'antémédecine magique qu'il étudie de manière détaillée et passionnante, H. Ey traite de cette universalité dans le temps et l'histoire.

ennemis ou plus subtiles comme le mal et la maladie. La bizarrerie, l'hermétisme, la jargonaphasie, les néologismes et les troubles de comportement, la transe qui semble passer sans cesse du coq à l'âne et n'avoir ni queue ni tête ; tous ces troubles ou ces anormalités que le shaman manifeste ont pu inciter certains anthropologues à voir en lui un malade psychiatrique. Henri Ey a critiqué ce "diagnostic", car non seulement le shaman est dans la norme mais de plus, il participe à la normativité du groupe, son rôle est de résoudre et d'apaiser les difficultés de tous ordres qu'il traverse.

Les états délirants envahissant une conscience qui ne peut que les subir ne peuvent être confondus avec le rêve éveillé du shaman suscité pour les besoins de la cause, de la cérémonie en l'occurrence et qui cède avec elle. La dimension sociale, l'unification symbolique de cette cérémonie est admirablement décrite dans le canevas qu'en trace Henri Ey[25] où le porteur du mal *"pris entre le discours magique du shaman et les croyances magiques du groupe n'est qu'une sorte de lieu géométrique et abstrait de la rencontre des esprits... il s'agit non pas de guérir une maladie ou un malade mais d'échanger les valeurs du bien et du mal du groupe"*. À moins d'abuser du sens des mots, il ne peut être question, dans ces pratiques mystiques, religieuses de parler de médecine écrit H. Ey. Des actions aussi différentes posent la question de leur spécificité : le shaman dans sa pratique magique et vaporeuse et le soignant pragmatique des plaies et fractures ont-ils pu être une seule et même personne ? À la lumière de ce chamanisme encore existant, nous pouvons imaginer un chamanisme tel qu'il pouvait être dans la préhistoire. Les conditions semblent réunies : la conscience de soi et d'autrui, la conscience de l'esprit, l'affectivité, les sentiments de solitude, de peur, de joie. Nous pouvons imaginer ces cérémonies théâtrales, le corps mis en action avec force gestes s'exprimant dans un langage iconique, toujours figuratif. Ce symbolisme imagé était sans doute bien plus subtil que nous pouvons l'imaginer. Avant d'être idéalisée, la valeur religieuse des rites était naturaliste et tournée vers les activités de base du groupe, comme la chasse. *« Cette religiosité émergente n'eut probablement pas d'autres contenus qu'une relation d'homme à homme. Pourquoi aurait-elle servi de médiatrice à la transcendance quand les dieux étaient là, compagnons de tous les jours ? L'ouverture de l'homme de jadis à la transcendance divine n'est pas une*

---

[25] H. Ey op cité p 61.

nécessité pour que naisse l'esprit, la conscience et le sens du sacré » écrit Max de Ceccaty[26]. La relation d'homme à homme, l'affectivité, la communauté et l'entraide seraient alors l'âme du sacré ? Dans la préface du livre de Martin Buber "je-tu", Bachelard écrit *« l'efficacité spirituelle de deux consciences simultanées, réunies dans la conscience de leur rencontre échappe soudain à la causalité visqueuse et continue des choses. La rencontre nous crée : nous n'étions rien, ou rien que des choses avant d'être réunis ».* La naissance de l'être dans la rencontre des consciences est le jaillissement de la religion fondamentale, il est cet esprit que la religion doit précieusement conserver à moins de perdre son âme. "Religare" étymologiquement est relier, alors, comment penser une religion sans conscience d'autrui et responsabilité à son égard ? À l'origine, le social et le religieux n'ont fait qu'un. *"On n'arrive pas à dieu en évitant le monde"* écrit Bachelard, ce que Saint Jean l'évangéliste aura dit à sa manière. "*N'est-il pas plus honorable de descendre d'un singe perfectionné plutôt que d'un ange déchu ?*" se questionnait l'anthropologue Marcellin Boule qui trouvait le singe perfectionné plus recommandable ! Il est très probable que le singe perfectionné soit plus sensible que l'ange déchu aux mots du philosophe ou de l'évangéliste car ces mots, exprimés le plus simplement par l'homme de la préhistoire avaient pour lui un sens !

[26]Max de Ceccaty op cité p 137.

Chapitre 2

Plus proche de nous

Plus près de nous dans le temps, il y a eu ce que Henri Ey appelle "l'antémédecine mythologique des civilisations polythéistes[27]". La magie a pris forme, les hommes ont créé leurs dieux et les dieux occupent une grande place dans le champ de la médecine. Les médecines de ces civilisations, profondément liées à la religion, sont sacerdotales et s'appuient sur la magie, les rites et les incantations. Ces pratiques s'attachent bien moins à la maladie qui est à observer et soigner, qu'au mal que provoquerait l'action néfaste des esprits malins toujours à l'affût. La maladie est vécue, identifiée comme l'effet d'une "mauvaise" action. Elle manifeste la toute-puissance du surrmoi dont parle Freud avec justesse ; instance psychique toujours prête à réveiller avec tumulte de manière excessive, la croyance morbide de la faute. Ces "antémédecines" où s'agitent dieux et démons ont le plus souvent précédé la médecine d'Hippocrate mais parfois lui ont été contemporaines. En les étudiant, nous observons le saisissant contraste entre ces antémédecines religieuses et la médecine des écoles de Cos et Cnide qui trouveront dans le corps et la raison, la place que la toute-puissance des esprits avait étouffée.

1 – La médecine mésopotamienne

La Mésopotamie, étymologiquement le pays entre les deux fleuves : le Tigre et l'Euphrate a une riche histoire. De nombreuses cités et états s'y sont construits depuis le quatrième millénaire av. J.C, les Sumériens opposés aux Sémites originaires d'Arabie (Akkadiens, Cananéens, Phéniciens, etc.), les Indo-européens (germano-russes) et Hittites et plus tard, vers le premier millénaire, les Perses. Dans cette région historique du Proche Orient qui correspond pour une grande part à l'Irak actuel, se sont succédé ces brillantes civilisations, périodes de création intellectuelle, de littérature, d'arithmétique, de géométrie. L'écriture y est née: de pictographique (représentant par le dessin les choses), elle est devenue cunéiforme (la combinaison de coins faits

[27] H. Ey op cité p 89 à 93.

par la pointe taillée d'un morceau de bois dans l'argile formant des signes) pour être de plus en plus symbolique à mesure que son application à d'autres domaines que l'administration se révélait possible. Dans ce monde, qu'en est-il de la médecine ? S'il est difficile de préciser les chronologies et les interférences de ces civilisations, l'importance de la mythologie polythéiste sumérienne est certaine[28]. Ce monde complexe de dieux et de diables place les divinités au cœur de la création du monde et de la vie. *Tiamat* est la mère universelle, l'océan primordial d'eau salée. Elle s'unit à *Apsu,* le principe masculin, l'océan d'eau douce. De leur union naît une première génération de grands dieux. Apsu, irrité du bruit et de la place que prennent ces descendants turbulents veut les détruire mais Tiamat s'y oppose. Lorsque Tiamat est capturée, elle donne naissance à une armée de monstres et part alors en guerre contre les autres dieux. Parmi eux, *Ea* dont le fils *Marduk* est désigné pour affronter la redoutable Tiamat. Lorsque Tiamat ouvre la gueule pensant dévorer Marduk, celui-ci l'empêche de refermer ses mâchoires et extermine l'armée de monstres que Tiamat avait engendrés, sa garde rapprochée en quelque sorte. Marduk tue Tiamat, dont il découpe le corps en deux. D'une partie, il forme la voûte céleste et de l'autre, il crée le fond de l'océan. Puis il perce les deux yeux de Tiamat et de-là naissent alors les sources du Tigre et de l'Euphrate. De cette fable sanguinolente où l'on ne se "fait pas de quartiers" émanent les grands traits de l'univers et du chaos des luttes surgit l'ordre du monde.

Les dieux et leur action dans la genèse du monde et de l'univers, leur caractère, tiennent de l'inconscient freudien à ciel ouvert, l'homme se projetant dans les divinités : pulsions archaïques, pulsion de mort et destruction, pulsion de vie et création. Parmi les autres divinités, il y a *Ishtar,* l'amante passionnée et consolatrice, guerrière au besoin ; *Sin* le dieu-lune et *Ea*. *Ea* est le fils d'*Anshar,* le dieu des eaux douces et profondes, le dieu de la sagesse, des arts et des techniques ; dieu bienveillant, il connaît la magie et la médecine. Ea est l'un des créateurs de l'humanité. Cette création est parfois attribuée à son fils *Maruk* et à la déesse *Aruru,* mais un mythe plus ancien reconnaît à Ea cette paternité. Quel qu'il soit, Ea, le dieu-potier aurait dans l'argile façonné l'homme à la demande des dieux qui, fatigués de cultiver et

---

[28]Samuel Noah Kramer *L'histoire commence à Sumer* Ed Flammarion coll *"champs histoire" 2015 et H. Ey p 90.*

d'irriguer la terre, souhaitaient que d'autres créatures le fassent et assurent la relève ! Les dieux d'abord identifiés aux forces de la nature prennent peu à peu un visage humain. Plus proches de l'homme, ils lui deviennent plus familiers et plus parlants, même si leur éloquence est solennelle. Ea ou Marduk ont façonné l'homme pour qu'il se charge des besognes agraires mais l'homme n'a-t-il pas façonné les divinités de toute la puissance de son imagination et de ses fantasmes afin qu'elles lui expliquent le monde et sa création ? Dans ce monde, ce qui le questionne ce qui le préoccupe est la vie, la maladie et la mort. Pour les Mésopotamiens, la maladie est le châtiment du péché et son "traitement", un mélange d'exorcismes et de médecine physique balbutiante, d'où le terme d'antémédecine qu'emploie Henri Ey. La thérapeutique tient de la pharmacie et de la magie et recourt à un système de signes que gouverne la force des symboles. Le médecin ignore la cause des maux, seul le traitement le préoccupe. La malédiction, le mal, la maladie forment un tout et les causes des maladies sont cherchées dans les fautes morales ou rituelles. La violation d'un serment, l'impiété, le sacrilège ou le trouble de l'ordre social provoquent la colère divine et la maladie qui est leur châtiment.

Les démons peuvent être terribles : *Pazuzu*, le roi des mauvais esprits et des démons du vent ou *Lamashtu* qui apporte la maladie aux femmes et aux enfants. Moins que les médecins, ce sont les démons qui ont leur "spécialité" : *Askakhou* s'attaque à la tête, *Namatarou* à la vue, *Ontouktou* à la nuque, *Alou* à la posture, *Kimmouau* au ventre, *Slou* au pied. Au-delà du caractère diabolique de ces origines, il est possible que le soignant ait voulu distinguer les maladies de la tête (douleurs crâniennes de toutes causes, épilepsie par exemple), celles du cou (les méningites, le tétanos), du ventre (les innombrables infections digestives des lieux marécageux) ou de la posture (les malformations rachidiennes mais aussi les paralysies).

Mais les dieux sont aussi guérisseurs, comme *Gula* la déesse surnommée "la grande guérisseuse" ou comme *Ninib* qui éloigne les démons. Colère divine, ainsi l'épidémie peut être appelée : *"dieu mange"* et la fin du mal :*"dieu s'est calmé"*. Les praticiens sont de deux sortes : le *"asu"* qui applique les remèdes physiques et le *"asipu"* qui est le magicien. Dans un monde où le naturel et le surnaturel interagissent, "asu" et "asipu" se complètent plus qu'ils ne s'opposent. Une troisième catégorie de soignant s'y ajoute, sorte de chirurgien évoquant le barbier du moyen âge, humble praticien affecté aux traitements des gens du petit peuple et des esclaves. À Babylone, les médecins sont rares et s'occupent surtout des "grands". Le dieu et le démon sont des esprits tout puissants et pour s'y confronter, l'homme ne peut que se vouer à la toute-puissance de l'esprit. Cette toute-puissance à laquelle il confie son destin est une magie qui procède par divination (la mantique), exorcismes, aspersions, sacrifices. Le code d'*Hammurabi* édicté vers 1700 av. J.C à Babylone décrit la palette des pouvoirs du prêtre-magicien. Les *"Barus"* sont les prêtres qui voient et observent, les *"Ashipus"* les prêtres qui conjurent et exorcisent[29]. Les maladies ont parfois des appellations divines et sont désignées par des termes tels que : "la main d'Ishtar", "la main de Sin" ou "la main de Damas".

Quoiqu'il en soit, la clinique est imprécise et il est difficile dans les vagues descriptions de reconnaître les maladies. Ainsi, "simmum" désigne dans certains cas les maladies de peau et dans d'autres les blessures. Entre le mal du corps et le mal moral lié à la colère des dieux, il règne une grande confusion. Les démons sont multiples et parfois féminins : *"Lilît"* est une vierge vampire en proie à d'insatiables désirs, diablesse érotomane qui harcèle les jeunes hommes durant leur sommeil ! Établir les apports de la médecine mésopotamienne à la pratique médicale est délicat ; lire et interpréter le peu de documents mis à jour est une tâche redoutable. Le traité akkadien des diagnostics et pronostics médicaux publié par René Labat (1951) permet d'y voir plus clair. Les causes des maladies n'y sont pas totalement attribuées aux démons et aux fautes morales et la nature y a sa part. Ainsi le froid qui peut donner "le poumon qui siffle", il est question aussi de "méchante toux" et d'un "mal de déchirure" (un pneumothorax ?). Le vent et les poussières qu'il soulève, la sécheresse, les miasmes des marais sont évoqués comme cause des maladies pulmonaires. La notion de contamination vénérienne est connue :*"Si de la tête aux pieds, il est couvert de boutons rouges, il a été atteint, alors qu'il était couché avec une femme"*. Parfois, la description clinique précise permet de reconnaître l'épilepsie :*"si sa nuque se tourne sans cesse vers la gauche, si ses mains et ses pieds sont contractés, si ses yeux face au ciel sont largement ouverts, si la bave lui coule de la bouche, s'il ronfle, s'il perd connaissance, c'est une crise de haut mal"*. Le neurologue

[29]Contenau Georges *La médecine en Assyrie et Babylonie* Ed Maloine 1938.

mésopotamien... savait comme Charcot la distinguer de l'hystérie : *"si lorsque sa crise le prend, sa conscience reste lucide, ce n'est pas sûr, si lorsque la crise le prend, il perd connaissance, c'est sûr".* L'ictus apoplectique est décrit : avec la chute, la dilatation des yeux, l'incapacité de mouvoir les jambes et les bras. De même que l'ictère : *"si son corps est jaune, son visage jaune, si les chairs demeurent flasques, c'est un ictère".* Parmi les dermatoses, la lèpre est peut-être déjà individualisée devant une peau dépigmentée ou parsemée de nodules. De même que la leishmaniose cutanée, le scorbut. La pathologie mentale n'est pas en reste car sont décrits dans le traité : les obsessions, les phobies, les impulsions morbides, les troubles du comportement. Touchant l'esprit, de tels maux, plus que d'autres encore ne pouvaient que conforter la cause surnaturelle des maladies.

L'examen se limite à l'inspection, à l'aspect du malade. Le corps du praticien qui palpe et qui écoute n'est pas encore à l'œuvre. L'évolution de la fièvre est observée, elle le sera plus encore dans la médecine hippocratique. Concernant le nom des maladies, "la main de Lilith" ou "la main de Sin", Marcel Sendrail remarque qu'il ne s'agit peut-être pour le médecin mésopotamien qu'une histoire d'appellation. Comme nous appelons la colique "saturnine" : la colique de plomb[30], sans penser que la planète Saturne puisse avoir une quelconque influence sur la maladie, Saturne n'étant que le symbole du plomb dans l'alchimie ! Cependant, observer les manifestations cutanées des maladies, les taches, les ulcérations, les vésicules ne pouvait qu'accréditer l'idée qu'une main mauvaise était passée par là.

Vers la fin du troisième millénaire, au temps des néo-sumériens, s'instaure lentement une individualisation des maladies. "Connaître c'est d'abord nommer" écrit M Sendrail et les maux connus sont associés à l'action divine, les causes naturelles n'occupant qu'une modeste place. Longtemps, le mal physique et le mal moral seront confondus. Mal moral, car aux péchés de l'homme (l'adultère, l'inceste, le sacrilège par exemple), s'ajoute l'action des démons qui rôdent.

---

[30]Les intoxications à ce métal qui s'accumule dans l'organisme, provoquent des troubles digestifs et de façon plus insidieuse des troubles neurologiques : polynévrite mais aussi une encéphalopathie avec retard mental.

Ces démons ne sont pas de bons petits diables mais souvent de redoutables diablesses : *« Lamashu, ange déchu, goule insatiable, dévoratrice de nouveaux nés, L'Etemmu, spectre inconsolé d'un défunt sans sépulture qui hante les solitudes, Lilith, Lilû, vampires aux sexes inassouvis par lesquels sont furtivement abusés les hommes ou les femmes endormis, Kubû, fœtus expulsé avant terme, en quête d'un autre asile utérin, le Râbisu, tapi sur la berge des rivières, Belûri, le "seigneur du toit" où il attire traîtreusement les somnambules ».*[31]

À partir de 2000 av J.C, la conception de la faute évolue. Alors que l'homme se vivait pieds et poings liés à l'arbitraire de la volonté divine, peu à peu, une forme de questionnement en lui se précise. Face à sa souffrance, l'homme ne se vit plus comme l'objet du caprice divin et devant le dieu juste, il conçoit de ne s'en prendre qu'à lui-même. Cependant, la maladie peut être vécue comme un châtiment immérité ce que traduit le monologue du Juste souffrant : *« J'ai été mis au rang de celui qui dans sa folie oublia son seigneur, de celui qui profana le nom de son dieu. Et pourtant, je n'ai pensé qu'à prier et à supplier ; la prière a été ma règle, le sacrifice ma loi »*[32]. Dans cette société théocratique où les dieux règnent sans partage, les hommes vivent dans la terreur et la culpabilité, ces hommes qui "*n'échappent aux agressions des démons que pour se livrer à la vengeance des dieux*" écrit H. Ey. Lors du "traitement", l'homme doit chercher au plus profond de lui la cause de son mal. Il est aidé en cela par le Baru chargé de scruter les âmes lors d'une cure plus proche de l'inquisition que de la psychanalyse, car les commandements et les interdits de la morale babylonienne écrasent la vie quotidienne de l'individu. Ces prêtres sacrés chargés de la divination, les Barus, interprètent les faits les plus ordinaires comme la situation des objets auxquels ils donnent un sens extraordinaire, une interprétation imaginaire. Au troisième millénaire, les Mages de Chaldée lisent dans les cieux les signes annonciateurs des évènements, ils entendent le langage divin des étoiles et dans le mouvement des astres discernent les intentions des dieux[33] . En dehors de l'astrologie, les Barus usent d'autres procédés. Pour sonder les âmes ils recourent à l'interprétation des rêves que complètent de leur lumière,

---

[31] Marcel Sendrail *Histoire culturelle de la maladie* Ed Privat 1980 op cité p 25. Ouvrage érudit, passionnant.

[32] M. Sendrail id p 33

[33] Ey p 92

quelques procédés d'une astrologie riche d'inventions : la lécanomancie (l'interprétation de taches d'huile dans un vase rempli d'eau) ou l'aruspicine (divination par l'examen des entrailles d'animaux) par exemple.

Quant à l'hépatoscopie dont Hittites et Babyloniens ont étudié les enseignements, son rapport avec la médecine est assez lointain. En effet, malgré un nom évocateur d'une endoscopie avant l'heure, il s'agit dans cet acte de prédire en examinant le foie d'animaux sacrifiés, non pas spécifiquement l'état du mal d'un être humain mais d'autres évènements comme l'avenir d'un roi ou le sort d'une bataille. Dans une telle pratique, il ne peut être question de médecine et l'examen du foie d'une brebis n'a jamais permis de diagnostiquer la cirrhose du berger !

Habité par l'angoisse et la culpabilité, immergé dans la croyance et l'espoir, il semble difficile au pécheur-malade d'avoir quelque regard critique sur le traitement qui lui est appliqué.

La croyance au surnaturel est un obstacle certain à l'évolution de la connaissance médicale mais penser que le mal puisse avoir une cause et être traité n'est pas sans logique. Le corps dont il est question dans cette médecine sacrée est un corps tenu dans l'imaginaire et non, même de loin, le corps concret d'une médecine clinique auquel l'examen et le soin s'appliquent. Le présage et sa magie est l'envers du pronostic dans sa rationalité clinique.

Le traité akkadien donne quelques exemples de ces présages : *« Si l'exorciste se rend à la maison du malade, un faucon traverse le ciel vers sa droite, ce malade guérira, si un faucon traverse le ciel vers sa gauche, ce malade mourra »* ou *« si un lézard tombe sur le lit d'un malade, ce malade le jour même guérira ».*

Les malades consultent deux sortes de guérisseurs : les médecins et les exorcistes. Les exorcistes procèdent à des sacrifices d'animaux et proclament que le mouton, le chevreau, le porc offert sur l'autel cesse d'être un animal et devient le porteur du mal qui peut être sacrifié. Pour chasser les démons et réprimer les maléfices, la cérémonie lors de laquelle on prononce des incantations et procède à des aspersions d'eau lustrale (eau de rosée à laquelle était attribué une vertu purificatrice, ancêtre de l'eau bénite) s'accompagne du tintamarre des cloches et des tympanons afin de faire fuir plus sûrement encore les esprits malins.

Certains ingrédients, les plantes notamment (les "simples") sont utilisés et non sans effets par la médecine "physique" ainsi, le réglisse contre la toux, mais très vite, la pharmacopée prend un tour nauséabond *: « Si la main de spectre tourne en lui au haut mal (sans doute l'épilepsie), pour le délivrer tu mettras des os d'animal, le petit doigt d'un mort, de la vieille graisse rance, du cuivre dans la peau d'une chevrette vierge ; sur un tendon de loir tu l'enfileras et tu la lui suspendras au cou, alors il guérira »*. Ces composants ont sans doute une symbolique qui nous échappe. À la composition des remèdes, participent aussi des ingrédients tels que l'urine, le sperme, les excréments dont le but probable est de dégoûter les mauvais esprits et leur donner l'envie de changer d'air[34] ! Dans cette médecine, l'administration de potions et de remèdes et la pratique d'incantations ne sont nullement contradictoires. Le même guérisseur utilise le plus souvent l'une et l'autre car il n'oppose pas dans la genèse des maladies, les causes physiques qui commencent à être entrevues et les forces magiques. La malédiction et la maladie au fond de la conscience humaine se confondent, expliquant l'alliage de la magie à une médecine des simples (substances végétales) et des drogues. La médecine des Babyloniens réalise sans doute la forme la plus typique de l'antémédecine, habitée par les esprits et recourant aux processus magiques avec quelques îlots d'une médecine plus rationnelle. L'influence babylonienne s'exercera fortement durant la période d'élaboration védique et brahmanique de la science indienne pour laquelle la maladie est une possession démoniaque[35]. Les liens avec la médecine grecque sont ténus et la prédiction n'a rien à voir avec le pronostic des textes hippocratiques. Les rares ressemblances de cette antémédecine seraient plutôt à chercher dans la médecine sacerdotale grecque pré-hippocratique.

2 – La médecine Égyptienne

La place importante que le monde égyptien donne aux dieux explique que, là aussi, la médecine y soit en grande part sacerdotale. Avec la découverte des

---

[34]Marcel Sendrail id p 35.
[35]Id p 37.

papyrus médicaux, on a cru tenir les débuts d'une médecine concrète, rationnelle, détachée du divin. Mais ce que H. Ey nomme "la gangue magique qui enveloppe ces textes" était un cuir épais sur lequel en ne l'entamant que très lentement glissait la raison. La croyance à la résurrection et le fort attachement des Égyptiens aux divinités opposaient leur résistance. L'histoire de l'Égypte ancienne s'étend sur plusieurs millénaires. Gouvernée par des dynasties de pharaons, la société est très hiérarchisée, les castes privilégiées : prêtres, courtisans, officiers, intendants, transmettent la volonté du souverain et veillent à ce qu'elle soit appliquée jusque dans les contrées reculées. La médecine est essentiellement religieuse. Plutarque raconte le mythe d'Osiris, pharaon et divinité qui lors d'une fête fût enfermé dans un coffre par son frère Set et jeté dans le Nil. Set découvrant le cadavre dans le coffre échoué le découpera mais les morceaux dispersés seront retrouvés par Isis son épouse et sœur et Nephtys qui les rassembleront, véritable chirurgie réparatrice. Anubis le fidèle invente alors ces rites magiques grâce auxquels Osiris renaît. Il aura un fils : Horus. La théocratie égyptienne groupe autour d'Osiris une constellation de divinités. Vers 2500- 2000 ans av. J.-C., le culte du soleil Râ voit le jour et l'équilibre s'établit entre celui-ci et la religion d'Osiris. Amon Râ est décrit dans le papyrus Ebers comme le médecin suprême.

Dès le règne d'Amenothep (1500 av. J.-C.), l'adoration du dieu solaire devient le culte unique. Le monothéisme s'accommode de divinités subalternes : entre lui et le polythéisme, les attaches sont nombreuses. Ces divinités sont multiples car les forces de la nature comme toutes les formes de l'esprit sont divinisées. Une telle pénétration du sacré dans la nature comme dans l'esprit fait obstacle à l'émergence d'une médecine rationnelle.

Le traitement des maux et du mal, le pouvoir de guérir appartient aux dieux et aux prêtres. Apis est la divinité de la santé. Thot aura guéri un enfant d'Isis d'une piqûre de scorpion. Sekhmet est maîtresse de la vie et la mort et Râ, le dieu soleil, prépare remèdes et onguents. Djiser, le roi de la troisième dynastie est appelé le médecin divin. « *Mais ces pieuses ou idolâtres références à de médecins-dieux, nous ne pouvons les prendre que pour ce qu'elles sont, le témoignage d'une sorte de syncrétisme magique, de pacte qui lie la magie, le mythe et la maladie, les dieux et les médecins.* » écrit H. Ey[36].

---

[36]H. Ey op cité p 101

À cet égard la figure d'Imhotep, vivant aux alentours de 2800 av. J.-C., est exemplaire : déifié, vénéré comme le "grand médecin des dieux et des hommes", cette figure est à ce point légendaire que l'on peut se demander s'il a vraiment existé ! Les papyrus médicaux, ces témoins de la médecine égyptienne antique, au nombre d'une dizaine, dateraient de 2 000-1 500 ans av. J- C. Le manuscrit ***Ebers*** comporte quelques 873 recettes, charmes et incantations et traite de la fabrication de médicaments pour les différentes parties du corps. Râ le dieu soleil, Toth, la déesse Sekhmet doivent participer à cette pharmacopée aux ingrédients très divers, associant des matières aux vertus imaginaires (excréments de gazelle ou de panthère) à des produits ayant des effets thérapeutiques : pavot pour les douleurs intestinales ; jusquiame et atropine comme antispasmodiques, antalgiques et hypnotiques. Certaines maladies sont décrites, comme la lèpre, l'angine de poitrine, la migraine, les affections oculaires. L'art des accouchements, placé sous le patronage de la déesse hippopotame Toueris y est abordé, de même que le traitement des vaginites, des hernies et fractures, ainsi que la cautérisation. L'attention clinique apparaît dans l'identification du lipome par exemple *"cette tumeur qui va et vient sous les doigts et tremblote"* ou de la hernie inguinale "*cette tumeur recouverte par la peau au point le plus bas du ventre au-dessus des organes génitaux qu'il faut essayer de réduire"*.

Le papyrus ***Kahun*** aux environs de 2 000 av. J.C traite de gynécologie : les recettes se mêlent aux exorcismes. L'anatomie est fantaisiste : l'utérus y est décrit avec un orifice supérieur ouvert qui a sans doute une signification sacrée car rien dans les phénomènes de la vie et de la génération ne s'explique sans l'action directe des dieux : *« Tu es celui qui crée l'enfant de l'homme dans la femme »* proclamait l'Hymne au soleil d'Akhenaton dont Marcel Sendrail rappelle les mots[37].Cet orifice supérieur était peut-être celui de la fécondation divine. Le manuscrit ***Hearst*** comporte 260 formules pour traiter les morsures de fauves, de crocodiles, d'hippopotames, soigner les douleurs dentaires et la chute des cheveux. Le papyrus ***Cheaster Beaty*** s'attache au traitement des brûlures et des affections oculaires. Le manuscrit ***Edwin Smith*** comporte trois parties. La première est précieuse par la démarche clinique : *« Si tu examines un homme qui a tel ou tel symptôme... tu diras à son sujet c'est telle maladie et s'en suivra le pronostic favorable incertain ou fatal avec*

---

[37]M. Sendrail p 54.

les alternatives ; « c'est un mal que je traiterai » ou « c'est un mal que je combattrai » ou « c'est un mal pour lequel je ne puis rien »[38]. Le texte aborde la chirurgie et les lésions osseuses : contusions, fissures, fractures, éclatement du crâne, écrasement du membre. La deuxième partie est une incantation pour *"chasser le vent de la peste"*. Quant à la troisième, il s'agit de rites *"pour transformer un vieillard en un jeune homme de vingt ans"*. La chirurgie esthétique déjà et qui plus est, appliquée... aux hommes. Dans ce temps égyptien éternel où la mort n'est qu'un passage, après tout... rien ne presse !

La circulation sanguine est décrite sur le modèle du Nil, du fleuve nourricier irrigant sa vallée : du cœur vers le corps partent des canaux, les *"metus"*, terme unique qui désigne autant les tendons que les nerfs, les veines et les artères. Les Grecs, 1 000 ans plus tard, ne différencieront pas plus ces catégories de "canaux". Dans l'ensemble, le domaine chirurgical plus que les autres tire la médecine vers la raison.

À propos du temps et de la croyance, M. Sendrail écrit :*« La pensée d'alors ne différenciait nullement, comme la nôtre, passé, présent et avenir. Elle ignorait notre obsession de l'écoulement indéfini et sans remède du temps. Le temps se régénérait sans cesse périodiquement par la répétition de la cosmogonie*[39] ». Immuable et intemporel à l'image des divinités, l'homme est l'union de forces matérielles et spirituelles, une continuité du corps et de l'esprit. Tel est le temps religieux, rêvé en quelque sorte, car comme tout humain, l'homme de l'Égypte devait ressentir sa jeunesse, son déclin et l'horizon d'une mort malgré tout irréversible. La maladie et la mort n'étaient pas, comme chez les Babyloniens, le châtiment du péché car, tout devait se régler au royaume des esprits. Ainsi que le confiait à son fils un pharaon de la Xe dynastie : *« l'homme survit après la mort. Ses actions sont déposées à son côté. Elles représentent son trésor. Celui qui parvient dans l'au-delà sans avoir fait de mal y vivra tel un dieu, marchant fièrement comme un des maîtres de l'éternité*[40] ». Le cœur est pesé par Anubis et si le mal fait durant la vie pèse trop lourd dans la balance, alors l'âme du défunt subit les crocs de Ammout la dévoreuse des morts, monstre à tête de crocodile, aux pattes d'hippopotame et de lion et l'homme indigne n'accédera pas aux champs

---

[38]Id p 51.
[39]Id p 45.
[40]Id p 47.

d'Ialon, le paradis des Égyptiens. Cette croyance et cet espoir en l'au-delà ne supprimaient ni les douleurs ni les maladies du présent. Au mieux étaient-ils un baume. Comme l'accès aux soins, l'accès à la paix de l'âme et la joie de vivre ne devaient pas être semblables selon que l'on appartenait à la caste ou au petit peuple. Qu'il s'agisse d'accidents et de lésions ou de vers intestinaux, la maladie s'impose du dehors, elle n'est pas la punition d'une faute. Vivant sur les bords pollués du Nil, la population souffrait d'infections et de parasitoses : typhoïde, dysenterie, bilharziose, responsables de ce qui est encore appelé "hématurie d'Égypte". Cette parasitose est provoquée par un ver qui pénètre la peau lorsque l'homme est en contact avec une eau polluée lors de la toilette, les baignades, les travaux ménagers ou les travaux d'irrigation. Ce ver, le trématode, pond des œufs qui lèsent la vessie y causant des ulcères, fistules, calculs, voire des cancers[41]. Il est possible que l'ibis ait été vénéré par les Égyptiens car cet oiseau mangeait les planorbes, ces escargots d'eau douce qui abritent le trématode pathogène. L'ibis aurait eu un effet protecteur. L'ankylostomiase encore répandue chez les fellahs des bords du Nil est une autre parasitose : ses petits vers pénètrent l'organisme par la bouche ou par la peau, se fixent sur l'intestin grêle et provoquent des hémorragies.

Les maladies ophtalmiques sont fréquentes comme le trachome, cette conjonctivite chronique liée à une bactérie, répandue dans le delta où les mouches pullulaient. Favorisée par la sécheresse et la poussière, elle pouvait aboutir à la cécité. Il n'est pas surprenant que la déesse Isis se soit spécialisée en ophtalmologie. Il est plus difficile de reconnaître l'existence d'autres infections comme le paludisme, la tuberculose, la syphilis. Le papyrus fait état d'une maladie se traduisant par des mutilations des membres et une dépigmentation qui ont pu évoquer la lèpre. Les descriptions cliniques sont le plus souvent sommaires car, pour la médecine religieuse, là n'est pas l'essentiel. Par exemple dans la description de l'hémiplégie : *« il marche en traînant la plante des pieds, les ongles au milieu de la plante des pieds et à la main, au milieu de la paume de la main* » (papyrus Ebers).

La connaissance des maladies s'appuie sur une anatomie approximative, ce qui peut surprendre du fait des pratiques d'embaumement. La

---

[41]Encore très fréquente, deuxième grande parasitose après le paludisme, la bilharziose infecte plus de 200 millions de personnes et provoque 300 000 décès par an.

vascularisation est sommairement expliquée : « *la tête a vingt-deux vaisseaux qui tirent les souffles du cœur et de là les distribuent à tous les membres* ». L'un des papyrus de Berlin mentionne que ces vaisseaux charrient non seulement le sang mais toutes les humeurs : urine, sperme, salive, larmes, mucus nasal mais aussi les émanations des excréments. La fonction des organes est tout aussi incertaine et vite référée au divin. D'ailleurs, la formation des médecins s'effectue dans des "maisons de vie" et l'enseignement y est imprégné de sacré. Comme traitement, aux incantations, s'ajoutent les moyens naturels. Ils sont extraits du monde minéral, végétal avec de possibles effets thérapeutiques et du monde animal, car la magie n'est pas exclue des potions : la viande putréfiée, l'intestin d'antilope, la vulve de chienne, le phallus d'âne, le poil de bouc, le ver de terre, etc. auxquels l'imagination attribue mille vertus mystérieuses !

Le même mystère se retrouve lorsqu'il s'agit de savoir si une femme peut ou non procréer : « *Que la femme se tienne dans l'embrasure d'une porte. Si tu trouves que l'un de ses yeux ressemble à celui d'un asiatique et l'autre à celui d'un nubien, elle n'enfantera pas ; si tu trouves que les deux yeux sont de même couleur, elle enfantera* ». Si l'on tient compte de l'effet placebo et de l'évolution spontanément favorable de certaines affections, les traitements pouvaient se révéler efficaces. La médecine égyptienne conçoit le corps subordonné à l'esprit, l'organique au mental. L'importance qu'elle accorde à la parole, au sommeil et au rêve présage déjà la place nécessaire de la psychothérapie dans l'acte médical.

3 – La médecine dans l'Ancien Testament

L'assimilation du mal et de la maladie très répandue dans les civilisations anciennes trouverait son origine dans le monde babylo-judaïque, affirmation qui doit être nuancée. Dans l'Ancien Testament, les références à la médecine et au médecin tiennent peu de place, à la mesure du peu d'importance que ce monde leur accorde. Pourtant, cette histoire n'aura manqué ni de douleurs ni de souffrances. Eve n'ayant pas résisté au serpent tentateur, Yahvé la condamne aux douleurs de l'enfantement. Douleur de l'enfantement et souffrance d'être mère lorsque Caïn, l'aîné des enfants tue son frère Abel. Être chassé de l'Éden est un abandon sans soutien dans le monde de souffrances, d'inquiétudes, de douleurs. Ne plus habiter l'Éden est se noyer dans la vulnérabilité de la pauvre condition humaine. L'expulsion d'Adam et d'Eve hors du paradis peut être lue comme une punition. Adam et Eve n'ont-ils pas trahi la confiance du Père éternel, ne lui ont-ils pas désobéi en voulant accéder à un savoir qui n'appartient qu'à Dieu ? Ce désir d'égaler la divinité ne méritait-il pas d'être châtié ? Mais l'histoire peut être plus subtile. Yahvé a interdit de manger du fruit de l'arbre du bien et du mal, mais Eve et Adam ont tendu l'oreille au serpent de mauvaise augure et commis la faute, transgressé l'interdit. Sans doute pensaient-ils que la connaissance du bien et du mal pouvait leur "tomber toute cuite" dans le bec. L'expulsion de l'Éden, aussi douloureuse qu'elle soit, place l'homme face à sa condition, à ses responsabilités, à ses limites, à sa liberté. Il n'est pour lui d'autre voie de connaître le bien et le mal que l'existence qu'il vit et l'expérience qui en émane, et encore, cette connaissance loin d'être divine, ne sera qu'imparfaite.

Adam et Eve sont tout à coup conscients de leur nudité, de leur corps et de ses peines, ses douleurs, son vieillissement et sa mort. Face à cette existence, ils sont nus, vulnérables. La condition d'un *"être jeté dans le monde"* évoque le terme de "Geworfenheit", que Heidegger utilisera dans "Être et temps". Avec Yahvé, la philosophie de l'existence aurait-elle déjà fait ses premiers pas ? À moins que par miracle, se jouant de la temporalité, le Tout Puissant ait pu assister aux cours de Martin Heidegger à Fribourg en Brisgau !

Cette expulsion, est vécue comme une faute que chacun rejette sur le voisin : Adam sur Eve et Eve sur le serpent. Mais tout n'est pas désespéré car Yahvé ne les abandonne pas dans l'extrême dénuement : *« Le Seigneur Dieu fit pour Adam et Eve des tuniques de peau dont il les revêtit »* (Genèse 3 21). Un petit fragment de l'Eden protecteur ! La tragédie n'est pas absolue, Eve n'est pas la femme par qui tout le mal arrive : *« L'homme Adam appela sa femme du nom d'Eve c'est à dire la Vivante, car c'est elle qui a été la mère de tout vivant »* (Genèse 3 21). Juste reconnaissance ! Voilà qui rapproche Eve de Pandora, la première femme de la mythologie grecque dont parle Hésiode : au milieu de tous les malheurs que contenait sa jarre, il y avait l'espoir, elle le sera pour l'homme. Espoir qui comme l'amour est plus une grâce qu'une vertu.

Chez les Égyptiens, la cause du mal n'est pas dans l'homme car l'homme est l'enjeu d'une lutte de forces salutaires et de forces nocives qui le touchent et l'assaillent mais, il n'est pas responsable. Dans le monde Assyro-babylonien, le mal est le symptôme d'une faute. En proie aux démons multiples, dans la maladie qui l'affecte, l'homme se pose dramatiquement la question de son péché. Alors, il sera nécessaire d'élucider les desseins de ces esprits maléfiques à l'aide de pratiques magiques tenant parfois de l'inquisition et pour guérir des maux, pratiquer sacrifices et exorcismes. Chez les Hébreux, le mal est expiation et épreuve.

Dans ces mondes, la maladie n'a pas de cause naturelle car le mal est le symptôme d'une faute, il est la volonté de dieu, le châtiment d'un péché. Cependant, chez les Hébreux comme il apparaît au livre de job, il peut être une expiation, une épreuve. Les voies du seigneur étant impénétrables, la cause surnaturelle est inexplicable. Le dieu tout puissant est à l'ouvrage, alors il semble inutile à l'homme de chercher les origines du mal dans la nature, dans l'examen du corps, inutile et peut-être sacrilège de vouloir empiéter le domaine du divin. La croyance à la toute-puissance divine fait obstacle à la compréhension rationnelle de la maladie à laquelle elle ne prête aucune valeur car la puissance divine est sans partage.

L'Ancien testament est le texte fondateur d'un peuple, de son âme et de son identité, ce n'est pas un écrit scientifique comparable aux papyrus égyptiens et à fortiori au corpus hippocratique ; il en est plutôt l'inverse ce que montre le peu de références à la maladie qu'il contient. Yahvé châtie : les stérilités, les tumeurs. L'homme pour guérir, recourt aux processus magiques et aux actes "propitiatoires" car il doit rendre la divinité propice à la rémission de ses péchés et les expier. C'est Yahvé qui déclenche toutes les maladies. Le corps est touché de multiples façons : les troubles ophtalmologiques fréquents, les maladies du vieillissement comme la décrépitude de David, les fausses couches, les ulcères, les plaies, les épidémies, les maladies du Deutéronome, les tumeurs des Ashdodites (Samuel I 5- 6), la stérilité : stérilité de Anne par exemple (Samuel I), la gonorrhée et les "impuretés sexuelles", les troubles mentaux comme la manie de la persécution (Samuel I 19) ou la folie de Nabuchodonosor. Quant à cette maladie de peau *"blanche comme la neige"* décrite dans le livre de l'Exode, son caractère incurable et sa contagiosité ont évoqué la lèpre mais aussi le psoriasis (par ses plaques blanchâtres), le vitiligo (par la dépigmentation), le favus, les teignes, l'herpès circiné liés à des champignons et peut-être les cancers cutanés. Le diagnostic du prêtre porte sur une éventuelle contagiosité qui exclut le malade de la communauté. *« Le lépreux ainsi malade doit avoir ses vêtements déchirés, ses cheveux défaits, sa moustache recouverte (manifestations traditionnelles du deuil) et il doit crier "Impur, Impur" il est impur aussi longtemps que le mal qui l'a frappé est impur ; il habite à part et établit sa demeure hors du camp. »* (Lévitique 13).

Le Prêtre suit l'évolution de ces dermatoses, il juge si celui qui en souffre est pur ou impur, s'il doit être ou non exclu. Dans le Lévitique, il n'est pas question de traitement, la purification seule est appliquée. Ce rituel est fait de sacrifices d'animaux (agneaux) et d'aspersions d'un mélange du sang d'oiseaux égorgés, de bois de cèdre, de cramoisi éclatant (colorant rouge), d'hysope et d'eau. Cependant, l'examen de la peau est attentif, il vérifie si le poil se décolore, si la lésion est en cupule ou saillante ou bourgeonnante, s'il y a sur le crâne une perte de cheveux (ce qui évoque les teignes tondantes à grandes ou petites plaques). L'homme sait observer mais il doute cependant que ce soit la bonne voie pour comprendre la nature des maladies.

La peste qui frappa les Philistins, lorsque à la bataille d'Aphec vers 1 050 av. J.-C., ils capturèrent l'arche d'alliance, est un diagnostic incertain. Il est tout aussi improbable que les rats, porteurs du bacille de Yersin, bien à l'abri dans l'arche, aient été responsables de la maladie. Pour cette affection, le terme générique de tumeur ou de tuméfaction que le texte emploie peut sans doute évoquer le bubon pesteux mais aussi les hémorroïdes, la dysenterie bacillaire, la bilharziose, donc, des pathologies très diverses[42]. Les descriptions sont trop sommaires pour y retrouver des maladies que nous connaissons. L'observateur n'a sans doute pas éprouvé le besoin de voir plus clair dans cette affaire divine, insister dans sa recherche pouvait lui sembler inutile ou impie. De plus, les descriptions n'ont aucune vocation clinique, terme encore ignoré, le symptôme et la maladie étant souvent confondus.

Ni la toux, ni les affections pulmonaires, ni la maladie de la pierre n'apparaissent dans l'Ancien Testament. Job sur son tas de détritus se gratte avec un tesson. Souffre-t-il de la lèpre ? Rien n'est certain. Il est dans un état

[42]Sendrail p 69-70.

squelettique, ses plaies purulentes ont une odeur fétide. Il crie de douleur, a perdu l'appétit, son sommeil est perturbé et habité de cauchemars. Dans ce temps et bien après encore, le lépreux est chassé de la communauté et doit vivre à l'écart. Cependant, ses amis le visitent et le réconfortent. Et sans doute le réconfort joue-t-il un rôle thérapeutique devant l'inefficacité des potions et face au Dieu ni infiniment bon, ni infiniment puissant ! À moins que ces amis, guidés par le "très haut" soient là pour "lui faire la morale" et appuyer la parole divine ? Car le mal est aussi spirituel : angoisse, craintes phobiques, sentiment d'abandon, mélancolie troublent la conscience de Job et de tout être humain.

Dans le monde hébreu, l'être humain est l'union de trois composantes : l'âme émanée de l'esprit divin, le principe vital et la chair. Le principe vital est le souffle respiratoire. Le "livre des morts" égyptien qualifiait déjà le dieu suprême de « maître des souffles ». Ce souffle est acheminé par le sang dans tout le corps. La chair comprend la chair corruptible et les os qui subsistent. Les connaissances anatomiques et physiologiques sont inexistantes et les organes sont gratifiés de fonctions imaginaires et changeantes. Au cœur siègent les sentiments et les pensées et le cœur se souvient *« Inscris mes préceptes sur la tablette de ton cœur »* (Proverbes 6, 18). Au cœur est la conscience morale : *« Ton cœur sait combien de fois tu as maudit les autres »* (Ecclésiaste 7, 22). Le rein est parfois considéré comme le siège de la pensée et des émotions. Au foie règnent les passions violentes : la colère (*Mes entrailles frémissent, mon foie s'épand par terre)* ou l'amour (*Un trait de la femme étrangère lui perce le foie*) (Proverbes 7, 23). Le sang est le lieu de la vie, songeons aux plaies d'Égypte et au Nil en sang.

Les organes semblent pleinement participer à la vie psychique de l'être humain. Concernant les poumons, les artères et les veines, le système nerveux et le cerveau, rien n'est écrit. L'anatomie connue se réduit aux éléments les plus superficiels du corps. Les remèdes consistent en fiel de poisson pour guérir les maux d'yeux (Tobie 7), en huile et cataplasme de figues sur les plaies, le nitre est utilisé comme savon.

Le livre de Job nous ouvre une autre perspective de la maladie : *« Châtiment d'un péché connu ou inconnu pour les Babyloniens, transposition à l'échelle humaine d'un drame cosmique pour les Égyptiens, la maladie devient épreuve et sacrifice pour les hébreux. Désordre moral chez les premiers, phénomènes magiques chez les seconds, manifestation sacrée chez les troisièmes* » écrit Marcel Sendrail[43].

Ainsi, la maladie prend une tout autre signification car pour l'homme dont la souffrance est inscrite dans le destin, la maladie n'est plus l'expiation d'une faute, elle est épreuve. Cela signifie que l'homme n'est plus le lieu passif de l'affrontement de bons et mauvais esprits, qu'il n'est pas non plus le pauvre pécheur qui tente de comprendre où est sa faute. Car l'idée même de l'épreuve place, dans le drame qui l'envahit, l'être humain face à lui-même : l'homme ne cesse d'endurer et d'être chassé du paradis terrestre, jour après jour. Par ailleurs, Job dit ne rien avoir commis qui mérite ce qui lui arrive, il ne comprend pas l'injustice qui le frappe et pose avec insistance la question de l'origine de son mal. Le prêtre de Yahvé, porte-parole du "Tout puissant" est infiniment plus grand que l'humble soignant. D'ailleurs, le terme hébreu de médecin n'a-t-il pas la même racine que des mots tels que "raccommoder" ou "repriser" ? De fait, ces humbles "petites mains" pratiquent la petite chirurgie des fractures et des plaies, si humble mais si grande par son utilité !

Mais Dieu connaît tout. N'a-t-il pas créé l'homme ? N'est-il pas intervenu dans la formation de l'embryon ? Le petit pouvoir qui est accordé au médecin et aux remèdes contraste avec la rigueur, la solennité rituelle des prescriptions de salubrité publique. S'agissait-il là d'une sorte de médecine préventive avant l'heure ? Les mots de "pur" et "impur" ont une signification religieuse et matérielle. Religieuse car l'âme pécheresse est souillée par la faute ; matérielle car le corps est souillé par des miasmes subodorés mais encore inconnus. Les précautions rituelles destinées à purifier l'âme ont-elles, dans certains cas, prévenu des maladies du corps ? Cette idée de médecine préventive a été évoquée. Renan voyait dans l'interdit de manger de la viande de porc une prévention de parasitoses ; trichine ou cysticerque (dont les larves peuvent se déposer aux yeux et au cerveau et provoquer troubles oculaires et épilepsie) et les tænias que cette viande peut contenir. Existait-il une sorte de prescience des maladies transmises par les animaux ? Peut- être, car il y a dans ces proscriptions prudentes l'idée d'éviter une contamination possible en les consommant ou par un simple contact et d'être ainsi touché par ce que

---

[43]Id p 73.

la médecine antique nommera les "miasmes". Cependant, le choix des animaux "permis" à la consommation en appelle beaucoup à l'imaginaire. Ainsi, consommer de la viande d'animaux ayant le sabot fendu et qui ruminent est permis. Le Lévitique dresse un catalogue énigmatique des animaux mangeables ou à proscrire : des oiseaux jusqu'aux insectes et aux *"bestioles qui pullulent sur la terre"*. Parmi ces animaux interdits : le lièvre, mais son contact n'est pas anodin car il peut transmettre la tularémie[44]. En ce qui concerne *« les bestioles qui vivent dans l'eau et n'ont ni nageoires ni écailles"*, la proscription se comprend car certaines parasitoses sont transmises par les crustacés d'eau douce comme la bilharziose ou la distomatose pulmonaire[45].

Y-a-t-il eu dans certains interdits alimentaires un acte de prévention ? Sans doute, mais cette prévention reposait-elle sur des constatations concrètes ou bien était-elle l'effet bénéfique d'une action religieuse, préventive sans le savoir ? Encore une fois, les textes médicaux manquent pour le préciser. Une survivance de la métempsychose peut éclairer les sources de ces interdits. Selon cette croyance, manger l'animal revient à l'absorber en totalité : corps et âme (la fameuse transmigration des âmes) et s'emplir de ses qualités et ses vices. Ainsi, faire ripaille de corbeaux ou des vautours pourrait conduire l'être humain à devenir charognard ! Et consommer du serpent, serait accueillir en soi une part du serpent diabolique, se muer en cet être rusé qui a provoqué la chute de l'homme et son renvoi du paradis terrestre. La purification de la femme accouchée ne laisse aucun doute quant à la nature religieuse du rite. On chercherait bien en vain une quelconque intention de médecine préventive. *« Si une femme enceinte accouche d'un garçon, elle est impure pendant sept jours, aussi longtemps que lors de son indisposition menstruelle. Le huitième jour on circoncit le prépuce de l'enfant, ensuite pendant trente-trois jours, elle attend la purification de son sang ; elle ne touche aucune chose sainte et ne se rend pas au sanctuaire jusqu'à ce que s'achève son temps de purification. Si elle accouche d'une fille, pendant deux semaines elle est impure, comme dans le cas de "l'indisposition" ; ensuite pendant soixante-six jours, elle attend la purification de son sang, etc. »*

---

[44]Infection bactérienne par contact du lièvre se manifestant par des lésions cutanées, une conjonctivite purulente, une atteinte pulmonaire.
[45]Parasitose transmise par des crustacés d'eau douce.

La purification de la femme après l'accouchement est, par quelque mystère, deux fois plus longue pour une fille que pour un garçon. Quant au rituel concernant les menstruations, aucun souci de médecine préventive ne peut l'expliquer. Les relations sexuelles sont proscrites durant l'écoulement menstruel ainsi qu'une semaine après l'arrêt de l'écoulement. Pendant cette période, la femme est impure et l'homme ne peut ni la toucher, ni même se coucher dans le même lit près d'elle ou s'asseoir sur une chaise sur laquelle elle a été assise. La transgression de l'interdit des relations conjugales durant les menstruations (loi de Niddah) expose à de graves peines, jusqu'à la sentence de mort. Quant à la pratique de la circoncision, la prévention du phimosis et des infections génitales ne peut être reconnue comme seule explication. Cet acte qui se pratiquait en Égypte à l'âge pubère et prépubère visait à faciliter l'acte sexuel et préparer à un mariage heureux et fécond. Chez les Hébreux, ce rite religieux au rôle identitaire profond a lieu peu après la naissance. Il perpétue l'alliance de Yahvé et d'Abraham (Genèse 16 17). Yahvé a mis Abraham à l'épreuve en lui demandant de sacrifier son fils Isaac (Genèse22) puis, sûr de sa fidélité, il a retenu son bras. Un bélier sera tué à la place de ce fils unique. L'ablation du prépuce, ce petit morceau de chair est le symbole de cette offrande au divin. Au-delà du religieux, l'histoire d'Abraham est profondément humaine car elle dit qu'aucun dieu ne peut exiger d'un père qu'il tue son enfant ou qu'un être humain tue un autre être humain et que le dieu qui l'exigerait ne serait plus digne de l'être.

La médecine hébraïque est ancrée dans les croyances et les rites. Ainsi, la vue du serpent d'airain que Moïse dresse sur une hampe, suivant la recommandation de Yahvé, doit guérir ceux que les "serpents brûlants" avaient mordus. Ces serpents que Yahvé lui-même avait envoyés afin de discipliner la troupe en marche sur le chemin de l'exode, lasse de fatigue, de faim et de soif. Qu'il s'agisse de l'anatomie, de la réflexion ou de l'observation, la médecine de l'ancien testament est bien moins avancée que les médecines mésopotamienne, égyptienne et à fortiori que la médecine hippocratique ou arabe. Yahvé est l'auteur tout puissant de la guérison. La maladie et la souffrance ont une valeur rédemptrice. Jeûnes et pénitences, lamentations collectives en cas d'épidémies ou individuelles, incantations constituent les cérémonies de guérison-rédemption[46]. Lorsque Job parle de

[46]"Sauve-moi" implore Jérémie, c'est à dire : "guéris mon corps et sauve mon âme du péché."

"faiseurs de plâtres trompeurs" et de *"médecins de rien"*, critique- t-il les charlatans ou les médecins en général ? L'empreinte divine est telle, que parfois, il est reproché au patient, surtout en cas d'échec, d'avoir fait appel au rebouteux plutôt qu'à dieu ! La médecine décriée par les Zélotes peinera à être reconnue, mais Yahvé n'est pas à l'abri de toute critique, surtout dans le domaine médical ! Certaines prescriptions du soignant pouvaient créer chez le patient le doute. Utiliser la bile de cygne diluée dans la bière pour guérir les morsures de serpent ou les macérations de diaphragme canin contre la rage ou encore introduire une puce dans l'uretère pour combattre la rétention d'urine… ne pouvait que lui mettre la puce à l'oreille ! Battant sa coulpe de s'en être remis à la science douteuse d'un petit docteur, il pouvait revenir vers Yahvé. Il pouvait aussi douter que *"l'ail plaise au corps, le réchauffe, fasse briller le visage, augmente le fluide séminal et tue le ver solitaire*[47]*"* Souvent, l'utilisation des préparations liait le magique et le divin : comme l'histoire de ce petit garçon qui accompagné d'un ange et de son chien capture un gros poisson. L'ange lui conseille d'enlever le fiel, le cœur, le foie et de les utiliser comme remède et de manger le reste. L'enfant pose à l'ange la rationnelle question du principe actif : « *Mon frère quel remède y a-t-il dans le cœur et le foie du poisson et dans son fiel ?* » L'ange lui répondit : « *Le cœur et le foie du poisson, tu en fais monter la fumée devant l'homme ou la femme qu'attaque un démon ou un esprit mauvais. Quant au fiel, tu en enduis les yeux de celui qui a des leucomes, tu souffles sur les leucomes et ils guérissent* » (Tobit 6 4 8)

Les Prophètes, farouches défenseurs de la loi mosaïque ont peu de crédit auprès des rois sauf à de brèves périodes (sous Ezéchias avec Isaïe, sous Josias avec Jérémie) et auprès du peuple. Auprès des rois, car le pouvoir religieux et le pouvoir royal ne peuvent coexister sans conflits. Il est possible au prophète de faire tonner plus fort la parole de Yahvé pour avoir l'avantage sur le roi. Les prophètes leur étant de peu de secours dans les situations purement médicales, les Hébreux n'hésitent pas à recourir aux soins des médecins babyloniens ou égyptiens lorsque cela s'avère nécessaire car la divine providence n'est pas infaillible.

---

[47]Sendrail p 80.

Il est souvent cité ces mots de l'Ecclésiaste : *« Rends au médecin les honneurs qui lui sont dus, car lui aussi c'est le seigneur qui l'a créé... La science du médecin (il est ici question de science) élève sa tête et il est admiré en présence des grands... Le seigneur fait produire à la terre ses médicaments et l'homme sensé ne les dédaigne pas ».* Le Siracide, cet autre nom de l'Ecclésiaste, livre de Jésus Ben Sira, daterait de 190 av. J.-C. Il suit de trois siècles les textes d'Hippocrate. Il en a un petit air de modernité, très précieux dans un contexte canonique d'intransigeance et de vision obscurément religieuse du mal. Son auteur a voyagé et accueilli les valeurs de la philosophie stoïcienne. Entre conseil et réflexion platonicienne, le Siracide aborde l'essentiel de l'existence de l'homme, comme être soi et être avec autrui. Il traite de la patience et de la maîtrise de soi, de la sagesse et de la droiture, de l'humilité, de la pudeur, du don, du respect : *« Ne ris jamais de l'homme qui est dans l'amertume ».* Il parle d'orgueil, de sagesse, d'amitié et conseille de se méfier des apparences, ainsi : *« Il y a l'ami compagnon de table qui ne restera pas au jour de ta détresse ».*

Le texte est empli d'humanisme évoquant Cicéron, Sénèque et ses lettres à Lucilius, Épictète et ses maximes. Mais, parlant des femmes, les propos prennent une autre tournure *: « Ne t'assieds pas au milieu des femmes, car des vêtements sort la teigne et d'une femme une méchanceté de femme. Mieux vaut la méchanceté d'un homme que la bonté d'une femme ; une femme couvre de honte et expose à l'insulte »* (Siracide 42 12 14) ou bien : *« ... Il n'est pire venin que venin de serpent ni colère pire qu'une colère de femme. J'aimerais mieux habiter avec un lion ou un dragon que d'habiter avec une femme mauvaise... cœur abattu, visage renfrogné et plaie du cœur, voilà l'œuvre d'une femme méchante. Mains inertes et genoux paralysés, voilà l'œuvre de celle qui ne rend pas heureux son mari. La femme est à l'origine du péché et c'est à cause d'elle que tous nous mourrons »* (Siracide 25 15 24). Cette misogynie se nourrit peut-être du livre de la Genèse et d'Eve succombant à la tentation. Plus profondément et de façon universelle, l'inconscient des hommes est marqué de la crainte du sexe féminin, angoissant, menaçant qui dans certains mythes est dévorateur. En dehors de l'image sociale négative de la femme, la hargne misogyne du prophète peut laisser supposer qu'il a vécu des amours malheureuses ! Le Siracide tente de concilier la science et la foi. La curiosité anatomique évolue et les médecins prescripteurs de plantes et de régimes auront plus tard recours à la dissection des corps humains et animaux. Sous le règne de Cléopâtre (69 à 30 av. J.-C.), Rabbi Ismaël ben Elisha y recourt et afin de déterminer la part de la semence paternelle et maternelle qui interviennent dans la genèse de l'enfant, il examine les fœtus venant des matrices de prostituées. En dehors des apports de la médecine grecque, les connaissances médicales s'appuient surtout sur la pathologie animale car les talmudistes pour écarter les viandes déclarées impropres à la consommation, inspectent les viscères des animaux abattus à la recherche d'éventuelles lésions[48].

La Mishna, l'un des traités composant le Talmud parle d'une épidémie qui n'est sans doute pas la peste. Il y est question non du nombre de morts mais de leur pourcentage dans la population, ce qui est un critère beaucoup plus fiable de sa gravité. Afin de lutter contre la maladie, il recommande de fuir ou de s'enfermer. Cette histoire montre une intuition de l'infectiologie et de la contagiosité. L'image du Dieu guérisseur suprême et du petit soignant humain juste digne de tenir la chandelle s'est écornée ! Concilier la science médicale et la foi marque un progrès, comme l'assouplissement des dogmes et des lois. Cette évolution était une nécessité, la loi étant inflexible, même pour la banale inobservance d'un rite. Rappelons-nous Myriam, la sœur de Moïse qui devint "lépreuse" pour s'être élevée contre le privilège échu à son frère de parler seul à Yahvé (nombres 12-9). L'identification de la maladie à la punition du péché a longtemps persisté dans l'histoire d'Israël. Parce que David a dénombré contre sa volonté les tribus d'Israël, Yahvé veut le punir. Il donne au roi le choix entre trois calamités : trois ans de famine, trois mois de défaites militaires ou trois jours de peste. Le roi peu soucieux du petit peuple choisit la peste et 70.000 victimes périssent (Chron. I, 21, 1-14). Ce déterminisme implacable de la maladie et de la faute persistera sous une autre forme : ainsi, Luc (13) prédit aux Hébreux qui ne se convertissent pas, le même sort que les Galiléens massacrés par Pilate. Parfois il ne s'agit pas de l'expiation de l'offense faite à Dieu mais d'une sorte d'acte de justice divine, comme dans la fin d'Antiochus Épiphane : *« Il avait dit en effet dans son orgueil : "Je ferai de Jérusalem la fosse commune des juifs quand j'y serai arrivé". Mais le Seigneur qui voit tout, le Dieu d'Israël, le frappa d'une plaie incurable et invisible. À peine avait-il achevé sa phrase qu'une douleur*

[48]Sendrail p 78-79

d'entrailles sans remède et une colique aiguë le saisirent, ce qui n'était que justice puisqu'il avait torturé les entrailles d'autres hommes par des tourments nombreux et inédits » (Macchabées 9- 5 6)

La foi et la science ont-elles pu se concilier et penser qu'elles n'ont rien à craindre l'une de l'autre ? Au fil du temps, la Torah s'adoucit et la foi et la science parviennent peu à peu à trouver leur domaine, à coexister sans trop de querelles de pouvoir. Mais, la religion, à sa manière, avait ménagé une place à la médecine. *« Quiconque sauve une vie sauve l'humanité entière »* dit le Talmud et ce souci de la vie qu'il faut préserver est la raison d'être de la médecine. Dans le même esprit, les écritures ne glorifient pas la douleur, ne lui accordent pas une valeur rédemptrice ; elle est à soigner, le médecin hébreu utilise comme antalgique, la mandragore. Afin de sauvegarder la vie, certains principes tiennent de la médecine préventive : se laver les mains quand on manipule un cadavre (Nombres 19 : 11-19), isoler les personnes infectées (Lévitique 13 : 45-46) ou enfouir les excréments à l'extérieur du campement (Deutéronome :23 : 12- 13). Ces précautions permettent de prévenir la contagion, une contagion pressentie car la notion d'infection est encore lointaine.

Les règles de la Thora venant du Sinaï s'effacent devant la santé : lorsque le malade a besoin pour guérir de manger du porc ou de la viande mélangée avec du lait, cela lui est permis[49]. Le cas de la circoncision est l'exemple d'une situation où la santé et la vie temporelle priment la règle religieuse. Les rabbins chargés de cet acte rituel avaient observé la survenue d'hémorragies parfois mortelles lors de la circoncision et noté que cet accident survenait dans certaines lignées. Un risque sérieux dans les antécédents familiaux (il fallait deux frères aînés décédés tout de même !) dispensait de ce rite. Les talmudistes avaient clairement identifié l'hémophilie, ce trouble de la coagulation sanguine, transmis génétiquement par les mères et touchant seulement les garçons qui consiste en une incapacité de produire le facteur de coagulation anti-hémophilique A ou B. La maladie se traduit par des hémorragies muqueuses, viscérales, articulaires et musculaires ; hémorragies parfois gravissimes que provoque un traumatisme même mineur, lors de premiers pas de l'enfant par exemple. La circoncision qui s'effectuait

[49]Fabrice Lorin *Douleur, médecine et judaïsme* texte internet 65

rituellement quelques jours après la naissance de l'enfant était la première situation qui révélait dramatiquement cette pathologie. *« Il y a des familles à sang fluide, non coagulable et des familles à sang épais coagulable »* dit la Gemara[50]. Le sens de l'observation est ici digne des hippocratiques ! Les docteurs talmudistes assouplissent peu à peu sans les désavouer les règles de la Thora, surtout lorsque la vie pratique le réclame. Mais le souci de la vie ne gouverne pas tout, il est plus l'exception que la règle. À l'évidence, ce souci est absent de l'acte de lapidation ! Le pécheur était tué à coups de pierres en dehors de la tribu, exécution implacable, expiatoire de certaines fautes : le culte d'autres dieux, l'incitation à l'idolâtrie, le blasphème, l'adultère, la prostitution, la désobéissance aux parents et des actes plus graves comme l'homicide.

La religion messianique s'oppose à ce châtiment comme il apparaît dans l'histoire de la femme adultère que raconte Saint Jean. Un groupe de scribes, ces spécialistes de la Torah, et de Pharisiens rigoristes se préparant à châtier une femme adultère, demandent au Christ ce que lui ferait, sachant que selon la loi de Moïse, cette situation exige la lapidation. Le piège est tendu : ou le Christ se prononce pour la lapidation et donnant raison à Moïse, il se déjuge ; ou alors, il se prononce contre et bafouant la loi mosaïque, il blasphème ! Le Christ qui a perçu le bruit de leurs "gros sabots" leur répond : « *Que celui qui n'a jamais péché lui jette la première pierre.* » Cette réplique est pleine d'humanité, car elle invite l'accusateur à regarder en lui et non à se poser comme l'incarnation de la pureté. Et, dit l'Écriture : *« Les hommes se retirèrent l'un après l'autre, à commencer par les plus âgés »* (Saint Jean 8). Les plus âgés, ceux qui sans doute avaient le plus commis l'adultère. Les Évangiles évoquent l'attention miséricordieuse du Christ et sa préoccupation de la santé des hommes. Dans ces textes, les références aux maladies sont nombreuses et, qu'il s'agisse de soin ou de prière, le messie n'assimile jamais la maladie à la sanction méritée d'un péché. La maladie a acquis une tout autre signification : l'expiation d'une faute passée et souvent imaginaire n'a plus lieu d'être, seule importe la vie qui vient. Cette vie qu'ignorent sans doute encore ceux qui viennent à lui : les paralytiques, hydropiques, estropiés, aveugles, lépreux, possédés du démon et peu lui importe si les rencontres ont lieu lors du Sabbat. Ces actes thérapeutiques ont deux aspects : l'un physique,

---

[50]Sendrail p 80

touchant à l'effectivité d'une guérison corporelle que l'on jugera différemment selon que "l'on croit au ciel ou qu'on n'y croit pas" et l'autre, psychique car "lève-toi et marche" que le Christ adresse au paralytique peut être lu comme une incitation à redresser la tête, à prendre confiance dans son humanité, dans sa dignité, sa valeur. Nous pouvons supposer que les êtres touchés dans leur corps ou leur esprit étaient exclus, que le peu d'estime qu'ils se portaient, se doublait du peu d'estime que leur portait autrui. Le Nouveau Testament ne lie plus la maladie à la faute ; la charité guidera désormais l'action de la chrétienté et de ses institutions dans l'accueil et le soin des malades. Quel contraste avec le monde romain ! *« C'est avec l'expansion de l'Église que débute l'histoire des hôpitaux. La Rome des premiers Césars, des Flaviens ou des Antonins, parmi tant d'insignes édifices, n'en aurait su montrer aucun qui fût destiné à recueillir les détresses impécunieuses. On pouvait appartenir à l'une des plus glorieuses civilisations du passé et n'avoir d'autre ressource que d'agoniser aux carrefours. Les maux des pauvres restaient sans remède »* écrit M. Sendrail.[51]

4 – La médecine en Inde

L'histoire de l'Inde ancienne est incertaine, énigmatique, complexe, à la mesure des mouvements des ethnies et de leurs liens au fil des siècles. De plus, ce que nous en savons à partir des recherches et des thèses qui en découlent, est parfois discordant. La civilisation de la vallée de l'Indus ou harappéenne (du nom de la ville antique d'Harappée) est née vers 7000 av. J.-C., elle se serait épanouie de 2 600 à 1 900 av. J.-C., puis, au-delà, aurait mystérieusement décliné. Le développement de l'industrie, du commerce, de la navigation, de l'urbanisme et une écriture riche de 400 signes témoignent de cet épanouissement. Cette civilisation subit l'invasion aryenne vers 1.500 av. J.-C. alors, sa population nomade de langue indo-européenne s'établit près de la vallée du fleuve Indus. Ce peuple guerrier à la peau claire colonise les ethnies à peau sombre (dravidiens et moundas) sociables et pacifiques, pour y instaurer son monde. Ces aryens conquérants seraient les fondateurs de la civilisation védique. Cette invasion aryenne est cependant loin d'être prouvée. Elle semble plutôt la thèse de Max Muller, indianiste anglo-allemand, catholique fervent, employé de la... "Compagnie des Indes",

[51]M. Sendrail op cité *Le bon Berger* p136

entreprise de colonisation britannique du continent indien ! Les Indo-européens, les blancs du nord auraient colonisé les noirs du sud, leur apportant la culture et la civilisation. De cette histoire aurait germé l'idée d'une Inde qui serait, comme par tradition, une terre d'invasion. Il n'y a pas si longtemps, en Europe, le mythe de la supériorité aryenne a trouvé dans cette histoire ses racines et ébranlé le monde de sa folie sanguinaire.

En fait, la culture védique et sanskrite ne serait pas, contrairement à ce qui a été affirmé, d'origine indo-européenne car la civilisation de l'Indus a une culture prévédique et la langue harappéenne serait déjà une langue indo-européenne. Plus qu'une "invasion" aryenne, il s'agirait plutôt d'une migration, d'une pénétration en termes de langue et de civilisation. Quant à la disparition de la civilisation de l'Indus, elle semble liée à des changements climatiques fréquents dans cette région, à l'assèchement des fleuves, aux tremblements de terre, aux épidémies, plus qu'à une conquête destructrice. La civilisation védique, quelles que soient ses origines : harappéenne ou aryenne et sans doute l'une et l'autre, s'étend de 1 700 av. J.-C. jusqu'à 650 ans avant notre ère. *Brahma* le dieu créateur gouverne le panthéon védique aidé en cela de trois autres grands dieux : *Indra*, le dieu de la foudre et de la guerre, *Agni*, le dieu du ciel et *Surya* dieu du soleil. Panthéon masculin, constitué de dieux dont le caractère principal n'est pas la douceur. L'Inde est une mosaïque vivante de civilisations. L'heureux mélange des populations et des cultures, ainsi que l'influence de l'enseignement des Brahmanes parviennent à créer un refus de la violence et instaurent une société où la sagesse, la tolérance et la conciliation sont effectives.

L'Hindouisme, le Bouddhisme puis le Jaïnisme remplacent tour à tour le culte védique. Les sacrifices sanglants d'hommes ou d'animaux ne sont plus pratiqués et les divinités, sans en être frustrées, pourront se satisfaire d'offrandes de végétaux, de céréales ou d'huile. Dans la société archaïque indienne, les hommes honorent le soleil et la lune. La lune est féminine, elle est la compagne du soleil et mère de la vie et de l'univers. Ainsi, avec elle, le Panthéon s'est féminisé, il tend vers l'amour et le désir, symbolisés par Shiva, le phallus. Douze principes souverains régissent la vie des hommes et le monde des dieux. Ces principes inscrivent l'avancée des esprits dans une forme d'humanisme et le déclin du culte de la toute-puissance. L'amitié, l'honneur, le partage, le soutien, la chance, le destin, le courage, la connaissance, l'industrie, le progrès, la magie (ou pouvoir vivifiant de mots) ; ces principes, l'homme doit les découvrir afin de se préparer à la renaissance spirituelle.

Indra le roi des dieux de la période védique n'est plus le dieu du plus fort et Agni, le frère d'Indra est un modèle de droiture, il accueille le fidèle hindou qui arrive au ciel et fait briller les choses, il donne l'intelligence, la force, la santé, la beauté. Le statut des divinités ne leur est jamais acquis car, très favorables et placées sur un piédestal, elles peuvent perdre leur aura, se dégrader dans l'esprit des fidèles, devenir négatives et être assimilées aux mauvais esprits. Mais l'homme aussi peut déchoir, lui surtout, car la migration des âmes n'est jamais assurée : si la renaissance spirituelle permet de revivre de corps humain en corps humain, son absence expose le pauvre mortel à habiter des formes animales ou végétales les plus variées. Ne pas accéder à la renaissance n'est pas le prix de fautes graves, la nonchalance, l'indifférence suffisent car les principes souverains sont des formes d'impératifs catégoriques.

La littérature médicale de l'Inde est considérable, sa médecine nous est connue par les Védas, ces textes révélés aux sages indiens et transmis de brahmane en brahmane vers le milieu du deuxième millénaire[52]. L'***Atharvaveda*** contient nombre d'incantations et d'exorcismes, de conjurations de maladies prononcées par les Açvins lors des cures[53].

Le texte mentionne certaines pathologies : maladies avec amaigrissement et dépérissement, ulcères et infections purulentes, mutilations spontanées pouvant correspondre à la lèpre, maladies de peau bourgeonnante, ictères, adénopathies et les fièvres telles qu'elles seront observées chez les Grecs : *"la quarte, la non quarte, la continue et l'automnale, la fièvre froide, chaude, estivale, celle de la saison des pluies"*. Les fièvres périodiques appellent les conjurations à Agni, dieu du feu et à Takman dieu du froid. Le symptôme, la fièvre surtout, est identifié à la maladie même. Les textes parlent de la toux, des maux de tête, du mal de rein, de la douleur d'oreille (sous un terme générique désignant la "lance" ce qui traduit bien la douleur de l'otite), des

[52]On peut se référer à Guy Mazars *Souffrance et maladie dans le monde indien* dans *Histoire culturelle de la maladie* M. Sendrail op cité
[53]Cf H. Ey op cité p 96

écoulements que provoquent les affections digestives ou urinaires, des hémiplégies. Parmi les maladies de peau, celles se manifestant par des taches blanches ont pu faire suspecter la lèpre. Le prurit était-il lié à la gale ? Mais les dermatoses prurigineuses sont très nombreuses. Les indices cliniques sont si peu précis que tout diagnostic rétrospectif est hasardeux. Henri Ey a clairement défini l'esprit de cette médecine en la qualifiant "d'antémédecine magique et sacerdotale". Elle repose sur une mantique du fait pathologique : un système symbolique qui fait correspondre au cosmos et à ses souffles, les parties du corps.

La maladie provient d'une faute, son origine est sacrée. Elle est la punition des divinités offensées car *Agni* provoque la fièvre et *Rudra*, dieu du vent et des tempêtes, peut par ses flèches infliger de grandes douleurs. Mais les divinités peuvent être protectrices : *Agni*, le feu sacré est aussi le principe de la vie et le protecteur des malades, *Soma* est la liqueur de la vie, *Rudra*, la divinité bienveillante aux nombreux remèdes, quant à *Dhanvantari*, le médecin des dieux, il est celui qui révéla aux humains la médecine. La maladie est la punition des divinités offensées ou l'effet des démons ou le maléfice des sorciers. Manquer aux devoirs religieux ou transgresser un interdit déclenchent le châtiment divin. Généralement, il suffit d'avoir enfreint le *"rita"* qui est l'ordre du monde (spirituel et cosmique) car transgresser cet ordre provoque le désordre de l'organisme. Parfois ce n'est pas le coupable du désordre que la maladie punit : les démons peuvent aussi tuer l'embryon et provoquer l'avortement.

Cependant, les dieux, les démons et les sorciers qui peuvent infliger la maladie, peuvent aussi la guérir : « *celui qui a fait, qu'il défasse, c'est lui le meilleur médecin* » dit l'Atharvaveda, et certains démons sont protecteurs. Dans les religions de l'Inde : hindouisme, bouddhisme, jaïnisme ; chaque acte coupable entraîne le malheur et la souffrance. Telle est la loi du « *karman* ». Selon elle, la vie humaine n'est que le maillon d'une chaîne de vies, d'actions, de mérites ou de démérites et la qualité des actes passés détermine l'incarnation que l'âme subira. Le karman dit que les actes, ainsi que les pensées et les désirs accumulés lors de chaque existence laissent dans le psychisme des traces qui déterminent les tendances de chaque individu. Ainsi le meurtrier porte en lui la trace de son crime et cette trace détermine une nouvelle incarnation qui peut le conduire à commettre un meurtre ou en être la victime. Certains écrits lient non seulement les actes mais aussi les sentiments éprouvés à leurs conséquences. Ainsi, à l'auteur d'un crime est promise une vie brève, mais cette brièveté est aussi promise à celui qui approuve ce geste ou en fait l'éloge. La loi vétilleuse cherche la faute dans les plus petits recoins de la conscience. À l'inverse, ne pas attenter à la vie, libérer des hommes ou des animaux qui vont être tués conduit à une longue existence. Qui se rend coupable de colère, de rancune, de mensonge, qui dit du mal de ses parents, des religieux ou se moque des êtres disgracieux est lui-même menacé de disgrâce physique dans une vie future. Le mauvais passé détermine la vie qui vient dans un organisme nouveau et parfois, l'être est puni par où il a péché. Le mensonge conduit à des maladies de la bouche, à des maux de dents, de gorge et à une mauvaise haleine. Mais le destin sait ne pas être implacable, les fautes ne sont pas gravées dans le marbre car l'être peut s'amender, changer son existence et par des techniques comme le yoga, parvenir à supprimer les "constructions subconscientes" et infléchir en bien les migrations de l'âme.

Le poids de la religion, le pouvoir absolu qu'elle accorde aux forces de l'esprit a étouffé dans l'œuf l'idée d'une pathologie qui se rapporterait à la nature. Pourquoi penser du corps qu'il puisse donner quelque explication à la question du mal ou plutôt de la maladie, lui l'enveloppe frêle et temporelle d'une âme "transmigrante" au parfum d'éternité ? Cependant, cette prégnance du religieux n'exclut pas un fond de médecine rationnelle. L'attention portée aux influences climatiques, à la présence de vers parasites comme causes de maladies, la notion d'affection congénitale ou liée au "terrain" et la place importante accordée au traitement des fractures, blessures, morsures et piqûres d'animaux venimeux attestent que la médecine védique, pour éthérée qu'elle semble, gardait quelques pieds sur terre ! L'***Ayurveda*** est une doctrine médicale qui se développe en Inde aux septième ou huitième siècles précédant l'ère chrétienne. C'est un abrégé de la médecine, une sorte de complément à l'Atharvavéda. Il contient deux principaux ouvrages : le samhitâ de Charaka et l'ayurvéda de Sushruta.

Charaka et Sushruta ne sont pas les créateurs d'une conception médicale nouvelle mais les relecteurs, les héritiers de textes remaniés au fil du temps. Dans les théories plus anciennes, les maladies avaient deux origines : les unes exogènes, comprenant les accidents, blessures, piqûres et les autres, endogènes, résultant d'un déséquilibre des "dhâtu" c'est-à-dire des éléments qui constituent la matière du corps et qui l'animent. Ces éléments, ceux-là mêmes qui constituent l'univers : la terre, l'eau, le feu, le vent et le vide vont, en se combinant, former les substances de l'organisme : le chyle, le sang, la chair, la graisse, les os, la moelle et le sperme. Parmi les éléments, trois agissent directement dans le corps : le vent sous forme du souffle vital (prâna), le feu sous forme de bile (pitta) et l'eau sous forme d'une matière commune à toutes les sérosités et sécrétions corporelles : la pituite (çleshman). L'activité de ces humeurs est le moteur de la vie à laquelle un quatrième principe : le sang, est nécessaire.

Ces éléments vont animer les fonctions vitales.

Ainsi, le *vent* se subdivise en : un "souffle de devant" responsable de la respiration et de la déglutition, un "souffle vers le haut" de la phonation, un "souffle concentré" qui attisant le feu corporel assure la digestion, un "souffle diffusé" qui assure la circulation des liquides dans les différents canaux du corps, permet les mouvements et conduit les sensations vers le cœur considéré comme le siège de l'esprit, enfin un "souffle vers le bas" responsable de l'expulsion des matières comme l'accouchement.

Le *feu* a lui aussi diverses fonctions : le "feu cuiseur" cuit les aliments et assure la chaleur, le "feu colorant" rougit le chyle et le transforme en sang, le "feu réalisateur" est responsable de tous les désirs. La *pituite* siège surtout dans l'estomac, elle assure la cohésion des éléments. Dans la gorge par exemple elle permet de différencier les saveurs et dans la tête, elle facilite les facultés sensorielles. L'Ayurveda expose une théorie de l'action de trois éléments qui sont les *doshas* : le *vata* (vent de la nature), le *pitta* (le feu), le *kapha* (l'eau). Leur altération est à l'origine des nombreux maux que déterminent leurs multiples combinaisons pathogènes, combinaisons qui varient selon la nature, le nombre et le degré d'excitation des éléments perturbés. Ces perturbations sont attribuées à l'alimentation, au climat, à l'habitat justifiant l'importance accordée à l'hygiène et à la prévention.

Car le corps s'entretient par les aliments, la digestion produit le chyle qui par le foie et la rate crée le sang d'où vient la chair. Les doshas peuvent affecter les autres constituants organiques, ainsi, parvenu au sang, le "vent" excité peut provoquer des ulcères. La bile excitée échauffe le sang et provoque des hémorragies. L'action conjuguée du vent et de la bile sur le sang cause une inflammation des pieds. Les actions et interactions de ces éléments et leur "corruption" à l'origine des maladies tient beaucoup de l'humorisme hippocratique. D'ailleurs note Henri Ey[54] la médecine grecque après les conquêtes d'Alexandre (IVe siècle av. J.-C.) a manifestement exercé son influence sur la médecine hindoue. La nosologie ayurvédique est un foisonnement d'affections classées selon leur origine supposée (et affirmée avec certitude), leur siège ou la nature des symptômes selon l'origine : ainsi, l'action du vent serait la cause des affections neurologiques, paralysies, convulsions, troubles de la sensibilité; selon la localisation : les maladies de peau, de la bouche et des yeux, selon la nature : les fièvres recouvrant des pathologies très diverses dont le point commun est le symptôme d'hyperthermie.

La psychiatrie n'est pas oubliée. L'étiologie des maladies mentales se réfère à deux propriétés de l'esprit *rajas* (la passion) et *tamas* (l'obscurité). Si rajas est à l'origine des désirs et des passions et si dominent en lui fierté, logorrhée, colère ; en tamas est la crainte et la tristesse. L'accentuation de ces tendances dit le texte est à l'origine de maladies mentales.[55].

Ces descriptions peuvent évoquer la manie et la mélancolie, la folie à double forme, la psychose maniaco-dépressive des psychiatres du XIXe siècle devenue "bipolarité". De plus, nous pouvons retrouver cette différence fondamentale en psychiatrie entre le caractère (ou la constitution) et la maladie proprement dite.

Le ***Sucruta*** offre une classification des plus détaillées et distingue trois grands groupes d'affections : les maladies endogènes forment le premier groupe. Elles comprennent les maladies héréditaires ou supposées telles (dans lesquelles sont classées la lèpre et les hémorroïdes) ; congénitales comme la cécité, la surdité, les monstruosités liées au dérangement du chyle ou *"à une faute de la femme enceinte"* ou encore, les maladies provoquées par les doshas qui peuvent être physiques ou mentales.

54H. Ey p 208.

55Guy Mazars *Souffrance et maladie dans le monde indien* op cité 285.

Les maladies exogènes essentiellement liées aux traumatismes constituent le deuxième groupe. Au dernier groupe appartiennent les maladies qui résultent du climat ou proviennent de la vieillesse ainsi que les affections ayant une origine surnaturelle. Une autre classification se réfère aux substances que la maladie semble toucher : le chyle, la chair, la graisse, les os, la moelle[56]. Ces profusions d'affections (le sucruta dénombre 76 variétés de maladies des yeux) et la détermination assurée de leurs causes contrastent avec une connaissance balbutiante de l'anatomie et de la physiologie. Mais il est bon de souligner que la médecine s'est écartée des causes divines et s'attache, à travers l'observation et les classifications, aux causes matérielles. Ceci n'exclut pas la pratique d'incantations, sauf peut-être en chirurgie où prime la technique : traitement de la cataracte, rhinoplastie, laparotomie, opération de la pierre. Le sucruta expose aussi des notions de gynécologie et obstétrique[57].

La conception de la circulation sanguine est très vague : les veines irriguent le corps, des troncs vers les rameaux, comme dans les systèmes d'irrigation. Artères, veines, nerfs tendons sont confondus dans le même terme de "*dhamani*". La pharmacopée n'est pas avare car la médecine indienne pense que la nature généreuse, pour chaque symptôme, possède un remède. Le Sucruta en mentionne 700, surtout des plantes auxquelles s'ajoutent minéraux et pierres précieuses, ainsi que le beurre clarifié, composant de nombreuses préparations.

5 – Asclépios et la médecine magique en Grèce

En Grèce, une médecine sacerdotale, magique a précédé la médecine hippocratique, elle lui a été longtemps contemporaine. Le corps n'intervient que symboliquement, magiquement, dans cette pratique surnaturelle qui ne peut être prise pour un début de la médecine hippocratique. Cette pratique sacerdotale est associée au nom d'Asclépios qui deviendra Esculape chez les romains. Lucien Jerphagnon dans son passionnant ouvrage[58] relève que le nom d'Asclépios a dans la langue grecque, la même étymologie que le mot taupe. Ne nous en étonnons pas car les peuples anciens de la Grèce craignaient

[56]G. Mazars id p 286.
[57]Ey p 210.
[58]Lucien Jerphagnon *Au bonheur des sages* Ed D.D.B 2004.

et vénéraient les puissances de la terre (divinités chtoniennes) et les animaux qui y vivaient : le serpent, le lézard et surtout la taupe. Ces animaux étaient des sortes d'intermédiaires entre les divinités de la terre et les humains. Ainsi attribuait-on aux animaux en les enveloppant de mystère, une âme "intellective" ! La taupe, ce petit animal capable de creuser ingénieusement les galeries souterraines ressemble à… la médecine qui chemine petit à petit, le nez sur le concret, à travers l'obscur et l'inconnu, dans la compréhension des maladies ! Si l'étymologie a pu être discutée, la filiation n'est pas sans valeur. Mais pour un grand dieu, l'ascendance ne pouvait rester aussi humble. Asclépios est né du dieu Apollon et d'une "mortelle". Son père le confie au centaure Chiron qui lui enseigne la pharmacie, la médecine et la chirurgie. Le succès thérapeutique d'Asclépios est tel que Hadès le dieu des enfers craignant que son lot quotidien de morts s'amenuise, s'en plaint à Zeus. Celui-ci, d'un "coup de foudre", limite les pouvoirs du dieu médecin.

Ceci ne gêne guère la prospérité des asclépiades, ces sanctuaires prestigieux d'Epidaure et de Pergame et des multiples temples où la pratique essaime. Au deuxième siècle de notre ère, il y avait encore trois cents asklépéiades en activité et Galien lui-même ne sera pas insensible à la médecine d'Asclépios. Ces lieux où l'on soigne toutes sortes de maux sont autant des centres de cure que des temples, car la médecine et la religion y sont très liées. Dans cette médecine, la religion occupe une place presque exclusive : confronté aux épidémies dévastatrices et devant son impuissance à les combattre, l'homme y a recours ; face à la maladie, il doit croire et espérer. La variété des inscriptions votives donne une idée des diverses maladies qui y sont traitées : cécités, paralysies, stérilité, ulcères, abcès, maux de tête, épilepsie, lithiase, infections, goutte, etc. Il y est mentionné le cas de femmes aux grossesses interminables (3 et 5 ans, grossesses nerveuses sans doute !) venues accoucher. L'hystérie est ancienne. Parfois il s'agit du traitement plus simple d'un ver solitaire ou d'un mal de gorge soigné par un clystère au miel. Il se pratique également des formes de "téléconsultations" avant l'heure par transmission de pensée.

Le dieu est d'un avis précieux surtout lorsqu'il préconise d'éviter une cautérisation douloureuse pour une blessure qui guérira spontanément ! D'abord ne pas nuire, principe hippocratique : le dieu de bon conseil s'opposera aux traitements inappropriés et veillera à éviter la iatrogénie, la maladie que peut provoquer un acte médical. Autour du temple, dans les portiques ouverts, les malades s'étendent pour la nuit dans l'attente du rêve libérateur. Le dieu médecin est assisté de deux déesses : Iaso et Panacée. La cure nécessite une "prémédication : jeûne et abstinence, y compris pour l'alcool. Viennent les prières dans les chapelles vouées au culte d'Apollon puis les offrandes selon la richesse du curiste et enfin, dans l'accompagnement d'animaux sacrés, chiens et serpents du dieu : le sommeil et le rêve. Ceci n'exclut pas les remèdes : diète, laxatifs, vomitifs, lavements, saignées que ne dédaigneraient pas les prescriptions hippocratiques. Les traitements peuvent être drastiques et les escalades thérapeutiques fréquentes, en fonction des échecs ou des résistances, comme s'il fallait "souffrir pour guérir" ! Les ex-voto exposés ne sont pas des observations médicales mais de simples témoignages. Partant d'eux, il est difficile de reconnaître les maladies et de chiffrer les guérisons, d'autant que les déçus du traitement ne témoignent guère.

Le dieu peut soigner mais il peut aussi donner la maladie comme ce fut le cas pour Hermon de Thasos. Bien que le dieu l'ait guéri, il ne paya pas ses honoraires ! Alors, le dieu le rendit aveugle à nouveau puis le guérit. Nous pouvons penser que pour le traitement de la rechute, les honoraires furent réglés "rubis sur l'ongle". Le cas d'Ambroisie d'Athènes interroge sérieusement sur les gestes purement médicaux. Elle est aveugle d'un œil, mais incrédule et ironique face aux traitements du sanctuaire, elle se moque. Le dieu la visite mais avant tout soin, lui réclame à titre de salaire une truie en argent pour "commémorer sa sottise" ! "Après ces mots, il incise l'œil malade et y verse un remède. Quand le jour vint, elle s'en alla guérie[59]".

Le traitement comporte le sommeil lors duquel viennent les rêves salvateurs. L'hypothèse d'un sommeil provoqué par des plantes psycho-actives, hypnotiques ou anesthésiques, favorisant les gestes chirurgicaux est plausible. La question demeure de ce qui dans les cures tient du geste médical et ce qui relève du religieux. Le fond miraculeux de cette médecine a suscité la critique et l'ironie des philosophes. *« Peu de patients doivent la vie à Esculape plutôt qu'à Hippocrate ! »* écrira Cicéron. Le monde chrétien, on peut le deviner, ne reconnaît pas ces miracles païens alors que l'intercession

---

[59]J. Jouanna "*Hippocrate*" op cité p 282, ce cas évoque le traitement d'une cataracte. Cette maladie était due pour Hippocrate à la chute d'une humeur du cerveau vers les yeux, littéralement, une cataracte.

des saints : Étienne, Côme et Damien, Gervais et Protais ne lui soulève pas l'ombre d'un doute. À ces "antémédecines" comme les nomme Henri Ey, il manque l'observation du corps, l'examen clinique et la recherche des signes pathologiques qui permettent seuls d'identifier la maladie et la soigner comme un phénomène naturel. Accéder à cette médecine concrète exigeait une remise en cause profonde du pouvoir des dieux dans la genèse des maladies et dans le fonctionnement de cette nature à laquelle l'homme appartient et qui le constitue.

Chapitre 3

La religion mise en doute

Afin que les sciences voient le jour, chacun doit trouver son monde : aux dieux et à la religion, la croyance aux esprits ; à la nature et à la raison, le monde vivant et temporel[60]. La religion grecque n'est pas monothéiste : elle est habitée de nombreux dieux et déesses. Comme tous les dieux, les hommes les ont fabriqués à leur image. Dieux anthropomorphiques, ils ont de l'homme tous les défauts : l'orgueil, la jalousie, la colère. Cronos châtre son père Ouranos sur la demande de sa mère Gaïa qui lui a procuré l'arme du forfait. Zeus (qui n'est pas le premier venu) ne brille pas par sa fidélité. Héra est jalouse. Cronos (toujours lui !) n'hésitera pas à dévorer ses enfants mais ils lui resteront en travers de la gorge, etc. Chaque dieu possède son champ d'action : Apollon est le dieu des poètes, Aphrodite la déesse de l'amour et de la beauté, Poséidon gouverne la mer et Hadès les enfers. Les divinités ne sont pas épargnées par les destins tragiques, elles se rapprochent ainsi des hommes qui y voient leur reflet. Les dieux sont multiples et dans l'esprit grec, le monde a créé les dieux et non l'inverse. Les cultes rendus aux divinités sont publics mais se déroulent aussi en famille. Avec ces êtres si proches et familiers, on peut supposer une forme de dialogue. Car les dieux habitent le même monde que les hommes, ils ne surplombent pas le monde des humains et l'homme grec est au sens propre "dans le monde". Pour lui, dit J.P Vernant, "voir c'est savoir, voir c'est vivre".

L'homme est une partie du monde : il est un microcosme qui ressemble au macrocosme de l'univers. Le domaine des dieux et le monde des humains ne s'opposent pas, il y a ni théologie ni orthodoxie, ni texte sacré, ni dogme. Les dieux appartiennent au quotidien, on en parle au théâtre. Ce qui n'empêche pas qu'ils soient respectés, ce qui est la moindre des choses pour une divinité.

---

[60]Cf G.E.R Llyod *Origines et développement de la science grecque* Champs Flammarion 1990 ch. 1 La critique de la magie et l'enquête sur la nature p 25 à 61.

Les Grecs peuvent critiquer les dieux, bien plus que les Sémites. Chez les Sémites, les forces de la nature sont des manifestations des divinités. Il y a donc pour eux, une différence entre la puissance divine qui agit et les forces qui en résultent. La divinité est comme une transcendance qui, à l'arrière-plan, tirerait les ficelles et dont il est difficile de dire du mal ! Chez les Grecs cependant, il y a une identification des divinités et des forces. Le rationnel affleure le mythe et comme ce mythe peut se convertir en réalité, on peut donc toujours lui demander raison ![61]Mais les dieux ne se réduisent pas au monde agité et solennel de l'Olympe. En dehors d'eux, l'ancienne Grèce a une véritable religion : le culte de Dionysos ou de Bacchus. Par le vin et l'ivresse euphorique, l'homme se rapproche du divin, bien avant la dive bouteille de Rabelais ! Bacchus est un dieu originaire de Thrace que les habitants, peuples d'agriculteurs, vénèrent. Ce culte agraire dédié à Bacchus est bien moins sophistiqué que celui de l'Olympe et, rappelle Russell : « *les dieux d'Homère sont ceux d'une aristocratie ambitieuse et non pas les divinités fécondantes de ceux qui travaillent la terre* »[62]. Découvrant l'art de produire de la bière puis du vin, le peuple trouve divine l'ivresse et redouble alors d'admiration pour son dieu. L'ivresse euphorisante et libératrice, ce don divin devient "l'enthousiasme", étymologiquement, le dieu qui pénètre son disciple et ne fait qu'un avec lui. Dans ce culte, la femme n'est pas oubliée, bien au contraire. « *De respectables matrones et des jeunes filles par larges groupes passaient des nuits entières sur les collines, dénudées, s'adonnant à la danse, aux mouvements extatiques, à l'exaltation due peut-être à l'alcool, mais en grande partie mystique. Ces pratiques n'avaient pas l'approbation des maris mais ceux-ci n'osaient pas s'opposer à des rites religieux. La beauté et la sauvagerie de ces cultes ont été représentées dans les Bacchantes d'Euripide* » écrit Russell[63].

Culte rustique ? Peut-être. "Féministe" avant l'heure ? Sans doute. Enthousiasme, impulsion, passion et soif de vivre s'alliaient d'ailleurs sans que l'alcool n'y soit nécessaire. Tel était le remède libérateur, un culte joyeux, loin d'une triste et austère religion.

---

[61]Sendrail *Des champs de Troie aux portiques d'Epidaure* op cité p 87
[62]B. Russell *Histoire de la philosophie occidentale* Tome I p 34 Ed Les Belles Lettres
[63]Id p 38

Dans le monde de l'Olympe ou de Bacchus, le monothéisme du dieu tout puissant est loin. Lointaine cette figure divine au nom de laquelle l'implacable inquisiteur, immolera sur ses bûchers d'innocentes malades mentales suspectées de forniquer avec le diable. Lointaine cette religion dont parlait Voltaire dans son Traité sur l'intolérance. Ces dieux imparfaits et proches de nous ne peuvent être au-dessus de tout soupçon, alors, les critiquer est possible et souhaitable. Ainsi l'esprit peut-il s'affranchir et observer le monde. Observer le monde et saisir les questions qu'il nous pose. En Grèce, la philosophie ne croit pas aux théogonies, à ces histoires de création de la terre et de l'univers par les dieux. D'ailleurs, les dieux ne sont pas d'ingénieux créateurs et encore moins des modèles :« *Homère et Hésiode ont attribué aux dieux tout ce qui est sujet de honte et de blâme chez les hommes : voler, commettre l'adultère et se tromper les uns les autres* » écrit Xénophane. Quant à la ressemblance des hommes à leurs dieux, il en montre le caractère artificiel, grotesque : « *Les Éthiopiens disent que leurs dieux à eux ont le nez épaté et la peau noire, les Thraces disent que les leurs ont les yeux bleus et les cheveux roux* » et généralisant plus encore « *Si les bœufs, les chevaux, les lions avaient des mains et pouvaient dessiner et produire des œuvres d'art comme les hommes, ils dessineraient les formes des dieux pareilles aux chevaux, les bœufs pareilles aux bœufs et ils feraient leur corps tel que celui de chacun d'eux* ». À cette ressemblance grotesque de la créature à la divinité, Xénophane préfère l'idée d'un dieu qui serait Esprit divin.

Héraclite montre l'absurdité des purifications rituelles accomplies après un meurtre et les prières que l'on adresse aux statues : « *Ils se purifient en vain par le sang lorsqu'ils sont souillés par le sang, comme si un homme ayant marché dans la boue se lavait dans la boue : quiconque le verrait agir ainsi le prendrait pour un fou. Et ils adressent des prières aux statues, comme quelqu'un qui parlerait avec des maisons, ne sachant pas du tout ce que sont les dieux et les héros* ». De telles critiques nous montrent que la logique et l'humour ne sont pas incompatibles[64] !

---

[64]Ce que Voltaire illustre. Sur l'hypocrisie de la confession, du pardon des péchés et de la purification qui en émane, rappelons ce passage de son dictionnaire philosophique : « Louis XI, la Brainvilliers se confessaient dès qu'ils avaient commis un grand crime et se confessaient souvent, comme les gourmands prennent médecine pour avoir plus d'appétit ». Voltaire "Dictionnaire philosophique" Folio Classique Gallimard p. 208

Selon Démocrite, l'homme croit aux dieux car il les pense responsables des phénomènes naturels alors que ces dieux ne sont pas des puissances mais des images qui lui apparaissent. La foudre par exemple ne peut être raisonnablement attribuée aux dieux et les philosophes milésiens chercheront aux phénomènes de la nature des explications naturelles. Prodicos de Céos voit dans la croyance religieuse un sentiment de gratitude que les hommes portent aux dieux pour les biens que la vie leur donne et qui leur sont utiles. Les dieux n'ont-ils pas donné aux hommes le soleil, la lune, les fleuves, les sources et aussi le pain, adoré comme Déméter, le vin comme Dionysos, l'eau comme Poséidon. Nous sommes là bien proches… de la divine providence. Pour Critias, les hommes ont inventé les dieux afin de faire respecter les bonnes mœurs. La crainte des dieux fait peur aux méchants car le "daimôn" immortel entend et voit tout. Fort de ce regard, il peut infléchir en bien ou en mal le destin de l'humble mortel. Le "daimôn" est le gendarme sacré, le punisseur implacable prêt à user de la matraque, mais, plus que ce gardien de la paix (car il ne faut pas trop embêter les dieux) avec son sifflet, il est le "sur moi" ou l'artisan imaginé de la morale de contrainte dont parlera Bergson vingt-cinq siècles plus tard.

Chercher dans la nature ce qui la constitue, en comprendre les changements, dépasser les explications mythiques des phénomènes naturels, qu'ils touchent les corps célestes ou le corps humain, est une véritable mutation. Ainsi, Thalès imagine la terre soutenue par l'eau et pense que les tremblements de terre se produisent lorsqu'elle est ébranlée par l'agitation des eaux. Explication toute naturelle, opposée à l'idée que Poséidon dieu de la mer y soit pour quelque chose. Les dieux sont beaucoup trop affairés à leur félicité pour se consacrer aux affaires humaines et à la matière, diront à peu près les atomistes philosophes et physiciens, Épicure et Lucrèce.

Aux dieux, leur domaine, aux hommes le leur ! Le partage n'est pas simple car la pensée rationnelle et la pensée magique ont toujours coexisté cahin-caha dans l'esprit humain. Alors, ne soyons pas surpris qu'en Grèce, la raison n'ait pas, par... un coup de baguette magique supplanté la magie. Éternité de la pensée magique : dans l'Antiquité, au Moyen Âge et à la Renaissance, les astronomes sont aussi astrologues : Ptolémée, Albert le Grand, Galilée, Kepler. Ces esprits savent faire la part des choses et ne menacent en rien la civilisation chrétienne. Mais qui sait ?

Le concile de Tolède de 447 bannit la pratique de l'astrologie car les religieux craignent que les astres fassent une concurrence déloyale au Dieu unique, maître tout puissant du monde et des hommes. La religion catholique sera impitoyable pour la science et les hommes qui l'incarnent. Elle jugera comme un crime de lèse divinité ce qui peut mettre en doute ses dogmes. Oubliant Thomas d'Aquin ("*l'argument d'autorité est de tous le plus inepte*"), elle menace, frappe, exige du chercheur qu'il renie ses idées, l'interdit d'enseigner. La peine peut être la prison ou comme Giordano Bruno, le bûcher.

Dans le domaine médical, la médecine hippocratique et la médecine des temples auront coexisté respectueusement. Et l'opposition n'est pas infructueuse car si la magie fait obstacle à la pratique rationnelle, en même temps elle la suscite, ne serait-ce que par ses insuffisances. Coexistence, car Hippocrate ne s'est pas saisi du jour au lendemain de la succession d'Asclépios comme le jeune médecin à la science neuve délogerait le vieux docteur aux pratiques surannées. Si Hippocrate critique les mages et les charlatans, il est respectueux du divin, respectueux des croyances de ses patients. Il s'oppose surtout aux devins et aux charlatans dans les griffes desquels il ne fait pas bon tomber. Entre la médecine des temples et la médecine hippocratique, il existe une filiation intellectuelle et familiale.

En définitive, que la médecine, la science et la philosophie aient pu se rencontrer aura permis de remettre la religion à sa juste place. D'ailleurs, dans la Grèce antique, les médecins étaient souvent philosophes et les philosophes souvent médecins, ainsi, Alcméon, Empédocle, Diogène d'Appolonie. Il a existé avant Hippocrate une pratique médicale dont l'esprit n'était pas religieux.

– ***Alcméon*** (vers 500 av. J.-C.). L'École médicale de Crotone à laquelle appartient Alcméon se rattache à l'école philosophique des Pythagoriciens et non à la médecine sacerdotale des asclépiades. Auteur d'un "Traité de la nature", Alcméon appuie ses travaux sur la dissection des animaux. Son interprétation naturaliste de la maladie serait la plus ancienne de l'histoire de la médecine. Selon lui, différentes qualités habitent l'être humain : le chaud et le froid, le sec et l'humide, l'amer et le doux. Ces éléments doivent être en équilibre, en harmonie (nous retrouvons l'harmonie pythagoricienne) et de même qu'il y a un canon, une harmonie en musique, il y a une harmonie dans le fonctionnement corporel. Lorsque l'homme est soumis à des températures trop chaudes ou trop froides, à une surabondance ou une carence alimentaire, un effort excessif ou à une violence exercée par des facteurs extérieurs ; alors, la prédominance d'un des éléments corporels survient et provoque l'état morbide. La maladie provient de la domination d'une qualité aux dépens des autres. La maladie est la rupture d'un nécessaire équilibre et les soins doivent s'évertuer de rétablir les équilibres antérieurs. Cette conception de la maladie, très proche d'Hippocrate, est à mille lieues de l'effet d'une colère divine ou de la conscience du péché. L'idée d'un équilibre physiologique à maintenir ou rétablir préfigure la notion moderne d'homéostasie.[65] S'intéressant au rôle des veines et des artères, Alcméon donne l'ébauche d'une théorie de la circulation. Il explique le sommeil par un retrait du sang des veines et le réveil par un afflux de sang dans les artères, le retrait total de sang provoquant la mort.

Alcméon étudie le cerveau, il serait le premier à l'avoir fait. Il l'identifie comme le siège des perceptions sensorielles et de la pensée. Il repère la trompe d'Eustache et précise la propagation des ondes sonores à travers l'oreille moyenne. Il assimile la transmission des images visuelles à des particules ignées (vénérables aïeux des neuromédiateurs !). Ces multiples sensations convergent par le canal des nerfs vers le cerveau où réside l'âme qui, comme l'a enseigné Pythagore, participe de l'immortalité dévolue aux astres et aux autres corps célestes. Ce regard visionnaire veut vérifier les correspondances entre le microcosme de l'organisme humain et le macrocosme de l'univers[66]. Nous comprenons alors que H. Ey parle de son "Traité de la nature" comme du "*premier document de la science anatomo-physiologique médicale*". Le cerveau tel qu'il le pense est au centre de la vie, il reçoit les sensations, élabore les messages et permet les liens de l'homme et du monde établissant le caractère psychosomatique de la nature humaine[67].

---

[65] L'homéostasie est l'autorégulation du milieu interne de l'organisme. L'organisme met en œuvre les moyens de maintenir et de rétablir l'équilibre des éléments vitaux comme la glycémie, la tension artérielle, la température corporelle, le rythme cardiaque. Ces moyens sont neurologiques et hormonaux. Cette autorégulation nous est connue grâce aux travaux de Claude Bernard.

[66] Sendrail p 97

[67] Henri Ey "*Histoire de la médecine*" op cité p 220

Alcméon n'admet pas la séparation artificielle et mythique du corps et de l'esprit. Séparation infondée, comme si le corps pouvait être malade mais que la maladie ne pouvait en aucun cas toucher l'esprit dont les tourments auraient leur source dans l'action des dieux. Un esprit "chasse gardée" du divin ! Conception archaïque car l'homme serait tantôt un corps sans esprit et tantôt un esprit sans corps ; il y aurait pour lui de quoi perdre la tête ! En établissant ce lien du corps et de l'esprit, Alcméon préfigure les perspectives de la neurologie et de la psychiatrie et sa conception réaliste et novatrice de l'être humain nous ouvre à la modernité.

– ***Philolaus***, autre médecin pythagoricien est l'auteur d'un traité sur la nature. Il y décrit les quatre organes principaux de l'être humain : le cœur, le cerveau, l'ombilic et les parties génitales. Au cœur appartient l'âme sensible ; au cerveau, l'intelligence ; à l'ombilic, l'enracinement ; aux parties génitales enfin, la germination, c'est-à-dire l'émission de la semence et la génération. Le cerveau est le principe de l'homme. Le cœur est le principe de l'animal. Le nombril le principe du végétal. Quant aux parties génitales, elles sont le principe de toute chose. La plante a la capacité de se reproduire, l'animal possède en plus la locomotion et la sensation et chez l'homme, la raison couronne ces principes. Cette échelle des organismes, cette filiation du vivant et la question de ce qui spécifie chaque monde (végétal, animal, humain) et les espèces qui les composent, demeurent des thèmes scientifiques et des sujets de recherche moderne[68]. Pour ces pythagoriciens de l'école médicale de Crotone, la pensée n'est pas sérieuse que par les chiffres, elle l'est aussi par le corps !

– ***Empédocle*** (504 Av. J.-C.) dont nous reparlerons a écrit un poème sur la nature et un texte intitulé "discours médical". Il a découvert le labyrinthe de l'oreille qu'il pense être l'organe essentiel de l'audition. Il explique la différence des sexes par la prédominance du froid ou du chaud chez les parents et la ressemblance des enfants à l'un ou l'autre de leurs parents par la plus grande quantité de fluide séminal apporté par l'un et l'autre.

– ***Diogène d'Apollonie*** attribue à l'air un grand rôle dans le fonctionnement du corps. Il décrit la distribution des veines : deux d'entre

---

[68]On parle des frontières entre le végétal et l'animal et de l'intelligence animale au-delà des comportements réflexes : Ésope et La Fontaine plus modernes que Descartes sur ce thème ?

elles, des plus grosses, appartiennent au cœur, passent par le cou et vont jusqu'à la tête. Il connaît les ventricules et place dans le ventricule gauche le principe directeur de l'âme. Diogène d'Apollonie a sans doute une certaine notion de ce que sont les artères car il appelle ce ventricule "artériaque". L'air selon lui est chez l'homme, comme pour Anaximène, la cause de l'intelligence, c'est à dire de la vie consciente. Mais il précise que l'air est aussi nécessaire à la vie de tous les animaux, même des poissons, ce que la biologie n'a jamais démenti[69].

– ***Anaxagore*** parlant de la grossesse, affirme dogmatiquement que le fœtus mâle est toujours du côté droit et le fœtus femelle du côté gauche. Anaxagore considère la bile comme cause des maladies aiguës car lorsqu'elle est en excès, elle se jette sur le poumon, les veines et les plèvres. L'humorisme est déjà très présent : l'auteur distingue la bile jaune et la bile noire, bile noire dont le rôle dans la folie est déjà cité par Aristophane. Chez les uns et les autres, nous sommes loin d'une explication surnaturelle des troubles mentaux.

– ***Démocrite*** est un contemporain d'Hippocrate, lequel l'aurait soigné de sa folie. Cette folie était un rire permanent. Démocrite s'intéresse à l'anatomie, la physiologie, la diététique, les maladies convulsives. Il reconnaît vaguement les pulsations artérielles. Il écrit sur la nature de l'homme, les tumeurs, les pestes et les maladies pestilentielles, le pronostic, la diète, l'éléphantiasis. Démocrite explique les grandes épidémies par la destruction des corps célestes et la chute des atomes qui la composent et qui sont des éléments ennemis de la nature humaine. Démocrite écologiste avant l'heure ? L'actualité vérifie les liens de l'altération de l'atmosphère et de ses liens avec la santé.

Alcméon, Empédocle, Diogène d'Apollonie ont une conception de la médecine dépendante des organes et de leurs fonctions, à mille lieues des sphères divines. Cette médecine attentive à la réalité du corps a sans doute inspiré d'autres sciences par l'exigence de l'observation et la nécessité de trouver ce qui est vrai. Les philosophes présocratiques cultiveront cet intérêt pour la science, la biologie et la médecine.

---

[69]L'air ou plutôt l'oxygène. Les poissons extraient l'oxygène de l'eau grâce à leurs branchies alors que les cétacés, mammifères marins, ont un appareil respiratoire et tirent leur oxygène de l'air.

Chapitre 4

Philosophie présocratique

La médecine hippocratique naît et se développe dans un contexte d'histoire et de culture d'une grande richesse. Ce contexte est le siècle de Périclès, stratège et homme d'état ayant vécu de 495 à 429 av. J.-C. Élève d'Anaxagore, de Zénon d'Élée et proche de Protagoras (pour qui l'homme est mesure de toute chose), le souverain a été instruit d'une philosophie sceptique, critique des dogmes. « *Socrate fit descendre la philosophie du ciel sur la terre* » écrira Cicéron car les philosophes qui ont précédé Socrate auront surtout cherché à connaître la nature et le cosmos. Ils sont physiciens et philosophes : dans ce temps, on ne différenciait guère les uns des autres. Pour l'heure, la philosophie reste donc au ciel. Le terme de "miracle grec" revient souvent pour qualifier cette mutation d'un esprit qui se tourne vers la nature. Miracle, prise de conscience, éclosion de ce que le monde antérieur avait mûri ? Ce "miracle" garde beaucoup de son mystère.

La rationalité est aussi vieille que l'homme et ne naît pas subitement au siècle de Périclès. Elle est très présente dans les réalisations de la préhistoire : la métallurgie et la confection des alliages (3 000 ans av. J.C), la poterie et l'utilisation du tour (3 250 ans av. J.C), l'irrigation, la domestication des animaux, la cuisson et la conservation des aliments. Cette rationalité pratique, fruit de l'expérience procédant par essais et erreurs, par intuition, était à sa manière une sorte de science subtile, transmise, inscrite dans les pratiques.

La raison était née bien avant le siècle de Périclès et les philosophes ioniens des cités grecques d'Asie Mineure, penchés sur son berceau, ne l'ont pas créée de toutes pièces. L'esprit s'est révélé à lui-même en avançant dans ses recherches ; mais à l'enquête sur la nature de la philosophie grecque douée d'intelligence, d'observation et de raisonnement, manquait encore l'expérimentation.

Dans quelle mesure la physique a-t-elle touché le concret et jusqu'où n'a-t-elle été que la transposition laïcisée du système de représentation que le religieux avait établi ? Il est difficile de répondre à cette question mais cette transposition laïcisée marque sans doute déjà un pas vers la raison[70].

Dans l'univers des théogonies tel que le décrit Homère (Iliade XV), les dieux ont leurs attributions, leurs actions dans la nature. Zeus a le ciel éthéré (le feu), Hadès l'ombre brumeuse (l'air), Poséidon la mer et Gaïa la terre où vivent et meurent les hommes. Cette mise en ordre du monde, nous la retrouvons chez Hésiode. Dans la cosmogonie d'Hésiode, il y a à l'origine le chaos, gouffre gigantesque, sorte de gueule ouverte. Ainsi, la lumière et le jour succèdent à la nuit dans laquelle ils pénètrent, illuminant l'espace entre la terre (Gaïa) et le ciel (Ouranos). L'émergence du monde se poursuit avec l'apparition de Pontos, le "flot", ce fils époux de Gaïa, personnification mâle de la mer.

Les théogonies sont des mondes physiques (le feu, l'air, la mer, la terre) que les divinités animent. Cet univers n'est pas fondamentalement différent dans la forme de celui que décrit la philosophie physique des ioniens mais dans le fond, la raison comme principe organisateur chez les ioniens en chasse l'explication divine. Cette ressemblance entre les deux conceptions vient de ce que, dans les esprits physiciens, la théogonie laissait des traces.

Un lien entre le "miracle grec" et le développement technique est difficile à établir. Si dans le domaine des découvertes techniques, la Grèce n'aura pas été particulièrement novatrice, on peut toutefois imaginer qu'une proximité de l'esprit avec la technique et la mécanique ait pu aider l'esprit dans ses recherches sur la nature et la mécanique célestes. L'influence du fonctionnement de la société est plus évidente. Les philosophes participent à la vie politique : « *la liberté avec laquelle les philosophes milésiens mettaient en question les idées plus anciennes et se critiquaient les uns les autres peut être rapprochée de l'esprit dans lequel les citoyens des Cités-Etats naissantes discutaient de la meilleure forme de constitution politique.* » écrit Geoffrey E.R Llyod qui compare les préoccupations de Thalès à celles de Solon[71]. En dehors des sciences et des sphères célestes, Thalès travaille à la politique. Solon, poète et législateur soutient dans l'ordre social, le principe de Metron,

---

[70]Sur l'avènement du rationalisme dans la pensée grecque cf. *Les origines de la pensée grecque* J.P Vernant P.U.F Quadrige 2013.

[71]Llyod *Une histoire de la science grecque* op cité p 29

de juste mesure, cher au philosophe. Thalès comme Solon participent à la vie politique et s'attachent à établir la citoyenneté. La science et la politique se rejoignent sur deux principes : ne pas en appeler à quelque autorité surnaturelle pour soutenir leurs propres idées et accepter les principes de libre discussion et d'accès public à l'information, là peut se fonder le jugement des idées. Les transformations qui surviennent entre le VIIe et le VIe siècle av. J.-C. dans les sociétés grecques, dans les domaines du droit ou de l'économie et les échanges qui en découlent, permettent l'évolution de l'individu. Quant à la philosophie et ses questions propres, sa réflexion, pour peu qu'on y soit attentif, ne peut que faire vivre la société.

Le siècle de Périclès a épanoui l'esprit. Lorsqu'un pouvoir politique permet de douter des dogmes, depuis la nuit des temps jusqu'aux siècles futurs, là est sans doute le miracle ! Qu'il y ait eu du miraculeux au siècle de Périclès ne signifie pas que ce temps ait été un Éden de paix, car les conflits n'ont pas manqué contre les Perses et Sparte. Périclès a sans doute été belliqueux, autoritaire et peut-être, pour reprendre un terme moderne, "populiste" mais il est difficile d'imaginer les dictateurs sanglants de notre histoire contemporaine, supporter sans en assassiner l'auteur, la satire et les critiques d'un Aristophane ! La pratique de la discussion et de la critique concerne les idées très générales, abstraites mais aussi des thèmes très concrets. Les questions sur l'origine du monde, sa composition, son mouvement et l'origine des hommes traduisent des préoccupations matérielles, physiques, biologiques, adressées à la nature alors que la mythologie est encore très présente dans les esprits.

Dans leur explication du monde, les cosmogonies vont remplacer les théogonies. Les philosophes milésiens réfutent l'intervention divine dans le domaine de la météorologie ou de l'astronomie. L'École de Milet explique par la nature les phénomènes jusque-là attribués au surnaturel, au divin. Zeus, dit la théogonie, provoque la foudre, Poséidon les tremblements de terre et Atlas porte la terre sur ses épaules. Mais, Anaximandre explique la foudre par le vent, l'éclair par les nuages lorsqu'ils se fendent en deux et Thalès, les tremblements de terre par un ébranlement de la terre sur l'eau sur laquelle elle flotte.

Ces recherches reposent sur une observation qui se développe et les techniques d'argumentations qui s'enrichissent, viennent suppléer une expérimentation encore naissante. Ceci est un progrès car *"les philosophes présocratiques étaient souvent fortement dogmatiques et présentaient leurs théories non comme des essais d'explications ou des hypothèses provisoires mais comme la solution définitive des problèmes*" écrit Llyod[72]. Pour ébranler la croyance inébranlable, la raison doit unir les ressources de l'observation, de l'expérimentation, de l'argumentation. La médecine utilisera cette voie, elle cherchera les causes naturelles des maladies et démentira l'action pathogène ou thérapeutique des dieux. Les philosophes milésiens : Thalès, Anaximandre ou Anaximène sont convaincus que les phénomènes de la nature obéissent à des lois. Cette idée que des lois puissent "gouverner" la nature ouvre l'esprit aux grandes questions scientifiques.

Chez les Milésiens, la cause matérielle des choses seule importe : les réalités premières sont les substances matérielles. Les Pythagoriciens, par contre, font émaner les choses des nombres bien plus que de l'eau, de l'air ou d'autres substances. Ces explications des Milésiens ou des Pythagoriciens peuvent, à un regard sommaire, sembler brèves et naïves ; nous préférons y voir les aurores d'une physique, d'une chimie, d'une biologie. Ces thèses éveillent l'esprit à la nature et aux lois qui l'ordonnent. *"Rien ne se produit par hasard mais tout se produit pour une raison et par nécessité"* dira Leucippe. La nature des substances fondamentales que les philosophes nomment la terre, l'eau, le feu ou l'air, ne recouvrent sans doute pas les mêmes réalités que celles que nous connaissons. D'ailleurs, Llyod précise que certains termes traduits par "matière", "substance", "attribut" et "élément" ne s'introduiront en philosophie qu'au VIe siècle.

1 – Thalès

Nous sommes peu renseignés sur l'histoire de Thalès (né vers 650 av. J.-C.), de sa réalité et de sa légende. Thalès est astronome, géomètre, philosophe. La légende l'a fait chuter dans un puits alors qu'il regardait le ciel mais ne précise pas qu'il en soit sorti avec une part de vérité, et pourtant !

---

[72]Lloyd *Une histoire de la science grecque* op cité p 27

Thalès est l'initiateur d'une conception de la matière et de la constitution du cosmos à partir d'une substance. La matière a pour lui un fond permanent et une partie en devenir. Le mérite de Thalès dit Aristote est la découverte d'un *"principe originel de la génération de tout le reste et à qui tout revient par la corruption"*. La matière est donc vivante, susceptible de changements et de créations. La substance originaire et primordiale de la nature à partir de laquelle tout se crée est l'eau[73], il s'agit pour Thalès d'une hypothèse scientifique, non d'une croyance. A-t-il puisé cette idée au mythe d'Okéanos, le fleuve céleste, fils d'Ouranos le ciel et de Gaïa la terre, fleuve fécondant la terre et père de toute chose vivante ? Mais cette idée a dû avoir chez Thalès des sources plus concrètes car il devait constater combien l'eau est essentielle...à la vie des plantes et pour cela, une grande science n'était pas nécessaire ! Il n'ignorait sans doute pas non plus la rupture de la poche des eaux et l'écoulement du liquide amniotique annonçant l'accouchement imminent. Il pouvait, en bonne logique, déduire que l'eau est l'élément de la croissance de l'enfant dans le ventre de sa mère. Lorsqu'il évoque une matière primitive animée et pleine de dieux et qu'il déduit cette animation de l'attraction exercée par un aimant ou de l'ambre frottée, Thalès ne dit pas que la nature grouille de divinités mais que "l'âme" de la matière est faite de forces physiques. Il y a une vie dans la matière, des forces naturelles qui ne lui sont pas des éléments extérieurs.

Pour Thalès, l'origine des choses est la grande question. Comment et quand, à partir de l'élément primitif se forment les substances ? Son idée d'une transformation de la matière est au centre de la science : de la chimie et de ses réactions, de la biologie et la genèse des organismes vivants. Le corps humain est une matière animée de toute part, dans ses organes, son système nerveux et cette animation est la vie même. Thalès nous laisse entrevoir un monde complexe, immense.

2 – Anaximandre

Anaximandre qui a vécu six siècles av. J.-C. est un penseur curieux de la nature sous ses diverses formes. Les corps célestes sont, selon lui, des anneaux de feu, invisibles car environnés de brouillard. Ces anneaux, au

[73]Rappelons que l'eau constitue soixante pour cent du corps humain !

nombre de trois ont des dimensions variables : pour le soleil, l'anneau a 27 fois le diamètre de la terre ; pour la lune, 19 fois ; pour les étoiles, 9 fois ; quant à la terre, elle est un cylindre à sommet plat, immobile au centre des anneaux[74].

Anaximandre est le premier astronome grec à donner de l'univers un modèle mécanique et animé. Il pense, pour reprendre le mot de Llyod, que le cosmos pousse comme un être vivant, à partir d'une graine. Comme la graine qui d'apparence homogène donne naissance à des parties différentes : feuilles, fruits, racines, écorces, etc ; le cosmos produit des éléments très divers dans leur forme et leur fonction.

Nous ne pouvons qu'être sensibles à l'attention qu'il porte à la biologie et à l'origine des animaux et de l'homme. Loin des mythologies, Anaximandre soutient une explication concrète : les êtres vivants ont été engendrés dit-il *"dans l'humidité sous l'action du soleil."* La notion d'élément originel, de substance primitive le conduit tout naturellement à réfléchir aux transformations qu'elle subit pour parvenir aux diverses substances qui nous sont familières. Sont-elles de nouvelles substances ou des modifications qualitatives de la substance originaire ? Le principe premier est "l'illimité" (l'*apeiron*), substance éternelle, matière subtile qui enveloppe la terre et la mer de toute part et les féconde. Tout ce qui existe tient son être de ce principe illimité et chaque chose devra lui rendre, à l'heure que fixe le destin, la vie qu'il lui avait prêtée afin que cette vie puisse passer à des êtres nouveaux. Constitution et destruction : tel est le mouvement des choses :"Rien ne se perd, rien ne se crée, tout se transforme" écrira des siècles plus tard Lavoisier. Cette substance primitive est complexe. Elle ne peut être l'eau ni aucun autre élément car les éléments sont en opposition, donc, si l'un était à l'origine de tout, il empêcherait les autres d'apparaître. L'air est froid, l'eau est humide, le feu est chaud alors *"si l'un était infini, les autres auraient cessé d'exister depuis longtemps"*. Critique rationnelle imparable !

La pensée d'Anaximandre est évolutionniste, moderne, darwinienne à sa manière. Car l'homme selon lui n'est pas sorti tout créé comme par magie du chapeau divin mais est apparu au sein d'une autre espèce animale, une espèce de poisson. D'ailleurs les premiers animaux se sont formés dans l'eau et d'eux

---

[74]Llyod *Une histoire de la science grecque* p 32

sont sortis peu à peu, au fil de l'évolution, les espèces supérieures.[75]Anaximandre devait connaître l'existence de poissons vivipares, par exemple, de certains requins qui vivent le temps de la gestation dans le ventre de la mère, nourris par le cordon ombilical, comme les petits humains dans l'utérus maternel. Concernant l'importance de l'humide, il ne pouvait lui non plus ignorer l'existence du liquide amniotique, milieu aquatique et premier élément de la vie de l'enfant. Quant à la question de l'évolution, elle n'a cessé de passionner les biologistes. Max de Ceccaty par exemple voyait dans l'amphioxus, notre lointain ancêtre . Il est vrai que l'air de famille que nous entretenons avec ce petit animal marin est suffisamment frappant pour avoir retenu l'attention des chercheurs[76]. L'évolution créatrice, le mouvement éternel à l'origine des mondes, l'infini mouvant nous rapprochent de la pensée de Bergson.

3 – Anaximène

Anaximène étudie lui aussi les conditions du changement d'une substance primordiale. Selon lui, cette substance est l'air. Il explique physiquement le passage d'une substance à une autre par le phénomène de condensation. Ainsi l'air se condense pour former de l'eau et l'eau se condense pour former de la glace. Le phénomène inverse de "raréfaction" explique le passage de l'air à l'eau et de l'eau à la glace. Cette explication des transformations de la substance primordiale en une multiplicité de substances dérivées fait ses premiers pas. La chimie gardera précieusement ces notions de condensation (la concentration) ou de raréfaction (la dilution). La causalité physique est un enchaînement d'évènements : chacun entraîne le suivant comme sa conséquence. Ainsi, l'enchaînement des condensations conduit de l'eau à la terre et de la terre à la pierre. Primordial et universel, l'air est aussi le souffle, le "*pneuma*" que nécessite la vie de tous les êtres, même les poissons dit Diogène d'Apollonie. Et pourtant, on pourrait penser, car ils y vivent, que l'eau serait leur élément primordial.

---

[75]Les organismes unicellulaires, l'amibe par exemple, vivent dans les eaux douces ou salées. Leurs traits permettent selon Max de Ceccaty de reconstituer le portrait-robot de l'ancêtre du règne animal tout entier.

[76]Chez cet animal marin de quelques centimètres, le tube neural est doté d'une vésicule céphalique, annonce d'une progressive céphalisation des espèces : le système nerveux ne sera plus seulement périphérique mais se centralisera. Cet animal serait à l'origine des vertébrés. Cf Max de Ceccaty *La vie de la cellule à l'homme* Point Seuil 1962.

Les questions que posent les philosophes milésiens ressemblent fort aux interrogations de la science moderne : la substance primordiale évoque pour nous ces éléments originels que sont les atomes et les molécules à l'origine de la vie. Vie pour laquelle l'air et l'eau sont des éléments primordiaux.

4 – Pythagore

Pythagore illustre l'union apparemment contre nature d'une science mathématique qui entrera dans l'histoire et d'une mystique de groupe que lient des croyances et pratiques religieuses. Au premier plan est l'âme et le dogme de sa transmigration d'un corps à un autre. L'âme est immortelle et le corps est son enveloppe : temporelle, mortelle, changeante. Parmi les pratiques mystico-religieuses des pythagoriciens, il y a les habitudes rituelles et des abstentions d'aliments dont la signification nous échappe : s'abstenir de haricots, ne pas mordre à même une miche de pain, ni remuer le feu avec du fer, ne pas laisser les hirondelles nicher sous un toit. La religion de Pythagore est beaucoup plus proche de la croyance en un dieu-harmonie d'un monde derrière le monde des apparences ; que de l'assemblée bruyante et agitée des dieux de l'olympe.

Pythagore a éveillé l'esprit à la pensée déductive, fondamentale dans le domaine des sciences et de la médecine. En géométrie partant de l'axiome, par déduction, nous parvenons au théorème. En médecine, le symptôme observé est la donnée première qui par déduction, en s'associant à d'autres signes, permet le diagnostic de la maladie. Les mathématiques constituent chez Pythagore la base quantitative de la connaissance de la nature. Car la nature fonctionnerait selon des lois mathématiques. Alors, les mathématiques seraient-elles l'essence des choses ou un outil de compréhension ? Parce qu'un chiffre et une goutte d'eau ne sont tout de même pas des éléments de même nature. Pythagore considère les choses faites de nombres. Il est là à l'opposé de la physique des milésiens pour lesquels les choses se composent d'éléments matériels (eau, feu, terre...) que leur interaction organise. Sans nier l'importance des lois mathématiques dans l'explication de la nature, il est difficile de penser que de l'unique jeu de chiffres puisse naître la plus simple des cellules vivantes (si tant est qu'une cellule simple existe), sauf par l'opération d'un Saint-Esprit pythagoricien !

La ressemblance des choses et des nombres que les Pythagoriciens établissent tient plus de l'imaginaire que de la réalité. Le nombre 4 est celui de la justice, le nombre 5 celui du mariage (le 3 du mâle et le 2 de la femelle). Une valeur particulière est accordée au nombre 7 : il est symbole de la santé, de l'amour et de l'amitié. Il y a des nombres carrés (2 et 4), d'autres oblongs (6 et 12) et d'autres triangulaires. L'arithmétique côtoie la géométrie, cette mathématique proche du perçu et du concret. La terre est une sphère mais elle n'est pas pour autant le centre de l'univers car l'univers est une source ignée, un feu primordial source des planètes dont le mouvement est harmonieux. L'harmonie et l'accord des contraires est au centre du pythagorisme, harmonie du macrocosme de l'univers et de ses astres et du microcosme de l'être humain et de sa morale. Dans l'un et l'autre, tout est beauté, harmonie et nombres, car les nombres sont au principe de toute chose. Alors que l'air, l'eau, le feu et la terre sont chez les Milésiens les éléments fondamentaux ; ces éléments, pour les Pythagoriciens sont les intermédiaires entre les nombres et les substances.

La correspondance terme à terme du macrocosme et du microcosme signifie que chaque part de l'univers correspond à une partie du corps humain. Cette mise en relation doit beaucoup au symbole et à l'image. Les saisons, par analogie, correspondent aux âges de la vie : l'enfance correspond au printemps, la jeunesse à l'été, l'âge adulte à l'automne et la vieillesse à l'hiver. Les mathématiques ordonnent le monde des astres et des corps terrestres, pénètrent non seulement la physique mais aussi l'univers esthétique, lieu de l'harmonie par excellence et de la musique, cette mathématique sensible. Pythagore ne connaissait pas le merveilleux "Children's Corner" de Claude Debussy et son doux et énigmatique "the snow is dancing". Douce mélodie où les flocons de neige, petits astres tout blancs tombent sans peine, mouvants et presque immobiles. La musique qui enchante notre microcosme, n'est pas une chose minuscule mais un univers ! Les Pythagoriciens pensent que le ciel entier est "une gamme musicale" et un nombre et que, conformément à l'harmonie des sphères, les corps célestes donnent dans leurs mouvements des sons harmonieusement accordés. Si nous n'entendons pas ces sons, c'est que nous y sommes accoutumés depuis notre naissance[77]. Bienveillant et poétique univers pythagoricien loin du cosmos agité par ses dieux en colère !

---

[77]Llyod « *Une histoire de la science grecque* » op cité p 42

Harmonie de l'univers et de l'âme, respect de l'âme et de la vie car la croyance en la transmigration des âmes le demande. Pythagore, au-delà de ses mathématiques ou plutôt avec elles nous mène à une morale. Et là, l'union en apparence contre nature d'une science concrète et d'une mystique est en fait... harmonieuse. La notion de vérité est précieuse à la science, serait-elle possible sans elle ? Et l'on devine sans peine l'importance de la vérité en médecine ! Les mathématiques pense B. Russel constituent la source principale d'une croyance en une vérité exacte et éternelle. Les chiffres par exemple sont des vérités éternelles. Alors, ne nous étonnons donc pas que la rencontre des mathématiques et de la théologie ait été possible et qu'elle ait débuté avec Pythagore. L'univers des chiffres et celui des dieux partagent certaines notions : l'éternel et l'infini appartiennent à l'un et l'autre. L'union de la religion et de la rationalité, présente en Grèce, se poursuit chez saint Augustin, saint Thomas d'Aquin, Descartes, Pascal, Spinoza et Leibniz. La foi sera pour eux un mélange intime de religion et de rationalité, d'aspiration morale et d'admiration logique. Ceci distingue la théologie intellectualisée de l'Europe du mysticisme étroit de l'Asie, écrit Russel[78]. Et nous pourrions ajouter : et de toutes les religions où l'obéissance muette est la règle.

5 – La question du devenir oppose Héraclite à Parménide.

Si le monde d'Héraclite est changement, l'univers de Parménide est immuable et ce qui change dans son monde n'est qu'apparence. Une opposition si tranchée appelle des nuances. Parménide dans son monde immuable ne peut ignorer le changement des choses et le vieillissement des corps qui faiblissent et qui souffrent. Héraclite ne pense sans doute pas non plus que tout change à chaque instant et que le monde est une sorte de kaléidoscope où il est à peine possible de poser le regard. Il y a un monde stable dans lequel nous pouvons être et penser : là est l'immuable mais ce monde change, évolue à petits ou à grands pas : là est le changement. En ce sens, Parménide et Héraclite ont chacun leur part de vérité et ces parts se complètent. Chez Héraclite et Parménide, le temps file, l'âge coule, inexorable : le temps passe, mais dans ce temps qui passe, il y a toujours Parménide et Héraclite, en personne, jusqu'à la mort.

---

[78]Bertrand Russel *Histoire de la philosophie occidentale* tome1 Ed Les belles lettres p 63.

Touchant la question du changement, il y a pour l'un et l'autre, le problème de ce qu'est en profondeur, la nature. L'être ne peut venir du non être, ne venir de rien ; il est nécessaire qu'à l'origine il y ait du stable et de l'immuable. L'immuable de Parménide est cet inchangé à l'origine de tous les corps, nous dirions en langage moderne : les atomes élémentaires qui formeront des organismes vivants. Mais le monde change en superficie comme en profondeur et cette même chimie élémentaire, source du vivant, siège de changements, de mutations, produit des organismes d'une diversité extrême. Dans la pensée d'Héraclite, le feu est la substance fondamentale. Tout être vient du feu et peut se changer en feu. L'âme est un mélange de feu et d'eau, le feu étant sa partie noble. L'âme qui a beaucoup de feu est sèche et « *l'âme sèche est plus intelligente et meilleure* ». L'air de l'atmosphère ainsi que l'eau sont du feu en voie d'extinction ou de renaissance. La terre et les corps solides sont des feux éteints qui pourront à nouveau s'embraser. L'univers est un feu en voie de transformation et les choses finissent par devenir du feu mais le monde parvient toujours à renaître de ses cendres. En définitive, la vie alterne sans fin la création et la destruction. L'écoulement des choses n'est pas un processus passif comme le flux matériel d'une rivière, bien au contraire car le devenir est une lutte de forces contraires. « *Héraclite insistant sur l'écoulement perpétuel et l'absolue instabilité des choses, sur la vanité de toute existence individuelle et l'impossibilité du bien sans le mal, du plaisir sans la peine, de la vie sans la mort, est devenu, pour l'antiquité, le type du pessimiste par opposition à l'optimiste Démocrite.* » écrit Alfred Weber[79]. Pessimiste ou plutôt réaliste ?

L'homme d'Héraclite est en proie aux forces contraires. Il peut subir ou se défendre en ayant vis-à-vis du monde et de lui-même une attitude critique. Ce scepticisme tient de la sagesse. Signifie- t-il que l'homme qui éprouve ses limites ait pour son semblable, pris dans le même destin, une quelconque sympathie ? Ah que non ! Car Héraclite pense que la force seule peut contraindre les hommes à agir pour leur bien et il est partisan de la guerre ! « *Homère avait tort de souhaiter que la guerre disparaisse du milieu des dieux et des hommes. Il ne pensait pas qu'il priait pour la destruction de l'univers car si sa prière était exaucée, tout disparaîtrait* » écrit-il.

---

[79]Alfred Weber *"Histoire de la philosophie européenne"* 1914 p 32

Alors, les sens ou la raison ? Au-delà de ce qui les oppose, Héraclite et Parménide posent la question du fondement de la connaissance. Héraclite reconnaît avec précaution la place des sens lorsqu'il écrit : « *les yeux et les oreilles sont de mauvais témoins pour les hommes s'ils ont des âmes qui ne peuvent comprendre leur langage* ». Héraclite a raison : la perception ne peut être confondue avec une sensation brute car elle est "donation de sens", acte d'intelligence, elle donne une signification à ce qui est perçu, en ce sens, l'âme peut comprendre leur langage[80]. Parménide à propos des sens est plus prudent encore *: « Ne laisse pas l'habitude née de l'expérience te contraindre à laisser errer le long de ce chemin, ton œil inattentif, ton oreille bruissante, ta langue mais, juge par la raison* ». Sans doute devons-nous nous méfier de nos sens que l'habitude peut bercer et endormir comme elle peut bercer et endormir la raison dans les dogmes que seul le temps aura consacrés. Les doctrines de Parménide auront influencé Platon. Que les sens nous déçoivent est un thème platonicien car ils n'apportent que des ombres inconsistantes et illusoires aux habitants de la caverne qui enchaînés ne peuvent tourner la tête. Ces images qu'ils prennent pour des réalités véritables alors qu'elles n'en sont que les vagues reflets projetés sur le fond de la caverne, les égarent. Cela soulève la question de la vérité et le moyen d'y accéder, une introduction à la théorie de la connaissance. Parménide est souvent présenté comme l'inventeur de la logique mais ce qui lui est propre plutôt, est d'avoir fondé sa métaphysique sur la logique[81] Le seul être vrai pour lui est "l'Être unique", infini et indivisible et non plus l'être duel de l'union des contraires d'Héraclite. L'unicité et la permanence se résument en une maxime : « *rien ne peut venir à être à partir du non-être* ».

Si les sens ne pénètrent pas au cœur de la vérité alors comment cette vérité peut-elle se manifester dans la pensée et le langage ? *« Tu ne peux savoir ce qui n'est pas, c'est impossible, ni l'exprimer, car c'est une seule et même chose qui peut être pensée et qui peut être. »* écrit Parménide. Nous ne pouvons savoir ce qui n'est pas, ni l'exprimer. Cependant, quand nous pensons à quelque chose, le nom que nous employons doit être le nom de cette chose.

---

[80]Ce qui est l'un des thèmes de la philosophie de Edmund Husserl et de Maurice Pradines.
[81]B. Russell op cité p 75

La pensée et le langage ont donc besoin d'objets en dehors d'eux-mêmes. Et, puisque nous pouvons penser à une chose ou en parler à un moment aussi bien qu'à un autre, tout ce qui peut être pensé, tout ce dont on peut parler doit exister en tout temps. Par conséquent, il ne peut y avoir aucun changement, puisque le changement consiste en choses qui viennent à l'existence et qui cessent d'exister. Dans le langage, à moins qu'il ne soit absurde, les mots doivent signifier quelque chose qui existe. Ce quelque chose peut être l'objet que je perçois concrètement devant moi, ce pot de fleurs par exemple mais il peut aussi bien être une question, l'expression d'une satisfaction, etc. Ce quelque chose, aussi abstrait, aussi éloigné des sens et du monde perceptif soit-il, n'est jamais rien, il existe[82]. « *Parler c'est dire quelque chose à quelqu'un à propos de quelque chose* » écrit Karl Bühler[83] . Le mot signifie quelque chose et la chose que le mot signifie doit exister, qu'elle soit actuellement perçue ou présente à la mémoire ou à la pensée. D'ailleurs la mémoire, cette fonction si précieuse, est l'instrument de cette présence, de cette permanence de la conscience. Saint Augustin décrira admirablement cette triple présence du temps : le présent du présent, le présent du passé, le présent du futur. Parménide ouvre à la philosophie du langage, aux liens subtils et complexes que le langage et la pensée, désignés du même mot de "logos", entretiennent. Le débat d'Héraclite et de Parménide est une question sur la nature, sa constitution, ce qui en elle est immuable ou change et une réflexion sur les moyens de la connaître. En dehors de la doctrine du feu et de la fusion perpétuelle, Héraclite pense capitale "l'union des contraires". Selon ce principe, ce qui est en désaccord peut s'entendre avec soi-même. En définitive, l'opposition nécessaire, fructueuse, engendre l'unité. Dans le monde d'Héraclite, si *« nous ne pouvons marcher deux fois dans la même rivière »,* si rien de stable n'existe, tout ne disparaît pas pour autant et le feu primordial ne meurt jamais. Le monde *« a toujours été, est et sera toujours un feu toujours vivant »*. Ce feu permanent qui semble à la fois une substance et une énergie évoque très vaguement et de très loin, les éléments infimes de la matière, les atomes qui s'attirent, s'unissent ou se repoussent construisant une matière faite de permanence et de changement.

---

[82]Id p 77 ceci se retrouve dans la notion d'intentionnalité chez Husserl : "toute conscience est conscience de quelque chose"

[83]Karl Bühler *Théorie du langage op cité*

Quant à l'existence éternelle de la terre et de l'univers, ceci est une autre histoire !

6 – Empédocle

Homme de science, philosophe, prophète ; Empédocle est une sorte de trinité et parfois de sainte trinité lorsqu'il parle de lui comme d'un dieu ou d'un messager des dieux. Nietzsche le décrit comme "la figure la plus bariolée de la philosophie ancienne". Féru de médecine et sans doute mage, supposé faire des miracles : n'aurait-il pas ressuscité une femme qui depuis trente jours paraissait morte ? Selon une légende contestable puis démentie, Empédocle voulant prouver son immortalité serait mort en se précipitant dans le cratère de l'Etna ![84] Homme de science, il découvre que l'air est une substance indépendante et met en évidence l'effet de la force centrifuge. Empédocle élabore une théorie de la sexualité du vivant et de l'évolution qui à certains égards évoque les conceptions d'Anaximandre et d'Héraclite : *"à l'origine, d'innombrables multitudes de créatures mortelles étaient dispersées dans l'immensité ; elles avaient toute sorte de formes ; leur apparence était extraordinaire. Il y avait des têtes sans cou, des bras sans épaules, des yeux sans fronts. Les membres solitaires cherchaient à s'unir et se groupaient au hasard de sorte que des créatures se traînaient avec des multitudes de mains, d'autres avaient des visages et des poitrines tournés de divers côtés ; il y avait des êtres à corps de bœuf et à face humaine, d'autres avec des têtes de bœuf avec des corps humains ; il y avait des hermaphrodites combinant les natures de l'homme et de la femme mais stériles"*. Dans ce puzzle qui tient de la cour des miracles et plus sûrement de la pensée délirante, seul le meilleur, celui qui s'adapte, survit.

Théorie pour le moins curieuse que cet assemblage de membres d'espèces animales très diverses semblant plus tenir du hasard que de la nécessité ! La cosmogonie d'Empédocle allie l'immuabilité de la matière telle que la conçoit Parménide et le changement perpétuel d'Héraclite. Les quatre éléments que sont la terre, l'air, le feu et l'eau sont éternels et non créés : là est l'immuable. Mais ces éléments se mélangent sous l'influence de l'amour ou se séparent sous l'influence du conflit et là se produit le changement. L'amour et le

---

[84]Si cela était vrai l'hypothèse d'une psychose hallucinatoire pourrait être retenue.

conflit, ces deux forces sont elles-mêmes éternelles. Empédocle désigne les substances originaires et simples : la terre, l'air, le feu et l'eau, du nom de racines (*rhizômata*). Ces éléments ne correspondent pas à ceux que nous connaissons : le terme de terre s'applique à une grande variété de substances solides, celui d'eau s'emploie de façon générale, non seulement à propos de divers liquides, mais aussi à propos des métaux car ils sont fusibles et l'air désigne n'importe quel gaz[85].

Les éléments se mélangent en diverses proportions, de multiples façons et produisent ainsi une grande variété de corps. Si la matière est immuable, les corps changent ; leurs éléments constitutifs s'agrègent et se désagrègent dans des proportions diverses. Ces changements ne sont pas déterminés par une volonté mais seulement par le Hasard et la Fatalité. Les corps n'émanent pas comme par enchantement des éléments fondamentaux : comment le feu seul par lui-même pourrait devenir de l'air, l'air par lui seul de l'eau et ainsi de suite ? Ce principe de corps fondamentaux à partir desquels s'organise la matière, nous le retrouverons dans la chimie moderne. Les particules élémentaires : protons, neutrons, électrons, constituent les atomes qui, se liant, forment des molécules de plus en plus complexes. Ceci nous apparaît si nous pensons par exemple à la machine génétique à partir de laquelle se formeront les organismes vivants, de la bactérie lithophage jusqu'au plus distingué des *Homo sapiens* ! L'esprit novateur d'Empédocle se manifeste lorsqu'il recherche les éléments constituants de la matière et plus encore les mécanismes de leurs rencontres car l'attraction et la répulsion, l'agrégation et la désagrégation des particules ne sont pas en science des notions désuètes. Si la nature des composants est une notion fondamentale, la notion de leurs proportions ne l'est pas moins : l'oxyde de carbone et le gaz carbonique distincts par leur proportion d'oxygène sont des gaz très différents.

Empédocle sépare la matière et la force. Cette force qui n'appartient pas en propre aux éléments est double : l'Amour, principe d'union et la Discorde principe de séparation. Les éléments ont aussi un double visage : naturel, matériel mais aussi mystique : Zeus est le feu, Héra désigne l'air, Hadès la terre et Nestis (autre nom de Poséidon), l'eau. Les théogonies ne sont jamais oubliées !

---

[85]Llyod p 59.

L'amour et la haine, ces forces contraires, sont tour à tour dominantes et créatrices. Ainsi, à l'origine l'Amour unissait les éléments. Il en faisait un seul corps sphérique mais la discorde les divisa. De cette opération naissaient la terre, l'océan, l'atmosphère, l'éther céleste et les astres. Puis lui succéda une période de lutte entre la discorde et l'amour, cette période vit naître les plantes, les animaux et les hommes. La grande variété des êtres vivants et le petit nombre d'éléments qui en sont l'origine nous fait entrevoir la transmigration des âmes sous une autre perspective. Penser qu'après la mort nous puissions revivre dans le corps d'un autre être vivant *"car je fus, pendant un temps garçon et fille, arbre et oiseau et poisson muet de la mer" (De la nature)* peut prêter à sourire, mais qu'il y ait chez l'homme, du fin fond de ses origines une "transmigration" d'éléments de plus simples organismes est une réalité. L'oxygène de l'arbre et l'oxygène de nos globules est un seul et même atome ! L'homme est à l'image de ce corps sphérique qui est l'origine du monde. En lui se retrouvent les quatre éléments : l'air est son souffle vital, l'eau, les parties liquides de son corps, la terre, les parties solides et le feu son esprit. En lui sont aussi l'amour et la discorde, une pulsion de vie et une pulsion de mort plus ambiguës peut-être que chez Freud qui cependant ne l'aurait pas contredit. L'amour d'Empédocle est fusion et immobilité et la discorde est affrontement mais aussi création des organismes vivants.

Pour Empédocle, le lieu de la sensation et de l'âme est le sang. En lui se pénètrent de la manière la plus intime les quatre éléments. La santé de l'homme dépend de la qualité de son sang : les maladies hématologiques fréquentes et souvent redoutables en sont une preuve. La santé de l'homme est liée à la qualité de son sang, pour peu que ne soient pas confondus dans un principe odieux et purement imaginaire, le sang et la qualité de la race. La transmigration appelle au respect des autres hommes : *« Si jamais l'une des âmes a souillé criminellement ses mains de sang ou a suivi la haine et s'est parjurée, elle doit errer trois fois dix mille ans loin des demeures des bienheureux ».* Chez Empédocle, la recherche sur la nature se double d'une morale du respect de la vie. Sa conception de la matière construite à partir d'un petit nombre d'éléments et aboutissant à une multitude de corps, les forces d'agrégation et de désagrégation, la séparation de la matière et de la force, sa théorie de l'évolution nous font entrevoir le lointain horizon de la chimie et de la biologie modernes.

Parfois la cosmogonie ne semble être que le transfert d'une théogonie habillée de mots nouveaux : les dieux quittent leurs patronymes divins pour endosser des appellations matérielles mais la théorie demeure inchangée. Tel n'est pas le cas d'Empédocle dont la pensée se réfère beaucoup à la nature, les références initiales aux divinités qu'il fait intervenir lorsqu'il parle des éléments nous semblent relever de l'allégorie et de la poésie, forme dans laquelle il développait sa pensée.

7 – Anaxagore

Anaxagore est un homme de science, dans la tradition rationaliste des philosophes ioniens, de Thalès, Anaximène, Anaximandre. Son mépris de la religion officielle lui valut un procès mais à travers lui, ses adversaires visaient Périclès discrédité politiquement : il s'agissait d'un procès d'intention. On accusa Anaxagore d'enseigner que le soleil est une pierre chauffée à blanc et que la lune est constituée de terre ! Se sentant menacé, il quitta Athènes pour la Ionie, sa terre natale. Loin des dogmes, Anaxagore donnera une juste place aux sensations, plus que ne l'avaient fait ses prédécesseurs. Dans la recherche du vrai, les perceptions ont un rôle essentiel. Si elles donnent une vision des choses superficielle et imparfaite ; elles fournissent une base d'inférences car elles appellent la pensée, la déduction. Par exemple : je vois une petite branche, à n'en pas douter, elle appartient à l'arbuste. Puis, elle se met à bouger, à se déplacer et je réalise que c'est un phasme un petit animal qui pour se dissimuler dans la nature et tromper les prédateurs ressemble à s'y méprendre à une brindille. L'impression première et sa conclusion ("c'est un végétal") puis la correction : ("c'est un animal car il est capable de mouvements") ; tout cela appartient à l'acte perceptif. La perception n'est pas une copie figée de la réalité : l'impression est une question posée et la perception, sa réponse. Au cours du développement de l'embryon tel que le pense Anaxagore, le cerveau se formerait le premier. La biologie retrouve à travers les espèces ce cheminement. Déjà chez les éponges et les cœlentérés, les méduses par exemple, le système nerveux régule le fonctionnement interne de l'organisme (respiration, digestion, etc.) mais cette action se double, grâce à la capacité de sentir et de se mouvoir, d'un travail de relations de l'animal avec le milieu extérieur.

La cérébralisation, création d'un centre à la partie antérieure de l'axe neural, futur cerveau, est connue chez les vertébrés. Elle existe aussi, avec moins de netteté et de façon plus anarchique chez les invertébrés : les insectes, les vers de terre par exemple, même si le lombric, ce jardinier distingué n'a pas encore par la corticalisation, les plis et les replis du cerveau humain ! Henri Ey parle du naturalisme d'Anaxagore "*comme d'une sorte de modèle de la pensée biologique ou médicale qui se représente la vie comme ce qui est* "*mélangé*" *(organisé) et la mort comme ce qui est séparé*"[86]. La vie est une unification harmonieuse des fonctions, chacune est à sa tâche et la maladie se manifeste lorsque cela échappe : dans les maladies auto-immunes, par exemple, lorsque le système immunitaire chargé de défendre l'organisme se retourne contre lui. *"Rien ne peut venir à l'être du non être"* : en cela, Anaxagore rejoint Parménide. Les matériaux à la base du monde dont il parle ne sont pas les quatre racines d'Empédocle, mais toute espèce de substance naturelle. Cette pluralité d'éléments, ce sont les germes des choses, infiniment petits, indestructibles et éternels. Rien ne peut venir à l'être à partir du non être : *« comment le cheveu pourrait-il venir à être à partir du non-cheveu ou la chair à partir de la non-chair »* interroge Anaxagore. Cela signifie que pour produire un cheveu, de la chair, etc. il doit y avoir à l'origine, dans notre nourriture, une parcelle infime de cheveu ou de chair. Ce qui vaut pour l'homme vaut pour toutes les substances et les végétaux, les fruits doivent préexister dans la terre et dans l'eau qui nourrissent les plantes etc.

Cette idée mérite d'être examinée. À l'origine du cheveu ou du muscle il n'y a pas une parcelle infime d'os ou de muscle que nous aurions digérée et qui rejoindrait dans le corps (le semblable attirant le semblable) les parcelles d'os ou de muscles qui y sont déjà. Il y a plutôt une fabrication moléculaire, déterminée par le code génétique, des divers éléments. Les nucléotides de l'A.D.N avec leur séquence sont ces "germes des choses" à partir desquels se constituera le corps dans la diversité et la complexité de ses organes et de sa chimie. Mais l'idée *« qu'en toute chose il y a une portion de toute chose »*, que chaque substance contient une petite proportion de toutes les substances, ne peut que nous surprendre. Ainsi : que le blé contienne de la chair, de l'os, du sang, mais aussi de l'or, du fer, de la pierre et que lorsque nous digérons le blé, une partie de la chair, de l'os, du sang qu'il contient se séparerait du

---

[86] H. Ey *Histoire de la médecine op cité* p155.

reste et rejoindrait la chair, l'os et le sang de notre corps ! Selon Anaxagore, ce qui organise les choses par ses mouvements d'agrégation et de désagrégation est *"l'esprit qui a pouvoir sur tout ce qui existe".* Cette force intelligente est source de tout mouvement et de toute vie, elle est comme une substance qui entre dans la composition des choses vivantes et les distingue des matières mortes. L'esprit est uniforme, présent chez l'animal. L'apparente supériorité de l'homme est due selon Anaxagore à ce qu'il possède des mains. Toutes les différences apparentes de l'intelligence seraient dues en réalité à des différences physiques. Ainsi, pour Anaxagore aussi, la pensée n'est sérieuse que par le corps ! L'importance de la main a été longuement étudiée par les spécialistes de l'évolution. La station debout a libéré la main de l'homme des contraintes de la marche à quatre pattes, il a pu alors explorer tactilement son environnement et la main devenue outil est devenue industrieuse.

8 – Les atomistes

De tous les philosophes de l'antiquité, les atomistes se sont le plus approchés de la science moderne dans leur compréhension de la nature et de la matière. Ils nous font apercevoir la chimie. Leucippe (environ 440 av. J.C.) et Démocrite (vers 420 av. J.-C.) sont contemporains d'Hippocrate (460 à 370 av. J.-C.). Démocrite est plus connu que Leucippe mais il est difficile de faire la part dans les idées de ce qui appartient à chacun. Pour l'un et l'autre, la matière est constituée d'atomes indivisibles. Ces atomes sont en nombre infini, en mouvement dans un espace vide. Leur déplacement se fait au hasard. Ils peuvent s'agglomérer ou se séparer. Le mouvement perpétuel entraîne ces atomes dans un tourbillon qui les agglomère suivant leurs affinités extérieures c'est-à-dire leur grandeur et leur conformation. Ils ne se déplacent que dans le vide, les plus lourds vont dans les profondeurs de l'espace alors que les plus légers montent et forment l'air. Les atomes avec aspérités, inégalités, dards et crocs[87], s'accrochent les uns aux autres et forment des substances, acides ou amères, ils se précipitent dans les profondeurs. Les autres, dont la surface est lisse, constituent les substances qui impressionnent agréablement les sens.

[87]De là vient l'expression "avoir des atomes crochus" pour "être attiré par".

Démocrite compare le mouvement des atomes dans l'âme à celui des particules de poussière dans un rayon de soleil lorsqu'il n'y a pas de vent. Les atomes de l'âme sont les plus déliés, les plus polis, accumulés en grande masse, ils acquièrent la faculté de sentir. Répandus dans tout le corps, ils se concentrent en groupes plus nombreux : dans les organes des sens (siège de la sensation), dans le cerveau (siège de la pensée), dans le cœur (siège des affections) et dans le foie (siège de l'appétence). La sensation, la perception s'expliquent par l'écoulement de ces corpuscules dans nos organes. Dans le cerveau, ces écoulements produisent les idées ou images des choses[88]. Initialement, les atomes étaient supposés se déplacer au hasard, puis, leur mouvement est apparu lié à des lois naturelles, déterminées mécaniquement. Les atomistes expliquent le monde sans introduire l'intention ou la cause finale ; les questions qu'ils se posent et les réponses qu'ils leur donnent relèvent plus de la mécanique que de la téléologie.

La téléologie, la question d'un créateur comme cause première est une interrogation rebondissante, plus religieuse que scientifique car le créateur lui-même doit en bonne logique avoir été créé et ainsi de suite, à l'infini. La question de la cause finale a aussi son mystère : pourquoi, dans quelle finalité l'homme a-t-il vu le jour ? Pourquoi, dans quel but est apparue la vie sur terre, pourquoi y-a-t-il quelque chose et pas plutôt rien ? Bien malin qui répondra à ces questions. Ceci explique que les atomistes interrogent la cause finale dans les limites de la réalité. « Maman pourquoi les p'tits oiseaux ont-ils des ailes ?» dit notre gentille comptine et la maman répond à l'enfant que « s'ils n'en avaient pas ils ne voleraient pas ». Mais si l'enfant lui avait demandé pourquoi il y a des oiseaux sur terre, elle lui aurait répondu qu'elle ne sait pas, ou plutôt lui aurait fredonné une histoire, un mythe pour enfant, un conte. L'incertitude, le mystère a ce mérite de nous conduire aux images et aux rêves. Parménide, dans une logique apparemment imparable, niait l'existence du vide, cette condition nécessaire du mouvement : *« Vous dites que le vide est, donc le vide est quelque chose ; donc ce n'est le vide ».*

---

[88]Parler d'une intuition ancienne de la neurobiologie et des neuromédiateurs peut sembler excessif. L'idée d'un organe produisant le psychisme dans une explication la plus matérielle qui soit se retrouvera au XVIIIe siècle chez Cabanis lorsqu'il déclarait que : « le cerveau secrète la pensée comme le foie secrète la bile ». Mais le psychisme des êtres vivants, la pensée ne se réduisent pas à des mouvements moléculaires, pas plus que les toiles de Rembrandt ne se réduisent aux molécules de peinture qui les constituent !

Il y a chez Zénon un argument semblable prouvant que l'espace n'existe pas. La flèche, pour atteindre la cible, doit parcourir la moitié de la distance mais avant, elle doit parcourir la moitié de la moitié et la moitié de la moitié de la moitié, etc. Pour la même raison, Achille essoufflé poursuivant la tortue ne peut jamais la dépasser car il a toujours entre elle et lui cette satané moitié de la moitié de moitié de distance à parcourir. Cette logique assimile l'inassimilable : l'espace concret, l'espace de la réalité à une droite dont on sait qu'elle est constituée d'une infinité de points. Pour Démocrite, la sensation est la source unique de la connaissance et rien n'est dans la pensée qui ne soit passé par le canal des sens. Ce qui est conçu doit d'abord être perçu. La sensation qui n'est pas le calque de la réalité est la seule voie qui puisse nous la faire comprendre. Ceci rejoint la pensée d'Anaxagore et annonce les lointaines philosophies de Kant puis de Husserl. Hors de nous et en nous, il n'y a rien d'autre que des atomes en mouvement et nous mourons lorsque tous les atomes psychiques se séparent de notre corps. Les atomes les plus mobiles sont les supports des fonctions psychiques, ils se répandent et l'âme avec eux, dans tout le corps, mais leur grande présence dans le cerveau explique qu'il soit le siège de la pensée. La pensée est liée à l'harmonie des mouvements de l'âme qu'un excès de chaleur et de froid peut troubler. Ces mouvements de l'âme évoquent les mouvements de l'influx nerveux dans le cerveau et dans tout le corps et, l'âme dont il est question ici est corps et psyché, psychosomatique.

Et les dieux, que font-ils dans ce monde moléculaire ? Plus organisés que l'homme, ils n'échappent pas cependant à la règle. Ils sont eux-mêmes composés d'atomes. Si puissants qu'ils soient, ils n'échappent pas aux lois de la nature. Leur vie est bien plus longue que celle des humbles mortels et leur existence ne doit susciter chez les hommes ni crainte, ni superstition. Très critique de la religion officielle, la morale de Démocrite accordait une grande valeur à l'amitié, à la joie et la modération. Les intuitions des atomistes concernant la constitution de la matière, sa substance et les forces qu'elle contient, sont remarquables. Les conceptions de Démocrite et Leucippe ont avec la science moderne, plus qu'un petit air de famille. Bien sûr, l'atome n'est plus cette particule ultime et indivisible des Grecs, il est fait d'éléments plus petits encore : les protons et neutrons, particules du noyau autour duquel les électrons gravitent.

Les protons et les neutrons sont eux-mêmes composés d'éléments plus petits encore : les quarks. Le nombre de ces particules détermine la nature de l'atome qu'elles constituent (fer, oxygène, plomb, etc.). Plus qu'un air de famille, car le chaos initial évoque le big bang : lorsque les particules élémentaires (protons, neutrons, électrons) se sont combinées pour former les atomes simples. Partant de cette matière primordiale, les premières étoiles se seraient constituées. L'explosion de certaines étoiles aurait créé la plupart des atomes plus lourds. Ainsi, le soleil et le système planétaire auxquels nous appartenons auraient jailli, bien avant que Saint Exupéry n'écrive le Petit Prince, d'atomes synthétisés dans des étoiles maintenant disparues. Par la fission nucléaire, l'homme a appris, pour le meilleur et le pire[89], à casser le noyau de l'atome, de l'uranium par exemple, produisant une grande quantité d'énergie. Les électrons ne gravitent pas autour du noyau sur des orbites fixes et proches mais forment un nuage. Alors : vide ou matière ? Vide et matière plutôt car la matière, le noyau, tient très peu de place : en proportion, il aurait la taille d'une balle de tennis alors que les électrons dans leur nuage occuperaient une sphère de six kilomètres de rayon. Il y a beaucoup de vide ou d'espace mais au dedans, il y a le noyau dont la cohésion est assurée par la puissante force électromagnétique.

La philosophie présocratique est une réflexion sur la nature du monde. Les mathématiques ont développé la pensée abstraite et le raisonnement déductif. Dans le domaine des sciences physiques, l'induction, qui, partant de faits particuliers parvient aux principes généraux, prenait place. La médecine aura contribué au développement de cette pensée inductive. Anaxagore, Empédocle, Démocrite ont étudié la biologie, la physiologie, l'évolution des espèces et pressenti l'indispensable recours à la perception pour explorer la nature. Désormais le monde n'est plus l'œuvre de dieux créateurs mais le travail de la matière vivante que l'homme doit comprendre dans ses profondeurs et ses dédales. La médecine hippocratique a suivi cette voie, la perception des signes cliniques à laquelle le raisonnement inductif, déductif et l'intuition donnaient un sens, lui a permis de mieux comprendre la maladie. Mais dans ces temps de sciences et de philosophie qu'en était-il pratiquement de la santé et de la médecine ?

---

[89]Erwin Chargaff *Le feu d'Héraclite* Ed Viviane Hamy.

Au cinquième siècle av. J.-C. la Grèce compte environ 3 millions d'âmes. Les manières de vivre et de subsister ont changé au cours des siècles et l'accroissement des populations a conduit à la construction de cités de plus en plus grandes. La promiscuité de ces lieux d'entassement et l'insalubrité a la grave conséquence de disséminer les maladies infectieuses par contamination interhumaine. Selon J.L. Angel que cite M.D. Grmek : *« la détérioration de l'état de la santé vers le cinquième siècle av. J.-C. était une réaction aux conditions sociales avant d'être une réaction aux microbes pathogènes. La cause directe de la montée des maladies telles que la tuberculose, le paludisme et la typhoïde devaient être : la désagrégation de la vie rurale par des combats sordides avec l'abandon inévitable du drainage des marais et de l'irrigation correcte des champs ; la surpopulation urbaine et l'insuffisance des dépenses pour les égouts et l'inspection sanitaire ; les déplacements des réfugiés de guerre »*[90].

Redoutable contamination entre les hommes mais aussi redoutable contamination de certaines maladies par contact avec les animaux, qu'ils soient domestiques ou d'élevage ou indésirables comme les rongeurs. Le rat apporte la peste car il porte la puce, vectrice du bacille de Yersin qu'elle injecte à l'homme par piqûre. Les leptospiroses, le typhus se propagent par l'urine des rongeurs. La négligence de l'évacuation de déchets et de l'assainissement crée de véritables bouillons de culture où prolifèrent microbes et parasites et les eaux croupissantes des marais favorisent le paludisme et les parasitoses. L'artisanat, l'industrie ont aussi leurs pathologies : la silicose des tailleurs de pierre, l'intoxication au plomb des potiers. Enfin, l'aridité des sols impose l'importation de céréales avec pour conséquence l'ergotisme, maladie due à un parasite du seigle[91]. L'espérance de vie est de 27-30 ans avec une surmortalité féminine, espérance de vie plus courte chez les femmes liée sans doute aux complications des grossesses dont les redoutables infections puerpérales, mais aussi aux conditions de travail et de charge du quotidien.

[90]J.L. Angel *People of Lerna* 1948 p 46 cité par Gmerk.

[91]Grmek *Les maladies à l'aube de la civilisation occidentale* Ed Payot 1983 p 170. La maladie de l'ergot de seigle est due à un champignon microscopique parasite du seigle dont les toxines provoquent une vasoconstriction artérielle cause de nécrose et de gangrène des extrémités (mains et pieds) ainsi qu'à des troubles neuropsychiatriques : délire, convulsions, troubles du comportement.

« À l'aube de la période classique, les habitants de l'ère égéenne jouissaient d'un état général de santé tout à fait exceptionnel, mais cette situation ne durera pas longtemps. Le changement survient au Ve siècle av. J.C. Il n'est pas brutal mais cela ne l'empêche pas d'être profond et inexorable. L'essor de la médecine scientifique, liée au nom d'Hippocrate, n'arrêtera pas le déclin ; du point de vue de la santé publique, son impact ne sera que psychologique » écrit M.D. Grmek[92]. En imaginant cette situation, nous ne pouvons que mieux comprendre l'urgence et la rigueur des enquêtes des médecins grecs. Dans ce contexte, le rôle essentiel et inquiétant de l'environnement dans la genèse des maladies semble aller de soi.

[92]Grmek op cité p141.

Chapitre 5

De la maladie sacrée

Parmi les nombreux textes du *"Corpus Hippocratique"*, l'écrit traitant de la *"Maladie sacrée"* est exemplaire à plus d'un titre. Hippocrate en est sans doute l'auteur mais il est difficile de l'affirmer avec certitude. Au-delà de la description clinique précise, ce que le texte a de fondamental concerne l'origine des maladies. Cette origine est naturelle, concrète, elle n'est pas l'effet d'une influence divine. Cette conception novatrice de la cause des maladies que la médecine hippocratique apporte, guidera la pratique médicale, elle lui ouvrira le chemin de l'observation. La "maladie sacrée" désignait ce que nous connaissons sous le nom d'épilepsie, étymologiquement : "je frappe de stupeur". La grande crise annoncée parfois par une "aura" faite d'une sensation d'étrangeté accompagnée d'hallucinations sensorielles, débute par une perte de conscience avec chute brutale et phase de contractures (la phase tonique), à laquelle succèdent les convulsions (phase tonico-clonique). La crise cesse et le malade oubliera ce qui s'est passé (amnésie postcritique).

Cette pathologie correspond à une synchronisation excessive de réseaux neuronaux provoquant un véritable orage électrique cérébral. Cette décharge d'un groupe de neurones cérébraux ou de leur totalité provient d'une lésion tumorale, traumatique, elle est parfois d'origine métabolique par exemple lors d'une hypoglycémie ; elle peut aussi être héréditaire. Que ces manifestations puissent évoquer l'action d'une force surnaturelle qui vous fait perdre conscience et chuter, peut se concevoir. Quant aux convulsions, ne miment-elles pas d'inconscients et vains efforts pour chasser de soi un esprit maléfique ? On comprend dès lors que les manifestations cliniques de la "maladie sacrée" aient pu suggérer, peut-être plus que toute autre maladie, l'action de forces surnaturelles. De plus, les épilepsies partielles se généralisant dans un second temps provoquent souvent des expériences d'étrangeté, de dépersonnalisation, des comportements automatiques, des délires à thème religieux qui peuvent suggérer une action surnaturelle[93]. Sans doute la chimiothérapie de l'épilepsie a-t-elle bouleversé son expression clinique mais au temps d'Hippocrate, les troubles psychiatriques qu'elle provoquait devaient être intenses et fréquents. Plus généralement, on peut supposer que les altérations de conscience, les agitations et les prostrations d'une maladie qui n'était pas l'épilepsie, souvent une infection (la typhoïde par exemple) aient pu, avant toute chose, évoquer l'action des démons[94]. Le texte "De la maladie sacrée"[95] (fin cinquième, début quatrième siècle av. J.-C.)) est une critique des croyances et de la place de la magie en médecine. L'auteur développe l'idée que l'épilepsie n'est en rien une maladie sacrée mais qu'elle a une cause naturelle. Il dénonce avec indignation les charlatans, les mages qui prétendent la guérir par des incantations, des purifications. Il dénonce les escrocs dont l'étiologie sacrée de la maladie est le fonds de commerce : *« s'ils allèguent différentes causes si le malade guérit, la gloire leur en revient, s'il meurt ils peuvent dire que ce sont les dieux et non eux qui en sont responsables ».*

D'ailleurs, n'est-il pas impie se demande l'auteur de tenir les dieux responsables de la détérioration corporelle des hommes car les dieux ne peuvent s'abaisser à les faire souffrir ! Les dieux ont autre chose à faire ! *« La divinité nettoie et purifie les plus grandes et les plus impies de nos fautes »* dit le texte, mais la maladie n'est ni une faute ni un maléfice. Nous devons replacer cette critique des mages et charlatans dans le contexte du temps. La médecine n'est pas une profession bien définie. Au IVe siècle av. J.-C., Aristote distingue encore le praticien ordinaire, le maître de l'art et l'homme ayant de la médecine un savoir de culture générale. Hippocrate nous apprend qu'il n'y a pas de maladie ayant une cause surnaturelle : ni la maladie sacrée, ni aucune autre. Pour traiter la maladie sacrée, mages et purificateurs, ajoutent aux purifications et incantations, le régime alimentaire. Certains poissons, certains oiseaux et certaines viandes : le cerf, le cochon de lait, le chien, la chèvre

---

[93]Cf H. Ey, F Bernard et Ch. Brisset *Manuel de Psychiatrie* Ed Masson 1967 chapitre Epilepsie p 325 à 338

[94]Id p 314 à 320 : les méningites, accès de paludisme, tuberculose et autres infections provoquaient des psychoses confusionnelles avec agitation, désorientation, hallucinations visuelles. Ces troubles devaient être très fréquents à la mesure de la fréquence de ces infections.

[95]Robert Joly dans son ouvrage *Hippocrate médecine grecque* Idées Gallimard 1964 p 88 à 108 nous donne une vision moderne et très vivante de ce texte, c'est à elle que nous nous référons.

sontinterdits à la consommation sans que l'on sache trop pourquoi. Concernant la chèvre, l'auteur critique avec logique et humour la prescription et la tourne en ridicule : *« Je pense que parmi les Libyens habitant l'intérieur des terres, nul ne se porte bien, vu qu'ils couchent sur des peaux de chèvre, n'ayant ni couchette ni chaussure qui ne provienne de cet animal ».* Car cet animal constitue avec le bœuf, leur bétail et ils s'en nourrissent. L'auteur conclut dans une ironie sans réplique : *« Si employer ces choses et s'en nourrir engendre et accroît la maladie et n'en pas manger la guérit, la divinité n'y est pour rien, les purifications sont complètement inutiles ; ce sont les aliments qui guérissent et qui nuisent, la puissance divine disparaît ».* Parmi les interdictions figure le port du vêtement noir, car le noir est mortel, il est la couleur des dieux infernaux alors que le blanc est la couleur des dieux et des bienheureux dans l'au-delà. Mais cette médecine magique est attentive aux signes, quand bien même elle leur donne des sources divines. Derrière chaque forme de l'affection, un dieu tire les ficelles : *« Si le malade imite le bêlement de la chèvre, s'il grince des dents, s'il a des convulsions du côté droit, ils disent que la mère des dieux est cause du mal. Pousse-t-il des cris plus aigus et plus forts ? Ils le comparent à un cheval et accusent Poséidon. S'il lâche à son insu des excréments, ils y appliquent le nom d'Enodie. Si les excréments sont plus ténus et plus fréquents comme chez les oiseaux, c'est celui d'Appolon Nomios... Avec l'écume à la bouche et des ruades de pied, c'est Arès qui est inculpé. Quand la nuit surviennent des peurs, des terreurs, des délires, des sauts hors du lit, des visions effrayantes, des paniques hors de la maison, ce sont des assauts d'Hécate, des irruptions des Héros »*[96].

Cette médecine ne manque pas d'être observatrice car les cris, la perte des urines, l'écume (et la morsure de la langue), les ruades de pied (les clonies) appartiennent à la clinique de la grande crise d'épilepsie. Les crises partielles peuvent donner des convulsions unilatérales et les épilepsies nocturnes dites morphéiques, provoquer les manifestations décrites, bien que celles-ci puissent aussi correspondre aux parasomnies (somnambulisme, terreurs nocturnes). Les victimes de la maladie sacrée, écrit Hippocrate, ne peuvent recevoir de purifications car pour être purifié, encore faut-il avoir été souillé, avoir commis une faute, être scélérat ou envoûté. Désormais, les mondes doivent être séparés : aux dieux, l'éternel ; à la médecine, le temporel et la nature. Ce

[96]R. Joly op cité p 94

qui n'interdit pas aux malades de prier ni de prier pour les malades ! Les médecins se distinguent des charlatans et des mages car loin des incantations et des grigris, leur formation est pratique comme elle l'est dans tous les métiers et l'apprentissage se fait souvent de père en fils. Ainsi se développent dans la cité de grandes écoles de médecine comme à Cos (la ville natale d'Hippocrate) ou à Cnide. Le praticien est un voyageur, un prospecteur et un soignant qui à chaque étape doit se constituer une "nouvelle clientèle". Pour cela, il doit prouver son habileté : diagnostiquer et traiter mais aussi prévoir car le pronostic est une notion importante de la médecine hippocratique. La chirurgie, la cautérisation, la saignée, les drogues et surtout le régime constituent les traitements d'une médecine attentive à la prévention. Le maintien de l'équilibre entre les quatre humeurs : l'air, le sang, la bile jaune et la bile noire et les quatre qualités : le chaud, le froid, le sec et l'humide est le but visé, garant de la santé. Il est recommandé de ne pas trop discuter des honoraires avec le patient de peur de l'angoisser ! Concernant la "qualité" du patient, "*Épidémiques*", autre traité sur lequel nous reviendrons, aborde la question éthique d'une ségrégation thérapeutique. L'auteur s'oppose à ce que les hommes libres soient soignés par des médecins libres et les esclaves par des médecins esclaves, comme si la maladie replaçait les êtres humains au même et juste niveau.

Mais revenons à la maladie sacrée. Sa cause est dans la nature, dans le concret du corps et de ce qui, l'environnant, agit sur lui. Cette origine naturelle vaut pour toutes les maladies : toutes, comme l'épilepsie ont une cause matérielle. Quant à l'origine de la maladie sacrée, selon l'auteur, elle serait héréditaire et surviendrait chez les flegmatiques. Hippocrate nous livre quelques explications anatomiques et physiologiques qu'il nous faut détailler : *« Le cerveau est double chez l'homme comme chez tous les animaux ; le milieu en est cloisonné par une membrane simple »* ... Quant aux veines *« elles arrivent au cerveau venant de tout le corps, elles sont nombreuses et menues ; mais, parmi elles, deux grosses : l'une vient du foie et l'autre de la rate. Celle qui vient du foie se subdivise : une part descend à droite le long du rein et des lombes jusqu'au dedans de la cuisse et arrive au pied, on la nomme la veine cave, l'autre partie marche en haut à travers le diaphragme droit et le poumon, une branche va au cœur et au bras droit, le reste monte par la clavicule à droite du cou, sous la peau même où elle est visible. Près de l'oreille, elle se divise : la portion la plus grosse, la plus grande, la plus creuse se termine dans le cerveau, une autre dans l'oreille droite, une autre dans l'œil droit, la dernière dans la narine*[97]*. La veine venant de la rate a une distribution semblable mais elle est plus menue et plus faible. Par ces veines nous attirons la plus grande partie de l'air et ce souffle arrive d'abord au cerveau puis est distribué au reste du corps. C'est l'air qui est responsable entre autres, de la sensation et de la conscience. Mais si l'air s'arrête en quelque point, la partie où il séjourne devient paralysée ».*

Cette distribution vasculaire et le fait que ce soit l'air qui circule dans les vaisseaux et non le sang peuvent nous déconcerter. Cependant le rôle vital de l'air pour le cerveau et toutes les parties du corps est souligné. Que l'air soit responsable de la conscience et de la sensation et que lorsqu'il vient à manquer, il y ait une souffrance cérébrale ce que souligne l'auteur est une notion qui, en médecine ne sera jamais démentie. Le texte explique l'épilepsie par une stagnation de flegme au niveau cérébral, cette stagnation s'oppose au passage de l'air et l'empêche de parvenir au cerveau. La conséquence est une perte de conscience, une perte de la voix, des contractures et des clonies.. Dans les veines décrites avec détails, circulent aussi bien l'air que le sang ou la bile. Comment pourrait sinon et dans quel lieu se dérouler cette mécanicité des humeurs faite de leur mélange, de leur dilatation, de leurs assèchements, de leurs transformations sans qu'elles se rencontrent ? La respiration est expliquée ainsi : *« quand on aspire le souffle par la bouche et les narines ce souffle va d'abord au cerveau ; puis la plus grande partie va dans le ventre et le reste dans les poumons et dans les veines ; de là il se répand par les veines dans les autres parties »*. Et dans la crise d'épilepsie *: « le sujet perd la voix et étouffe, l'écume lui sort de la bouche, il grince des dents les mains se tordent les yeux divergent, toute connaissance est perdue, quelque fois même il y a sortie des excréments. De tels accès se manifestent tantôt à droite tantôt à gauche tantôt des deux côtés »*. Ceci évoque les crises motrices dites bravais jacksonniennes qui touchent un hémicorps mais peuvent dans un second temps se généraliser.

[97]Les fonctions de la rate, du foie et du cœur ne sont pas ici abordées. Ce passage est plus précis concernant la circulation artérielle : on peut y deviner l'artère sous-clavière, la carotide externe (visible sous la peau), la carotide interne (portion la plus grosse arrivant au cerveau). Les médecins ne distinguaient pas les artères et les veines.

Quittons la clinique pour l'explication physiologique : « *Le sujet perd la voix car le phlegme descendant tout à coup dans les veines intercepte l'air qui n'est plus reçu ni dans le cerveau ni dans les veines caves ni dans les cavités, le phlegme froid coule dans le sang qui est chaud, il le refroidit et l'arrête. S'il y a trop de phlegme, celui-ci triomphe, il coagule le sang et la mort est immédiate car la respiration est interceptée mais si le sang abondant et chaud triomphe, les veines s'ouvrent à l'air et la connaissance revient* »[98]. Dans ce combat des humeurs, il est vital que l'air triomphe du phlegme. Ceci n'est pas indépendant de l'atmosphère ambiante car le vent influe directement sur le cerveau et le déclenchement de la crise se produit en fonction de son orientation. La crise survient plus facilement lorsque le vent souffle du sud, moins lorsqu'il souffle du nord et encore moins lorsqu'il vient d'une autre direction. Quant à la cause de la maladie sacrée : cette surabondance de flegme dans le cerveau et l'humidité qu'elle provoque, l'auteur en voit la preuve dans l'examen du cerveau de chèvres ayant souffert d'épilepsie. Dans cette pathologie, l'importance accordée à l'âge n'a rien d'établi, par contre, concernant les enfants il est mentionné qu'ils tombent d'abord là où ils se trouvent. Cette observation précise évoque le "petit mal akinétique" de l'épilepsie infantile. L'explication assurée de la surabondance de phlegme comme cause de la maladie repose sur des données anatomiques et physiologiques approximatives. Le présupposé devient vite une réalité. Mais devant les organes d'animaux disséqués, inertes, quelle fonction aurait pu s'observer, quelle physiologie se déduire ? Le corps que vise Hippocrate dans son étude n'est plus le corps imaginé et fantasmatique des pratiques magiques. Car l'imagination dont fait preuve l'auteur n'a rien de l'imagination de la magie, elle ne supplante pas l'observation mais plutôt la complète en comblant les lacunes de ce qui est ignoré. Le corps de la "maladie sacrée" est un corps concret, un corps observé, même si l'argument de l'humidité du cerveau de la chèvre peut paraître peu probant. L'idée d'une stagnation de phlegme et la recherche par l'examen du cerveau d'une cause à la maladie marquent les premiers pas d'une recherche anatomoclinique.

---

[98]Si le phlegme froid ne coagule pas le sang il n'en est pas moins vrai que la coagulation du sang au niveau des artères cérébrales provoque un accident vasculaire avec perte de connaissance et selon l'intensité, la mort subite ou la récupération avec souvent des séquelles (au niveau de la motricité ou du langage).

L'anatomie dont parle Hippocrate n'est pas enfouie dans l'imaginaire : que le cerveau soit double et séparé par une mince membrane comme il l'écrit, cela ne s'invente pas ! Malgré ses inexactitudes, cette conception du corps dans ses organes et ses fonctions indique la voie que devra suivre la médecine. Notons encore cette observation très fine et très complète sur le rôle du cerveau : *« il faut savoir que les plaisirs, les joies, les rires et les jeux, les peines, les mécontentements et les plaintes ne nous arrivent que du cerveau. C'est par là que nous pensons, nous comprenons, voyons, entendons ; que nous distinguons le laid et le beau, le bien et le mal, l'agréable et le désagréable, et nous les distinguons soit par la coutume, soit par l'utilité qu'elles nous procurent. C'est par là encore que nous sommes fous, que nous délirons, que des craintes et des terreurs nous assiègent, soit la nuit soit le jour : des insomnies, des erreurs fâcheuses, des soucis sans motifs, des absences de mémoire, des gestes inaccoutumés... Pour ces raisons je regarde le cerveau comme l'organe ayant le plus de puissance dans l'homme. Je dis donc que le cerveau est l'interprète de l'intelligence... Les yeux, les oreilles, la langue, les mains, les pieds agissent suivant que le cerveau a de la connaissance, en effet tout le corps participe à l'intelligence dans la proportion qu'il participe à l'air or pour l'intelligence, le cerveau est le messager ».* Le texte nous décrit un inventaire précis des fonctions cérébrales. Gallien ne dit pas autre chose lorsqu'il écrit *: « le cerveau n'est-il pas placé dans le crâne comme un grand roi dans la citadelle, avec pour appariteurs et satellites tous les sens réunis autour de lui ; ce qui nous fait conclure que c'est dans cette partie qu'est le siège de l'âme »*. Avec Hippocrate puis Gallien, nous sommes en bonne terre neuropsychiatrique. Hippocrate évoque, en dehors de l'épilepsie et de ses crises morphéiques (crises survenant la nuit), les cauchemars, les terreurs nocturnes et le somnambulisme. Par ailleurs, il décrit ces "*fous par l'effet de la pituite qui sont paisibles ne crient ni ne s'agitent et ces fous par l'effet de la bile, criards et malfaisants, toujours en mouvements, les premiers éprouvent des tristesses et des angoisses car leur cerveau sur l'effet de la pituite se refroidit, ils ont des pertes de mémoire et les bilieux qui se manifestent par des cris et des clameurs*". Nous pouvons reconnaître dans cette description, la manie (la folie agitée) et la mélancolie (la folie de tristesse et d'angoisse), ces deux formes de maladies psychiatriques qui auront traversé les siècles !

L'auteur considère que le diaphragme et le cœur n'ont aucun rôle dans l'activité psychique. Le cœur dit-il n'est pas l'organe qui éprouve le chagrin et les soucis, le cœur et le diaphragme sont des lieux d'expression de nos émotions[99], mais *"ni l'un ni l'autre n'a part à l'intelligence"*. Que le cœur soit le support de l'activité psychique est une croyance habituelle de l'antiquité, elle subsistera parfois de façon plus ou moins avouée jusqu'au XIXe siècle. "De la maladie sacrée" ne bouleverse pas les croyances ; au Moyen-Âge chrétien on attribue cette pathologie au diable et comme les lépreux, les épileptiques sont ostracisés. Prières, exorcismes, amulettes protectrices, invocations aux Saints (St Valentin sera le plus sollicité) tentent de s'opposer au diable, appelant à la rescousse, le castoréum (sécrétions des glandes odoripares du castor) ou la consommation durant plusieurs mois de la poudre obtenue après avoir raclé le crâne de la tête d'un mort. En 1873, H. Jackson incriminait à l'origine du mal des décharges électriques brutales. L'électroencéphalographie, outil diagnostic essentiel de l'épilepsie allait voir le jour (R. Caton et H. Berger), elle a un peu plus d'un siècle. Quant au traitement par phénobarbital il lui est à peu près contemporain. Le texte ***"Des vents"*** évoque aussi la maladie sacrée. Selon son auteur, la cause du mal est dans une altération du sang car : *"De tout ce que renferme le corps, rien ne concourt plus à l'intelligence que le sang"*. L'épilepsie (la "maladie sacrée") résulterait des troubles que provoque l'air lorsqu'il empêche le sang de circuler et non plus comme dans le texte précédant, lorsqu'un flux de pituite venant de la tête envahissant les veines empêche l'air de circuler. D'autres états témoignent de ces perturbations, le sommeil par exemple *"qui a dans sa nature de refroidir le sang qui, refroidi, chemine plus lentement"*. Il en résulte que *"l'intelligence s'altère et que certaines autres imaginations s'y implantent qu'on nomme rêve, de même dans l'ivresse les modifications du sang modifient l'intelligence"*. La faute en revient à l'air qui surcharge les grosses veines et empêche le sang de circuler, alors : *"la marche du sang à travers le corps devient irrégulière. Il en résulte toute espèce d'irrégularités ; le corps est tiré de tous les côtes ; les parties se contractent, les patients sont frappés d'anesthésie, sourds à ce qui se dit, aveugles à ce qui se fait, insensibles aux souffrances ; tant l'air a troublé le sang et l'a souillé"*.

---

[99]Le cœur qui bat vite et l'oppression respiratoire

Contrairement au traité "de la maladie sacrée", qui est l'ouvrage de référence, "*Des vents*", qui lui est contemporain (fin du Ve siècle av. J.C), développe une clinique très approximative. Le rôle essentiel du cerveau n'est en aucun cas évoqué et les manifestations épileptiques s'expliquent par des phénomènes périphériques : dans les grosses veines, l'air gêne le passage du sang ce qui explique que "l*e corps tout entier soit tiré de tous les côtés, que ses parties se contractent...*". La spéculation de l'auteur qui rappelle la manière d'argumenter des sophistes est un perpétuel retour à l'air comme cause unique de tous les maux. De tous les aliments du corps de l'homme et des animaux : les vivres, les boissons, les vents, l'air est selon lui le plus puissant. Cet air, ce "pneuma", ce vent, désigne dans leur unité le souffle dans le corps et l'air en dehors du corps. Le vent hors du corps est le grand élément qui peut déraciner les arbres et soulever la mer. Puissant et invisible, il remplit l'univers, il cause les saisons et la marche de tous les astres. Il est l'aliment du feu et ce feu qu'est le soleil, ne pourrait vivre s'il était privé d'air. Ainsi, l'air est la cause éternelle du soleil. Alors que nous pouvons un moment nous priver de boire ou de manger nous ne pouvons qu'un très bref instant nous empêcher de respirer. L'air, origine de la vie de l'homme est aussi la cause de toutes les maladies lorsqu'il est altéré dans sa quantité ou dans sa nature, lorsqu'il est "*souillé par des miasmes morbiliformes*[100]."

Ainsi l'air est à l'origine des fièvres mais il peut provoquer d'autres pathologies : *« Si les souffles se répandant parmi les chairs dilatent les pores du corps et qu'ils sont suivis de l'humidité à laquelle l'air a frayé le chemin, le corps étant devenu ainsi imbibé, d'une part les chairs se fondent et d'autre part, des enflures descendent dans les jambes. Cette maladie se nomme hydropisie »*. De la même manière, l'iléus est provoqué par une accumulation d'air dans l'hypocondre. Telle est l'argumentation de l'auteur témoignant de la puissance de l'air. "*Des vents*" s'inspire de la médecine de Diogène d'Apollonie et de la pensée d'Anaximène pour qui l'air est l'élément premier de toute l'existence des hommes et de la marche du cosmos. Oublions un instant le dogmatisme du texte et retenons ses recommandations de prudence et son conseil de recourir à l'expérience plus qu'à la science infuse : *« Quand il s'agit d'opérations chirurgicales, on s'y habitue et il le faut car l'habitude est pour la main le meilleur enseignement, mais quand il s'agit des maladies les*

[100]Morbus est un terme général qui désigne la maladie, le malaise.

plus cachées et les plus difficiles, le jugement est dicté moins par l'art que par l'opinion : or c'est là surtout que l'expérience l'emporte sur l'inexpérience ». Que la nature de l'air et sa qualité soient essentielles à la santé, la médecine du XXe et XXIe siècle ne le contredirait pas. Les maladies respiratoires, infectieuses (tuberculose, pneumonies) ou toxiques (silicose, amiante, tabac, polluants divers) au pronostic grave semblent l'écho concret et amplifié des "miasmes morbiliformes" que l'auteur incrimine. Enfin, "Des vents" évoque à propos de l'origine des maladies, la différence entre la cause essentielle, déterminante et la cause secondaire, favorisante. Cette notion fondamentale en médecine guide la recherche de l'origine des maladies et favorise ainsi la prévention et le traitement. Nous rencontrerons à présent d'autres textes qui nous semblent illustrer la médecine hippocratique et donnent toute leur importance au corps et à la nature. N'ayant ni l'érudition ni la connaissance de l'histoire des grands commentateurs ; nous le ferons avec l'humilité d'un vieil étudiant en médecine assis sur les bancs de sa jeunesse !

Chapitre 6

L'ancienne médecine et les principes de médecine hippocratique

Parmi les nombreux traités, "***De l'Ancienne médecine***" est un texte fondateur de l'esprit hippocratique. Il importe tout d'abord, avertit l'auteur, de définir la nature de la médecine et ce qui la distingue de la philosophie. La tâche est essentielle : querelle d'idées, querelle de pouvoir, affaire épistémologique, tout se mêle et chacun doit définir le "champ" de sa pratique et ce qui l'inspire ! Nombre de médecins se rattachent à la philosophie, surtout à la philosophie des Eléates. Ces médecins pensent être les tenants d'une "nouvelle médecine" qui s'oppose à l'ancienne. Selon eux, l'origine des maladies est unique car dans le corps humain, il y a du chaud, du froid, du sec, de l'humide. Alors, affirment-ils, lorsque ces éléments sont troublés surviennent les maladies. Ils adoptent la pensée d'Empédocle selon qui l'air, l'eau, la terre et le feu seraient les éléments de la genèse du cosmos et des êtres vivants. Mais, comparée à la pluralité des éléments et de la subtilité de leurs interactions que l'on rencontre chez les atomistes, l'explication semble bien rudimentaire. L'auteur du texte, Hippocrate sans doute, ne manque pas d'humour lorsqu'il évoque l'excès de chaud, de froid, de sec ou d'humide que ces médecins invoquent pour expliquer les maladies. L'excès devrait, disent-ils, être traité par son contraire ; mais un homme épuisé par un mauvais régime guérit-il si on lui administre "*du chaud, du froid, du sec ou de l'humide*" ? Ou bien ne guérit-il pas plutôt grâce à un régime contenant les substances réparatrices ? Et bien malin (ou bien naïf) qui dirait de ces substances réparatrices que leur qualité se résume à n'être que chaudes ou froides, sèches ou humides ! Autant dire que dans l'administration de ciguë humide, ce n'est pas la ciguë qui tue, mais l'humidité ! La médecine ne peut être un château branlant, aux assises tirées par les cheveux, de domaines qui ne sont pas le sien. Car le cosmos et le corps humain sont pour le moins des mondes hétérogènes.

Pour être spécifique, la médecine doit trouver en elle-même ses propres sources, elle doit se fonder sur ce qu'elle observe et à partir de l'observation, élaborer sa réflexion et ses techniques. En médecine, Il n'y a pas de postulat (sinon le postulat qu'il n'y a pas de postulat !), seulement des hypothèses. L'hypothèse n'est qu'un temps de la pensée que les faits vérifieront ou non et en aucun cas, le sommet d'une pyramide dont tout émanerait. L'alimentation est à l'origine de la médecine. L'histoire de la médecine et l'histoire de l'alimentation primitive entretiennent dit l'auteur des liens étroits, liens que la médecine indienne et égyptienne avaient déjà compris. L'être humain vulnérable, bien moins armé dans sa constitution que la plupart des bêtes, ne peut se nourrir comme elles et dit le texte se référant aux époques anciennes : *"chez les hommes qui se sustentaient de ces matières crues indigestes et pleines d'activités, venaient des douleurs, des maladies et la mort"*. Le corps de l'homme ne pouvait se nourrir de ces aliments inadaptés qu'il ne pouvait digérer et qui pouvaient lui être toxiques. L'homme a dû moudre, pétrir, cuire, telle a été sa première médecine, humble, pratique, vitale. Il est possible de disserter à perte de vue sur ce qui ne nous apparaît pas, sur *"les objets célestes ou souterrains"*, nul ne pourra en dire ce qui est vrai ou faux, met en garde l'auteur. Par contre, les maladies, ces dures réalités, ne sont ni célestes ni souterraines, elles nous apparaissent, elles se traduisent au niveau du corps par des signes très concrets. Il faut partir de ces signes si l'on veut éviter que la médecine ne soit qu'une divagation. Disserter sur les objets célestes ? Ah, si ces maladies pouvaient rester sur d'autres planètes et leur appartenir, mais, hélas ! Alors, il n'est pas d'autre choix que de les affronter et pour cela il faut partir des faits et non des astres. L'auteur rejette clairement la doctrine du microcosme, car la médecine loin du cosmos doit garder les pieds sur terre. Le texte accorde une grande importance à la nutrition, à la diète, aux bouillies à base d'orge, aux aliments qu'il faut adapter en quantité et qualité. Quant au système, à la mécanique interne, à la physiologie, elle repose tout entière sur le mouvement et l'état des humeurs : sang, phlegme, bile jaune, bile noire. La santé dépend de la "*cras*e" c'est à dire de leur juste équilibre, de leur harmonieux mélange. Elle tient à ce juste milieu et le médecin qui doit ne pas nuire, veille à éviter les "*vacuités*" et les "*réplétions*", les vides et les surcharges, car ces extrêmes sont nocifs. Alcméon liait déjà la santé à l'égale répartition des qualités et la maladie à la domination de l'une d'entre elles. Le juste mélange des humeurs nous évoque l'idée d'harmonie chère à Pythagore. Cette source pythagoricienne, cette arithmétique au fond du corps, nous la retrouvons dans la place que donne la médecine hippocratique aux nombres et aux jours critiques. L'alimentation est la première médecine, et le jeu des humeurs, sorte de cuisine interne est une première physiologie. Comme si la cuisine interne, métabolique, prolongeait la cuisine externe mijotée par la maîtresse de maison ! Avoir subi la coction signifie que les humeurs ont été mélangées, tempérées les unes par les autres et cuites ensemble. Les aliments exercent une influence sur les humeurs, influence qui varie selon les individus. Il importe de chercher la cause de cette influence, comme la cause de ses variations en fonction de la constitution différente des êtres humains. Le mouvement des humeurs, leurs interactions, leurs réactions nous font entrevoir comme les premiers murmures d'une chimie corporelle et leur juste équilibre, le premier mot de l'homéostasie, ce fonctionnement que l'organisme met en œuvre pour maintenir les constantes vitales à leur juste niveau : ni trop, ni trop peu. Ainsi pour la tension artérielle, la glycémie, la coagulation sanguine par exemple, ces constantes dont les mécanismes de régulation se découvriront au fil de l'histoire de la médecine. Mais les humeurs ne sont pas tout et dans une anatomie juste esquissée se pressentent les premières figures des organes. Car le médecin doit savoir quelles maladies dérivent des *"puissances"* et lesquelles dérivent des *"figures"*. Ces deux notions sont distinctes car les "puissances" désignent les propriétés extrêmes des humeurs et les ''figures", les organes et leur conformation. L'auteur puise par analogie, dans une physique simple, la constitution des organes et leur fonctionnement. Ainsi dans les organes (les figures) *:« il y a ceux qui de creux et larges vont en se rétrécissant et d'autres qui sont solides et arrondis, d'autres mous et pleins de sucs, d'autres spongieux et lâches. Ceux qui sont creux et larges et vont en se rétrécissant aspirent les humeurs, ainsi la tête, la vessie, l'utérus ».* L'auteur explique cette aspiration de l'organe en le comparant à la bouche qui, grande ouverte aspire mal mais lorsqu'elle laisse un passage étroit entre les lèvres peut aspirer. *« D'autres organes sont simplement creux et déployés et reçoivent passivement les humeurs ; les solides et ronds n'attirent ni ne reçoivent ; les spongieux et lâches enfin comme la rate, les poumons, les mamelles absorbent et se gonflent par l'afflux des humeurs. La rate remplie devient dure et dense n'est plus apte ni à la coction ni à l'évacuation, l'air intérieur bute sur l'organe engorgé qui en souffre. »* détaille l'auteur.

Dans cette description, qu'il n'est pas toujours facile de se représenter, rien n'apparaît plus concret que ces volumes et leur consistance, rien de plus concret que ces figures interagissant dans une mécanique élémentaire ; car en eux et entre eux, aucun esprit malin ne rôde ni agit. L'auteur examine les autres causes de souffrance *"à l'intérieur ou à l'extérieur du corps : la tête grosse ou petite* (connaissait-il l'hydrocéphalie et la microcéphalie ?), *le cou mince ou gros* (s'agit-il de goitre ?), *long ou court et l'étroitesse du thorax"*. **"Ancienne médecine"** définit ce que doit être l'exercice médical, sa nature et sa méthode. Les médecins et sophistes qui (à l'exemple d'Empédocle et Mélissos) ont prétendu que la connaissance de l'homme était le préalable nécessaire à la connaissance de la médecine se sont égarés dans l'ordre des choses. Cette conception est un monde à l'envers car c'est la médecine qui permet de connaître la nature humaine et non l'inverse. La nature décrite par ces médecins et sophistes *"appartient moins à l'art de la médecine qu'à l'art de la peinture"* écrit l'auteur. Moins à la réalité concrète qu'à une vague figuration. La médecine permettra une connaissance de la nature humaine, encore faut-il embrasser cette nature dans son ensemble, considérer l'homme dans sa totalité et non le réduire au réceptacle passif du mouvement des humeurs et de la vie de ses organes encore bien méconnue. La peinture ou le simple croquis de ces médecins et sophistes désigne une conception vague, loin de la réalité et de l'expérience, ignorante de ce que tout médecin doit savoir concernant la nature et les rapports de l'homme avec ses aliments, ses boissons, son genre de vie et les influences que chaque chose exerce sur chacun. Les hommes sont tous habités par le mouvement des humeurs et de leur coction. Leurs organes, vides ou pleins, durs ou spongieux peuvent les expulser ou en être envahis. Tous les hommes subissent les influences extérieures. Mais en dehors de cette condition universelle et tout en s'y appuyant, la pratique médicale s'adresse à l'individu, au malade particulier qu'il faut observer et soigner. Cette particularité renvoie à la nature individuelle de chacun, à sa constitution, et dit l'auteur, cette idée de la médecine peut être expliquée au patient non par endoctrinement mais par respect.

Hippocrate ne considère pas la pensée médicale comme un jeu de l'esprit, une manipulation de données abstraites dont les pieds ne seraient plus sur terre ! Aux médecins et aux philosophes se posait la question de la nature : celle de l'homme, celle du cosmos et de leurs liens et ressemblances. Que les médecins soient souvent philosophes et les philosophes souvent médecins ne leur facilitait pas obligatoirement la tâche ! La philosophie et la médecine ont dépassé ces querelles territoriales absurdes. Les deux mondes sont devenus étrangers l'un à l'autre ; comme la clinique des tréponématoses et la phénoménologie de la conscience interne du temps peuvent l'être. La philosophie s'est tournée vers son destin naturel : celui de l'être humain dans son existence concrète. Existence où les souffrances, les douleurs, la maladie, la vieillesse, l'horizon de la mort sont les réalités qui relèvent de la médecine mais qui ne peuvent que secouer la philosophie. Une philosophie qui ne doit pas être comme le dit Cicéron "une science de la parade mais une loi de la vie". Dans ce dialogue jamais achevé, la médecine et la philosophie ont accédé à un autre échange, humble, attentif et vivant dont la psychiatrie est souvent l'interprète.

Chapitre 7

Épidémies

Pour connaître les maladies, la médecine hippocratique observe, recueille les signes, les assemble, essaie d'identifier la pathologie, prévoit tant qu'elle le peut son évolution et tente de la soigner. La classification des maladies s'effectue souvent de la "tête aux pieds". Le traitement est une lutte véritable. Il s'agit de surveiller, de ruser, d'agir à propos, car la maladie est un ennemi à ne jamais sous-estimer, un adversaire qu'il faut neutraliser, vaincre. Ces maladies, comme les ennemis, sont multiples et souvent imprévisibles, redoutables. La médecine est une technique, un art (technique et art ont en Grèce la même signification) elle s'enseigne et se transmet comme le type même d'une activité humaine de partage. Nous étudierons les leçons cliniques d'Hippocrate à travers trois des œuvres du corpus : Épidémies, Maladies et Pronostic. Nous tenterons de suivre ces écrits dans leur minutie, rendre compte de leur richesse ne peut se faire sans entrer dans les détails. Les traités des Épidémies sont au nombre de sept[101]. Lorsqu'ils sont écrits, le terme d'"épidémies" n'a pas encore le sens de maladie infectieuse et contagieuse qu'il aura dans l'histoire. "*Épidémies*" désignait alors les maladies qui touchent une population en un endroit et une période définie. Étymologiquement, "épidémie" désigne ce qui réside dans un lieu donné. Ces écrits concernent le travail de médecins itinérants appartenant à l'école d'Hippocrate. Les textes sont parfois des recueils de notes mais le plus souvent des observations détaillées, destinées sans doute à la réflexion (la comparaison des "cas" et le regroupement diagnostique) et à l'enseignement. Les observations attentives, faites jour après jour, concernent certains lieux comme l'île de Thasos et les villes de Thrace, de Thessalie ou d'Abdère. Le médecin établit un lien très étroit entre les lieux, les climats, les saisons et l'état de santé des habitants. Chercher les causes des maladies dans la nature environnante constitue le début de l'épidémiologie en médecine. D'ailleurs, dans certaines observations

---

[101]Dans cette étude nous nous référons à l'admirable ouvrage de Armelle Debru : *Hippocrate La consultation* Ed Hermann 1986

apparaissent parfois, l'identité et la profession du malade, avec à titre d'hypothèse, le métier du malade comme cause possible de la maladie dont il souffre. L'idée de maladie professionnelle était-elle déjà présente à l'esprit des médecins ? Sans doute. L'examen clinique n'est pas la simple notation des manifestations du corps du malade comme pourrait l'effectuer un "profane" car il s'accompagne d'une réflexion, s'appuie sur une expérience, un art afin d'établir le diagnostic mais aussi le pronostic. Il s'agit en effet de "*dire le passé, comprendre le présent et prédire l'avenir*". Le but de l'acte médical est clairement énoncé : "*être utile et ne pas nuire*". Les observations cliniques sont des enquêtes minutieuses. Le médecin tel un glaneur ramasse tout ce qu'il récolte avec, à chaque moment, la question du sens de ce qu'il a recueilli et parfois échappe à son expérience, mais, sait-on jamais, car ce qui semble anodin peut avoir une grande valeur. Ce que le malade, lorsqu'il peut le faire, décrit de sa souffrance et des troubles qu'il ressent guide l'observation. Tous les sens participent à l'examen clinique : la vue mais aussi l'odorat, le goût, le tact, l'audition. Et l'union des sens fait leur force, une force qu'éclaire la réflexion.

Lors de l'examen, les grandes fonctions sont étudiées : l'état de conscience, la respiration, la digestion, la motricité, la capacité d'uriner, etc. Une simple phrase définit l'attitude clinique : « *Ne rien faire au hasard, ne rien manquer à observer* ».

L'observation est minutieuse : « *Dans les maladies on apprend à tirer les signes diagnostiques des considérations suivantes : de la nature humaine en général et de la complexion de chacun en particulier; de la maladie; du malade ; des prescriptions médicales ; de celui qui prescrit car cela peut suggérer des craintes et des espérances ; de la constitution générale de l'atmosphère et des particularités du ciel et de chaque pays ; des habitudes du régime alimentaire, du genre de vie, de l'âge, du sommeil, de l'insomnie, des songes, des mouvements des mains, des démangeaisons, des larmes, des selles, de l'urine, de l'expectoration, des vomissements, des sueurs, des refroidissements, des frissons, de la toux, des éternuements, des hoquets, de la respiration, des éructations, des vents bruyants ou non ; des hémorragies ; des hémorroïdes. Il faut savoir étudier ces signes et reconnaître tout ce qu'ils comportent* ». De ces médecins au regard attentif, nous pourrions penser que pris par le souci de l'observation, ils n'étaient guère empathiques. Mais pourquoi le penserions-nous ? On peut imaginer que ces praticiens encore démunis, confrontés au pire, à l'inconnu, notant ce qui pouvait les aider à comprendre les maladies, soient rivés à leur observation. Mais nul ne pourrait dire que l'acte médical en lui-même se résumait à ces notes. Afin de saisir la richesse de ces traités, il convient d'étudier les situations pathologiques particulières. L'auteur, lorsqu'il nous présente les "cas" parle souvent des patients avec leur nom. En le faisant, il les humanise et alors, au-delà de la clinique, ce ne sont plus des "cas", mais des personnes que nous imaginons dans leur destin tragique de malades. Parmi les signes de maladie, les sortes de fièvres sont notées avec attention : fièvres de l'automne et de l'hiver, fièvres continues, diurnes, nocturnes, tierces, quartes, vagues. La saison, le rythme, le temps sont observés, ainsi que la qualité de la fièvre qui peut être ardente, brûlante. Il s'agit parfois de "phrénétis", terme où nous reconnaissons la psychose hallucinatoire aiguë et ses hallucinations visuelles survenant lors d'infections avec forte fièvre comme le typhus ou la typhoïde. Ces fièvres sont envisagées comme des maladies à part entière et non comme des symptômes.

L'importance accordée aux fièvres reflète la grande fréquence des infections, la fièvre en étant souvent la première manifestation. La médecine décrit ce qu'elle observe, elle méconnaît encore les causes, les étiologies.

Le médecin note la fréquence des convulsions associées à la fièvre, surtout chez les enfants[102]. Les signes des fièvres, l'intensité des frissons, l'abondance des sueurs sont soigneusement retenus. Le médecin évoque des dépôts, sorte de migration secondaire de la maladie, qui se font sur les parotides. L'infection qui nous semble plutôt toucher les ganglions évoque les adénopathies cervicales tuberculeuses, ces classiques écrouelles "*dont la maturation demeure imparfaite*" dit l'auteur. Du moyen âge au XIXe siècle, de Clovis à Charles X, les rois de France auraient reçu la grâce divine de guérir ces suppurations interminables. Les "*dépôts*" note l'auteur "*se font parfois sur les articulations dont la hanche*" : s'agit-il de rhumatisme inflammatoire ou de tuberculose osseuse ? La tuberculose est très répandue. La phtisie dont on

[102] Il existe chez les enfants de 5 mois à 6 ans des crises d'épilepsie (dites crises hyperthermiques) que provoque une forte température.

ignore la contamination est attribuée à l'hérédité (un phtisique naît d'un phtisique est-il écrit dans la "Maladie sacrée"). La maladie débute par une toux discrète, des douleurs de dos et de la poitrine. La toux devient alors plus intense accompagnée de crachats sanglants. Puis, surviennent une baisse de l'état général avec perte de force, un amaigrissement, une recrudescence des troubles respiratoires et une diffusion de la maladie aux os et aux articulations, aux hanches (coxalgie) et au dos (mal de Pott). Cette maladie redoutable a traversé l'histoire. Dans le traité "les articulations", il est déjà fait mention "*d'abcès aux lombes et aux aines survenant dans les gibbosités*". L'association de douleurs de la tête et du cou, de vomissements, convulsions et de douleurs abdominales, avec souvent peu de fièvre, peuvent évoquer la méningite tuberculeuse. Un tel diagnostic, établi rétrospectivement, ne peut se poser qu'avec prudence. L'histoire de l'anthrax au livre II des épidémies[103] illustre cette situation : « *À Cranon, des anthrax en été ; pendant les chaleurs il y eut des pluies abondantes et continues, il se formait dans la peau des humeurs qui renfermées s'échauffaient et causaient du prurit ; puis s'élevaient des phlyctènes semblables aux bulles formées par le feu et les malades éprouvaient une sensation de brûlure sous la peau* » décrit l'auteur. De quelle affection s'agit-il ? Vouloir ici donner un diagnostic conduit à examiner de nombreuses pathologies. Par exemple : un abcès cutané de l'anthrax ou un herpès ou l'impétigo, le zona, l'érysipèle, car les dermatoses infectieuses et sur infectées étaient très fréquentes. Peut-être encore une dermite des prés liée au contact de plantes photo-toxiques comme peut en produire la sève des feuilles de figuier lorsqu'il y a du soleil et de l'humidité ? Les phlyctènes semblables aux bulles formées par le feu et la sensation de brûlure sous la peau évoquent les grosses phlyctènes et les importantes douleurs (le feu de Saint Antoine) du zona[104]. Si le diagnostic de peste bubonique a pu rétrospectivement être évoqué, un bubon avec fièvre ne suffit pas pour parler de peste nous rappelle Ruphus d'Ephèse. De plus, si la grande peste avait existé avec ses graves infections pulmonaires, on peut imaginer quel désastre pour la Grèce et le monde aurait été la dissémination de cette maladie très contagieuse et pouvant se propager très loin des foyers initiaux. Parfois la description permet

103*Épidémies* livre II Armelle Debru op cité p 24.

104Emile Littré discute la question de la peste et d'autres affections dans l'Argument du livre II. Le terme de peste (qui signifie fléau) désigne sans doute plusieurs maladies.

avec moins d'incertitude d'approcher le diagnostic. Ainsi Philiscus[105] (livre I) qui présente une fièvre violente, des douleurs abdominales et des troubles du transit digestif. Sa respiration est "*rare et grande*" puis surviennent des manifestations hallucinatoires et un coma. Il meurt au sixième jour et lors de ses examens répétés le médecin a noté une grosse rate, des "*urines noires*", signe constant au cours de la maladie[106]. Silénus[107] souffre d'une pathologie semblable : fièvre violente alternant avec des sensations de froid, diarrhées, douleurs abdominales ainsi que des urines noires, signe constant de la maladie. Il meurt au onzième jour. Ces deux patients ont souffert de graves accès de paludisme : sous l'effet des parasites, les globules rouges en grande quantité ont été détruits et leurs débris ont engorgé les reins provoquant une insuffisance rénale d'abord réversible puis définitive. Hérophon, un troisième patient souffre d'une fièvre, la rate est douloureuse et hypertrophiée ; elle grossit encore aux moments les plus forts de l'accès paludéen, mais la destruction des globules rouges est moins intense. Ici encore, le patient présente des manifestations hallucinatoires. La finesse d'observation de ce médecin apparaît encore lorsqu'il examine de façon répétée les urines car il note non seulement leur nature, leur couleur, leur densité, mais procède aussi à leur sédimentation : premier culot urinaire, véritable examen de laboratoire ! Le sédiment qu'il a observé contenait des fragments d'hémoglobine et des pigments biliaires, ignorés encore. La Malaria[108] est endémique dans une grande partie de la Grèce. Elle est responsable de ces "fièvres ardentes", de ces formes pernicieuses du paludisme où la fièvre et la déshydratation provoquent le délire aigu (phrénitis) ou le coma (léthargos). Cette pathologie grave[109] et fréquente nous fait comprendre l'attention que le médecin grec porte aux fièvres :

[105]*Épidémies* A. Debru op cité p 15 ce cas a été étudié de façon approfondie par D.M Gmerk dans son ouvrage p 409 à 436.

[106]Douleurs abdominales, vomissements, urines de plus en plus foncées indiquent une forme grave de la maladie : la fièvre bilieuse hémoglobinurique.

[107]A. Debru op cité p16.

[108]Malaria terme venant de l'italien : Mala (mauvais) aria (air) synonyme de paludisme (palus en latin désigne le marécage).

[109]Elle l'est encore. Première maladie parasitaire au monde, elle touche 250 millions de personnes et provoque 630.000 décès par an. Le moustique, un anophèle femelle provoque la maladie par piqûre car elle a besoin des protéines du sang humain pour nourrir ses œufs. Les accès correspondent à l'éclatement des globules rouges parasités dont les débris obstruent les vaisseaux sanguins provoquant des lésions cérébrales, rénales.

fièvres continues quotidiennes ou tierces, quartes, hémitritiées[110] selon la fréquence des accès qui pouvaient survenir tous les deux, trois, quatre jours. Le paludisme est l'une des grandes maladies de la Grèce antique avec ses accès palustres aux fièvres "brûlantes", causes de déshydratation et de troubles confusionnels. Avec la fièvre, le médecin évalue le degré de désorganisation de l'état de conscience du malade dont l'intensité indique la gravité de la maladie[111]. Certaines observations décrivent la fièvre puerpérale[112]. Cette infection microbienne qui frappe la femme lors de l'accouchement est d'une gravité extrême. Semmelweiss en pressentira la cause. Au 19e siècle, à Vienne, ce médecin hongrois s'oppose aux mauvaises habitudes des médecins accoucheurs exigeant d'eux... qu'ils se lavent les mains ! L'asepsie, cette prévention primordiale des infections est découverte, quelques années avant Pasteur. Mais ce que préconise Semmelweiss dont nous reparlerons, sera peu entendu. Pourtant, l'hygiène élémentaire qu'il proposait était salvatrice et simple à mettre en œuvre. Cette infection devenue rare demeure encore très fréquente et redoutable dans les pays les plus démunis. L'auteur nous parle de la femme de Philinus et de la femme d'Epicrates, exemples de ces fièvres puerpérales[113].

Au décours de l'accouchement, elles souffrent d'une fièvre intense avec frissons et de violentes douleurs à l'abdomen et dans les "*parties sexuelles*". L'abdomen est d'une "*grande chaleur*" et les urines sont "*épaisses comme celles des bêtes de somme*" note le médecin. Il observe l'arrêt des lochies, cet écoulement de sang qui survient parfois plusieurs semaines après l'accouchement. Dans le cas de cette infection, il note qu'elles peuvent être fétides et mêlées d'écoulements purulents. La violence des douleurs abdominales *(« le ventre était le siège d'une grande chaleur* ») signe la péritonite tandis que le délire hallucinatoire et les convulsions qui surviennent et précèdent la mort marquent les conséquences cérébrales de la septicémie. Les malades souffrent souvent de pathologies digestives : des vers intestinaux qui tourmentent le soir, des ascarides et sans doute des oxyures qui provoquent la nuit un prurit anal : « *c'est l'heure du jour où ils sont le plus fatigants, non seulement parce*

110Consistant en un accès fébrile quotidien et un accès fébrile plus intense tous les trois jours.
111La déshydratation fébrile toxi-infectieuse produite par différents microbes (le "causus") n'est pas une maladie mais un syndrome non spécifique que l'on peut observer dans des infections diverses : paludisme, typhus, typhoïde, infection puerpérale cf. M.D GRMEK *Les maladies à l'aube de la civilisation occidentale* Ed Privat p 418
112Id livre I p 19
113Id p 18 et 19

qu'on est le plus mal à l'aise mais aussi par eux-mêmes ». Les affections abdominales peuvent être graves : Lycie[114] (dont l'auteur précise qu'elle a été traitée par une portion d'Hellébore) souffrait de fièvre et de douleurs abdominales puis « *la rate et l'hypocondre droit se tendirent, météorisme et point de selles* ». Ceci évoque une infection abdominale purulente évoluant à grands pas vers la péritonite. Une fois encore surviennent la septicémie, le délire et la mort. Parfois l'observation est attentive, mais l'interprétation erronée[115]. Ainsi la "*saillie des vertèbres cervicales*" que le médecin observe lors d'une angine et qu'il pense être une luxation vertébrale spontanée avec "*paralysie à la face, à la bouche et au voile du palais*", est en fait une diphtérie. La tuméfaction de la gorge, avec prolifération des fausses membranes le conduit à évoquer à tort le glissement vertébral vers l'avant. Mais, la toux rauque, la voix éteinte, les difficultés respiratoires jusqu'à l'asphyxie évoquent la diphtérie. L'auteur souligne la gravité de l'évolution "ce*s malades expectoraient des matières cuites et s'essoufflaient promptement. Ceux chez qui il y avait fièvre, offraient à un bien plus haut degré la dyspnée, expuition (évacuation) de la salive tout en parlant et le gonflement des veines*". Ces derniers symptômes évoquent la laryngite diphtérique : le croup. Les fausses membranes qu'elle provoque, prolifèrent dans la gorge, gênent considérablement la déglutition et la respiration et conduisent à l'asphyxie et à la mort. Quant à la paralysie du voile du palais (au plus près de l'infection) observée par l'auteur, elle est l'effet d'une toxine que produit le microbe. Celle-ci peut aussi provoquer des atteintes des nerfs sensitifs, des paralysies des membres supérieurs et inférieurs et, c'est peut-être cela que décrit l'auteur lorsqu'il parle de ces malades "*impuissants à se tenir debout même quand ils ne mourraient pas très rapidement*". Épidémies IV[116] parle d'affections érosives et muqueuses qui évoluent rapidement vers la gangrène et la septicémie. Là encore, quelle qu'en soit la porte d'entrée, les infections cutanées, osseuses, digestives, urinaires, pulmonaires (pleurésie, phtisies, empyèmes susceptibles de récidiver malgré le drainage) sont très fréquentes. Parfois le *delirium tremens* peut être évoqué devant l'histoire de cet homme jeune qui a bu beaucoup de vin pur et qui délire, un délire désordonné lors duquel il est très agité, se lève, se bat, tient des propos obscènes. Le delirium tremens, complication de l'alcoolisme

---

[114]*Epidémies* livre II p31
[115]*Epidémies* II p 24
[116]Debru p 32

est un délire intensément et activement vécu lors duquel le malade en proie à des hallucinations visuelles est perdu dans le temps et l'espace, vit activement son délire et ne dormant pas, finit par mourir d'épuisement et de déshydratation. Cette observation est sans doute celle d'un delirium, car on ne meurt pas onze jours après une simple ivresse excito-motrice[117]. Le médecin détaille l'examen médical : "*savoir que les jugements se font par les yeux, les oreilles, le nez, la main et les autres moyens par lesquels nous connaissons. Le malade, l'opérateur : celui-ci ou palpant ou flairant ou goûtant. À remarquer aussi : cheveux, couleur, peau, veines, parties nerveuses, muscles, chairs, os, moelle, encéphale, ce qui vient du sang, viscères, ventre, bile, les autres humeurs, articulations, battements, tremblements, spasmes, hoquets, ce qui est relatif à la respiration, déjections ; moyens par lesquels nous connaissons*"[118]. Tels sont mis en œuvre, les outils cliniques du médecin que sont ses perceptions et ce à quoi elles doivent être attentives. Le cinquième livre des Épidémies est riche de descriptions particulières mais aussi d'erreurs de traitement que l'auteur rapporte et des aggravations parfois fatales, désormais connues sous le nom de pathologies iatrogènes (ces maladies causées par les médecins et leurs médicaments).

Il cite comme exemple, les purgatifs qui provoquent des ulcères digestifs ou les trépanations trop tardives. Le médecin évoque les erreurs des autres médecins mais il n'oublie pas les siennes car l'intention est claire : il faut informer, prévenir les confrères pour soigner au mieux les malades à venir. Le médecin transmet ce qu'il sait, mais aussi ce qu'il ignore, les questions qu'il se pose et auxquelles les confrères ont peut-être une réponse ou auxquelles ils n'ont peut-être jamais pensé. Mais le médecin hippocratique, à moins qu'il ne soit un saint a pu éprouver quelque plaisir à constater l'erreur d'un collègue, surtout d'un collègue vaniteux ! La pression du ventre fait partie des gestes cliniques essentiels. Elle est décrite comme un acte thérapeutique et employé dans le cas d'une tumeur, dit Littré : l'abdomen est "*malaxé*" et la tumeur soignée. Mais il est improbable qu'une tumeur cède à ce "malaxage" et le terme de tumeur a ici un sens très vague. Peut-être s'agit-il d'une inflammation sous-

---

[117]Debru p 37 livre IV. Le *delirium tremens* est soigneusement décrit par Zola dans son roman "L'assommoir". Parfois dans le délire le malade vit sous une forme dramatique et inextricable son métier comme dans l'exemple classique du "cocher embourbé" qui s'épuise à sortir sa charrue de la boue.
[118]Debru p 40.

cutanée ? Par contre, la palpation de l'abdomen est un geste essentiel qui permet de diagnostiquer un gros foie, une grosse rate, une ascite, un "météorisme" (dilation gazeuse intestinale en cas d'occlusion) ou un ventre dur, "ventre de bois" de la péritonite. Le médecin hippocratique parle souvent de ventre "resserré", ce qui peut correspondre au météorisme ou à la péritonite. L'augmentation du volume de la rate, signe important de l'infection paludéenne, est souvent diagnostiquée. L'auteur évoque le cas de Scomphus qui souffre de pleurésie et de Scamandre mort d'un abus de purgatifs ("*Sans la force du purgatif, il aurait résisté davantage*"). À Œniades, un homme souffrant d'une infection digestive et auquel des "*purgatifs et vomitifs de toute espèce*" sont administrés "*sans aucun soulagement et qui guérit malgré cela*"... qui guérit malgré ce remède auquel aucun cheval n'aurait résisté ! À Œniades, Eupolème souffre d'une maladie de la hanche, une infection que ni les évacuants ni les cautérisations ne soignent : "*avec le feu on lui fit beaucoup d'escarres, elles étaient grandes et voisines les unes des autres ; il s'écoula beaucoup de pus épais. Le malade succomba peu de jours après, tant à la grandeur et au nombre des plaies qu'à la faiblesse. Il me semble que si on avait pratiqué une seule large incision et évacué le pus par cette voie, il semble que cela étant pratiqué à temps, le malade aurait guéri*".[119]

De ce jeune patient souffrant d'une affection de la vessie, l'auteur note : "*ce malade eut le ventre fortement ulcéré par la violence du médicament et succomba trois jours après l'avoir pris*"[120]. Quant à la femme d'Antimaque qui, enceinte, a de la fièvre et souffre de maux de ventre : "*on lui donna un purgatif plus fort qu'il ne fallait... ensuite une douleur violente s'empara du ventre inférieur car il avait été ulcéré par le médicament et elle rendit après les faeces, des raclures sanguinolentes... elle mourut vers le milieu de la nuit*".[121]Les médecins pratiquent souvent des "*purgations*" et des "*évacuations*" par le haut et le bas, qui conduisent à la déshydratation et à ses conséquences, jusqu'à l'issue fatale. Hippocrate s'oppose à ce "*dessèchement*" que pratique de nombreux médecins. Ces évacuants qui ulcèrent évoquent l'hellébore. Elle peut provoquer des troubles digestifs graves, des convulsions, des troubles cardiaques mais serait utile pour soigner... les troubles digestifs et

[119]Debru p 60
[120]Id p 62
[121]Id p 63

"p*urger la mélancolie*" ! Hier comme aujourd'hui, le remède peut être plus redoutable que le mal. Il se peut, rappelons-le, que le médecin puisse critiquer le traitement qu'il a lui-même prescrit. À propos d'un homme victime d'une plaie à la tête suite à un jet de pierre et qui est mort, il s'en veut d'avoir utilisé trop tard le trépan qui aurait permis d'évacuer l'hémorragie cérébrale. Ce regard critique que le médecin porte sur l'acte médical fût-il le sien et peut-être plus encore si c'est le sien est d'une grande importance. Rien n'est plus à craindre aujourd'hui comme hier que le médecin qui sait tout et peut tout. La perplexité est enrichissante et notre ignorance peut, pour quelqu'un d'autre, être source de réflexion. Ainsi *: « est ce que chez les personnes fatiguées, les dépôts se font sur les articulations et non sur l'œil ?* » s'interroge le médecin, la question est posée, un cher confrère saura peut-être y répondre ! Le texte nous renseigne sur des pathologies très diverses[122] comme le tout venant d'une vaste consultation et décrit un abcès sous phrénique (abdominal) succédant à un écrasement costal majeur. L'infection diffuse à l'abdomen et se fistulise à la peau : "*il s'écoulait un liquide putride, noirâtre, de mauvaise odeur*". L'auteur note que le foyer infectieux est en profondeur et non superficiel comme pourrait le laisser penser l'écoulement.

Les plaies de l'abdomen lésant les organes, entraînent le plus souvent la mort rapide par péritonite. La femme de Polémarque, note le médecin, présente une angine, de la fièvre et "*une respiration comme respirent les plongeurs en sortant de l'eau"* ainsi que *"du bruit venant de la poitrine comme chez les femmes appelées ventriloques*". Ce dernier signe décrit ce que la pneumologie connaît encore sous le nom de "pectoriloquie aphone" : à l'auscultation pulmonaire nous entendons la voix comme si elle provenait directement des poumons. Ce signe fait suspecter une cavité pulmonaire, une tuberculose. Les observations sur le tétanos sont précises[123], la maladie succède à une plaie que l'auteur voit justement comme la porte d'entrée de l'infection. Chez le surveillant d'un grand navire ayant subi l'écrasement d'un doigt et du poignet par une ancre, il note une plaie grave, de la fièvre puis décrit :"*opisthotonos : les mâchoires serrées se joignaient l'une contre l'autre puis le cou fut pris le troisième jour, le corps tout entier était contracté en*

---

[122]Debru p 65
[123]*Épidémie* 7

arrière avec sueur. Le sixième jour après le pronostic, il mourut". "*Chez Téléphanès, le jeune garçon ayant subi une piqûre au pouce il y a une inflammation et une douleur considérable : les mâchoires se serrèrent pendant la nuit ; l'opisthotonos était là. La salive, écumeuse était à peine expulsée hors des dents ; il mourut le troisième jour.*"

Rien ne manque à cette clinique du tétanos : l'existence d'une blessure fût-elle la plus anodine, le trismus (contracture des muscles de la mâchoire), l'opisthotonos (contracture des muscles extenseurs du dos et de la nuque) et la mort par asphyxie. Les "Épidémies" décrivent les maladies les plus diverses : les orgelets et leur surinfection. L'auteur insiste avec raison sur la nécessité des larmes et la gravité potentielle de la sécheresse des yeux. Les pathologies décrites dans les traités sont nombreuses et très variées : les avortements spontanés, les fièvres sous toutes leurs formes, les pleurésies, les pneumonies, les phtisies, le choléra et les infections digestives ("*lienteries*"), les plaies de la tête et des hanches souvent sur infectées, les commotions cérébrales, le cancer du sein (en différenciant les cancers occultes auxquels il ne fallait pas toucher et les cancers ulcérés, traités par application de fleur de cuivre et d'élatérion), les septicémies, les tumeurs dans les aines et au cou qui évoquent les adénopathies satellites d'infections.

L'otite purulente est remarquablement décrite : le garçon de Cydis est pris de frissons, de fièvre, de douleurs violentes dans l'oreille droite et de la tête[124]. "*Cette affection datait de l'enfance, avec fistule et écoulement de mauvaise odeur, elle était la plupart du temps indolente*" mais cette fois la douleur d'oreille était violente ainsi que la céphalalgie et "*Au neuvième jour : douleurs violentes de la tête et de l'oreille, le garçon gémissait continuellement et depuis le début il se faisait un écoulement purulent par l'oreille dans les moments où la souffrance était la plus forte*". Les antécédents, le siège et l'intensité des douleurs, le pus s'écoulant de l'oreille signe le diagnostic d'otite purulente et les violents maux de tête peuvent faire craindre une propagation de l'infection avec mastoïdite puis infection cérébrale. Le traitement prescrit est une décoction d'orge. Mais l'écoulement purulent sera plus thérapeutique ! La femme d'Hermoptolème souffre de fièvre, de maux de tête puis de tout le corps ; la langue est sèche et rouge et surviennent des diarrhées

[124]Debru p 68

("*selles devenant très liquides et très peu colorées*"), le coma puis une agitation et un "*état maniaque singulier, agitation, terreurs, cris, colères*", une déshydratation et une soif intense. La gravité des diarrhées, la déshydratation et les troubles confusionnels aigus qui lui sont liés peuvent évoquer la typhoïde. Parfois l'affection nous est peu familière : la femme d'Olympiadès, enceinte de 8 mois présente "*une fièvre aiguë, la langue est brûlée, sèche, âpre, jaune, les yeux sont jaunes, la couleur est cadavéreuse*". L'avortement survient au cinquième jour puis elle sombre dans le coma et la mort survient au bout d'une semaine. Cette description évoque la "stéatose aiguë de la grossesse" cette insuffisance hépatique majeure qui survient au dernier trimestre de la gestation. Cette maladie décrite par Sheenan (1940), était, avant 1970, d'un pronostic redoutable pour la mère et l'enfant. La pathologie rénale n'est pas méconnue : la colique néphrétique et ses douleurs rénales intenses par exemple, où *:* « *L'homme souffre comme une femme qui accouche* » et qui se termine par "*l'évacuation de sable rouge et sanguinolent*". Concernant les enfants, le médecin note : "*la concrétion après la miction se fait de préférence chez les enfants : est-ce parce qu'ils ont plus de chaleur ?*" Chez les enfants, les calculs rénaux étaient un mal très répandu que l'on tentait d'expliquer par la qualité du lait.[125] Dans le champ de la neurologie, le médecin décrit une migraine typique "*il y a un éclair puis une violente douleur à la tempe droite puis de toute la tête et du cou et enfin des vomissements*". Le clinicien rencontre parfois des malades frappés d'hémiplégie : "*celui qui avait souffert de l'oreille finit au bout de vingt jours environ par perdre la parole ; impuissance du côté droit, point de fièvre. L'oreille droite, l'œil droit n'étaient pas complètement fermés...*"[126]. Le médecin sait qu'une lésion cérébrale entraîne des troubles moteurs controlatéraux : ici, l'aphasie par lésion de l'hémisphère gauche (zone de Broca) et la paralysie de l'hémicorps droit. Nous retrouvons ce savoir dans l'histoire de la plaie du crâne dont cette jeune fille de 12 ans est atteinte. La trépanation était insuffisante, alors une infection locale s'est déclarée et, décrit le médecin : "*le spasme saisit le bras gauche, la plaie était en effet plus à droite*"[127]. Le terme "en effet" doit être souligné car il dit que cette notion était déjà connue, déjà inscrite dans la séméiologie médicale. Les dermatoses chroniques sont décrites : par exemple, cet homme souffrant d'un

[125]Debru p 43
[126]Debru p 35
[127]Debru p66

prurit généralisé dont "l*a peau était épaisse par tout le corps et dont nulle part vous n'auriez pu pincer la peau à cause de l'épaississement qu'elle avait subi*". *S*'agit-il d'un psoriasis ou d'une sclérodermie ? La lecture de la brève observation ne permet pas de le dire[128]. Dans ces descriptions, la psychiatrie n'est pas oubliée : terreurs nocturnes, phobies : "*Démoclès n'aurait passé ni près d'un précipice, ni sur un pont ni par-dessus un fossé, le fossé le moins profond mais il pouvait cheminer dans le fossé même*". Parfois il s'agit d'état dépressif : "*Parméniscus était pris de découragement et d'un désir de quitter la vie et derechef (à nouveau), bon courage*". Il ne parle pas, est immobile "*la main appuyée sur les hypocondres comme s'il y souffrait*". Ceci peut évoquer une dépression très grave : la mélancolie anxieuse. Quant aux liens de l'épilepsie et de la mélancolie, cette question qui a traversé l'histoire de la psychiatrie est ici abordée : "*les mélancoliques deviennent d'ordinaire épileptiques, et les épileptiques mélancoliques ; de ces deux états ce qui détermine l'un de préférence, c'est la direction que prend la maladie : si elle se porte sur le corps, épilepsie ; si c'est sur l'intelligence, mélancolie*[129]*»*. Le médecin itinérant n'est pas un pur somaticien (si toutefois ce mot signifie quelque chose !) Attentif au psychisme et ses liens avec le corps, il considère le patient dans son être, corps et âme : "*Quant au moral, on remarque que l'emportement contracte le cœur et le poumon sur eux-mêmes et appelle à la tête la chaleur et les liquides tandis que la bonne humeur dilate le cœur. L'exercice est aliment pour les membres et la chair, sommeil pour les viscères. La réflexion est exercice de l'âme"*. 'Et de cette nécessaire présence de l'âme, il écrit : "*l'âme de l'homme se produit toujours jusqu'à la mort ; si l'âme est simultanément embrasée par la maladie, elle consume le corps*". Enfin, sensible à l'éveil des émotions et à sa participation à la santé, le médecin prescrit *: « Pour rétablir la bonne couleur et les sucs, on s'efforcera d'exciter des vivacités, des allégresses, des craintes et autres sentiments semblables ; si cet état est compliqué d'une maladie du reste du corps, on la traitera, sinon cela suffit »*[130]. Examinant le corps des patients, les médecins hippocratiques n'en étaient pas moins attentifs aux maladies de l'âme.

128Debru p 60

129*Epidémie* VI VIII (31) Debru op cité p56

130*Epidémie* II 4e section 4

Chapitre 8

Pronostic

Le "traité pronostic" est une grande leçon sur ce que doit être l'observation clinique. Il y est question d'examiner et de recenser le plus précisément possible les manifestations corporelles des maladies aiguës et parmi elles, les maladies avec fièvre, réputées les plus dangereuses[131]. Le terme de pronostic est de grande valeur car la maladie a un présent mais aussi un passé et un avenir. Un passé, car connaître les premiers signes, les circonstances de leur apparition est très précieux. Un avenir (le pronostic au sens strict) car il est nécessaire de savoir au mieux "où l'on va" pour gagner la confiance du patient ! Il est vrai que lui dire que l'on ignore de quoi demain sera fait ne peut le rassurer.

Avoir une idée de l'évolution permet aussi de prévoir et traiter les accidents qui émaillent le cours de la maladie. Enfin, si le pronostic est la mort, que l'évolution fatale ne soit pas attribuée au médecin mais à la gravité du mal car le médecin grec est aussi soucieux de sa réputation ! Cette prévision n'est pas une divination. Au-delà de l'observation, cet art de prévoir permet de connaître la force de l'ennemi et d'en déjouer les coups. Cette attitude évoque la mètis, cette intelligence rusée à laquelle les Grecs étaient sensibles. "Pronostic" décrit aussi précisément que possible, les fièvres, la toux, les éruptions cutanées dans leurs caractères et leur évolution. La médecine grecque est une pratique de l'observation et le médecin observe avec les "outils" dont il dispose : ses seules perceptions mais des perceptions éveillées, pénétrées de logique, d'intelligence. Pour être complet l'examen du patient doit préciser si la maladie est aiguë ou non et si l'état général diffère et en quoi de l'état habituel. Pour cela, il convient d'analyser les symptômes et de rechercher les signes. Le *symptôme* est la manifestation du mal : la toux ou l'essoufflement par exemple. Le *signe* est perçu et cherché par le médecin : ainsi, la couleur du visage ou ce qui est entendu à l'auscultation. Comme le

---

[131]Henri Ey parle de la modernité de ce traité et de sa grande clinique. Rien dans ce qui suit ne saurait le démentir.

note Armelle Debru : *« la première règle est de se rapporter à l'état habituel du malade et d'estimer les changements survenus avec la maladie. Il n'y a pas de maladie sans écart et celui-ci aux yeux des hippocratiques doit être mesuré pour chaque individu ; la seconde règle est de ne jamais considérer un signe isolé comme décisif car les signes doivent être combinés pour être significatifs »*[132]. Mais un signe isolé doit attirer l'attention car il est parfois ce que l'on nomme "*le signe d'appel*", le signe qui apparaît avant les autres. Cette association, cette comparaison des signes permet d'identifier les maladies, acte plus important que leur attribuer un nom.

Le texte indique avec minutie les éléments de l'examen clinique : nous devons en rapporter les détails afin d'en apprécier la valeur. Sans doute cet examen s'est-il enrichi au fur et à mesure de l'histoire de la médecine mais il n'a guère pris de rides ou elles sont bien difficiles à deviner sous la barbe d'Hippocrate ! Cet examen est un précieux modèle pour des générations d'étudiants en médecine et de médecins y compris les plus modernes.

L'analyse clinique commence par *l'examen du visage.* Il importe de savoir si ce visage a changé de son aspect habituel et s'il diffère du visage des bien portants. Le *"visage redoutable"*, le faciès hippocratique : nez effilé, yeux enfoncés, tempes affaissées, oreilles froides et contractées, peau du front dure et tendue est d'un mauvais pronostic, à moins qu'un accident aigu tel que la diarrhée, la dénutrition ou un trouble du sommeil puisse l'expliquer. Quant à la couleur du visage, qu'il soit livide, jaune, brun, noir, plombé, son observation a gardé toute sa valeur : pâleur de l'anémie, teint jaune du visage et des conjonctives des maladies de foie, teint bleu sombre de la cyanose des pathologies cardiaques ou respiratoires. L'aspect du visage, l'expression revêtent une grande importance ; le visage est-il détendu ou se crispe-t-il sous l'effet de la douleur, le regard est-il attentif ou traduit-il un être abattu, fatigué ?

La position du corps dans le lit est examinée : affaissé, relâché, les extrémités froides, il indique un pronostic défavorable. Le médecin recherche et examine les éventuelles plaies, ulcères ou escarres.

Le mouvement désordonné des mains, la classique "*carphologie*" est de mauvais pronostic. Elle traduit l'existence d'hallucinations visuelles liées à la

---

[132] Debru op cité p 78

souffrance cérébrale des fortes fièvres comme la typhoïde ; le malade cherche par ses mouvements à saisir ou écarter un objet ou à se protéger.

La *respiration* est analysée dans sa fréquence et sa profondeur. Celle-ci est très rapide et superficielle lors des inflammations sus-diaphragmatiques. Le médecin sera attentif aux diverses formes de sueurs : celles qui salvatrices dissipent la fièvre ou les sueurs de faiblesse ou encore les redoutables sueurs froides qui annoncent une prochaine flambée de l'infection.

L'abdomen est palpé : "*il doit être indolent, mou, égal mais s'il est enflammé, tendu, douloureux, il excitera les craintes du médecin*". Le médecin insiste sur le fait que les signes lorsqu'ils siègent à droite sont de plus grande gravité. La clinique actuelle donne raison à notre vénérable confrère car de tels signes font craindre l'appendicite, et l'abdomen tendu, le "*ventre de bois*" contracturé de la péritonite, sa grave complication. Le médecin mentionne des tumeurs qui ressemblent à des tumeurs infectieuses : abcès sous cutanés saillants à l'extérieur, en pointe, de bon pronostic car ils peuvent s'évacuer. Quant à l'écoulement de pus, il faut craindre un pus de mauvaise odeur : "*le pus le meilleur est blanc homogène uni et exempt de toute mauvaise odeur ; le plus mauvais est celui qui offre les propriétés contraires*".[133]

Les selles sont examinées, leur couleur notamment, car la couleur noire ou rouge fait suspecter une hémorragie digestive et leur consistance. Y a-t-il de la diarrhée ? Car la diarrhée est le grand signe des infections digestives, les "*lientéries*" si fréquentes à l'époque. La médecine hippocratique accorde aux diarrhées une grande importance, comme lui importe aussi l'alimentation. Le transit digestif et l'émission des gaz sont analysés car leur arrêt fait craindre l'occlusion intestinale. D'ailleurs, l'arrêt des gaz précède le plus souvent l'arrêt des matières.

Le malade présente-t-il de *l'hydropisie* c'est-à-dire des œdèmes, une accumulation de liquide au niveau des poumons, de la cavité péritonéale, des membres inférieurs ? Sa cause peut être une maladie rénale, une insuffisance

---

[133]Par exemple la mauvaise odeur du pus de l'infection à pyocyanique.

cardiaque ou une cirrhose du foie. Sans doute le médecin rencontre-t-il aussi des ascites tuberculeuses.

Le médecin est attentif au flux, à la couleur et à la consistance des urines : le flux car l'anurie de l'insuffisance rénale ou la rétention urinaire sont de graves symptômes. Concernant les troubles urinaires, l'auteur indique très justement qu'ils peuvent être liés à une pathologie de la vessie et non à une maladie de l'organisme dans son ensemble. Le praticien souligne là, le lien fondamental entre symptôme et organe, un lien que l'affinement de la clinique ne cessera de préciser. Nous savons que la présence de sang dans les urines est une urgence diagnostique faisant rechercher une maladie du rein ou de la vessie, un cancer par exemple.

Le sommeil est analysé, son rythme (le mieux étant de dormir la nuit et veiller le jour) sa durée.

La médecine hippocratique accorde une grande importance aux affections de la poitrine. Elles sont très fréquentes expliquant qu'elles soient décrites dans de nombreux traités. Hippocrate différencie la "*pleuritis*" (pneumonie bactérienne ou virale) de la "*péripneumonie"* (pneumonie franche à pneumocoques). Les pneumonies bactériennes se compliquent parfois d'abcès du poumon qui, en s'ouvrant dans la plèvre provoquent une pleurésie purulente (empyème). L'analyse des crachats est minutieuse : leur consistance, leur couleur, sont-ils fauves, roux, blancs, visqueux, humides écumeux ? Notons qu'un crachat sanglant (une hémoptysie) demeure toujours un signe d'alarme. L'observation est attentive : les douleurs thoraciques, la fièvre, la toux, une expectoration difficile, une baisse de l'état général conduisent au diagnostic de pleurésie. Cracher est nécessaire, évite la suppuration et c'est un bon signe que les crachats s'évacuent, surtout s'ils calment la douleur. S'ils ne s'évacuent pas, il se produit un "*bouillonnement de la trachée*" (un encombrement respiratoire) qui est un mauvais signe. Quand la suppuration se produit à la suite d'une péripneumonie, la fièvre persiste, la toux est sèche, la respiration devient difficile, les pieds enflent, les ongles des pieds et des mains s'incurvent. Au bout de quelque temps, la fièvre augmente, la toux s'établit, le côté devient douloureux, le décubitus impossible sur le côté sain. La douleur thoracique, la chaleur locale et la sensation de poids permettent de localiser la suppuration. Le premier frisson permet de dater le commencement de l'empyème. Les étudiants en médecine des années 1960 travaillant opiniâtrement leur clinique dans les "Cahiers médicaux lyonnais" (par exemple) se souviennent encore de ce début de la pneumonie à pneumocoques par "*un frisson intense, unique, prolongé, solennel*". La même pneumonie à pneumocoques se signalait par ses crachats "*rouilles, visqueux, adhérents au crachoir*". Sans doute, la médecine hippocratique n'était pas si loin, comme le dit Bergson de notre histoire, il suffisait de nous retourner pour l'apercevoir tout entière !"[134]L'auteur décrit l'otite aiguë redoutable par son extension infectieuse à la mastoïde et au cerveau "*les jeunes gens meurent avant que l'oreille ne suppure car il y aurait pour eux des chances de guérison si un pus blanc sortait de l'oreille*"[135]. Comme dans les otites, les infections pulmonaires et les abcès de l'hypocondre, il est bon que les "dépôts" s'évacuent à l'extérieur[136]. Le clinicien accorde, dans les maladies aiguës, une grande importance aux "*jours critiques*" et à la notion de "*crise*". La crise est ce changement qui au cours de la maladie correspond à la "*coction des humeurs*" et dont on attend la guérison. Nombre de maladies n'ont pas de crises apparentes. Concernant les jours critiques et les fièvres[137], l'auteur est pris entre rigueur et nuance. En pensant à la fréquence de la malaria dont les crises ont un rythme propre, nous comprenons l'attention du praticien aux jours critiques. Comment prévoir au début de la maladie l'évolution heureuse ou l'aggravation et la mort probable ? Telle est la question que le médecin se pose. Les indications pronostiques paraissent aller de soi "*les malades qui doivent guérir ont la respiration facile, ne souffrent pas, dorment la nuit et offrent les autres signes plus rassurants ; ceux qui doivent périr ont de la dyspnée, du délire, de l'insomnie*". Mais il y a des évolutions imprévisibles.

Cliniquement, l'accès palustre débute par un intense frisson puis survient la fièvre avec sensation de chaud et froid, la respiration est superficielle, le malade est pris de maux de tête, de vertiges, de vomissements puis viennent

---

134Alors que les Cnidiens pour provoquer la vomique, pratiquaient la succussion : le malade étant attaché à une échelle et secoué ; l'école de Cos effectuait l'ouverture en deux temps : une première incision avec un bistouri convexe intéressant la peau puis une incision avec un bistouri pointu entouré d'un linge pénétrant dans la cavité pleurale. Le pus était évacué une fois par jour et au 10e jour on faisait des injections de vin et d'huile tiède avec une canule "afin que le poumon habitué à être baigné par le pus ne soit pas sec tout à coup" L. Meunier *Histoire de la Médecine* librairie Baillières 1911.

135*Pronostic* 21.

136Évolution salutaire que ce pus soit évacué. Ce dépôt est le contraire de la "métastase" qui est la migration, la transformation d'une maladie en une autre, ainsi les angines qui se compliquent de pneumonie dont parle le texte.

137Debru op cité p 90 *Pronostic* 20

les sueurs. La fièvre aura duré trente minutes mais parfois, jusqu'à 3-6 heures, le patient transpire abondamment et c'est la fin de l'accès. Il s'agit soit d'une *fièvre tierce* (liée au *plasmodium vivax*) qui survient tous les 3 jours ou d'une *fièvre quarte* (à *plasmodium malariae*) tous les quatre jours ou d'une *fièvre tierce maligne* (à *plasmodium falciparum*) de périodicité parfois atypique. Ces notions bien établies justifient que l'auteur se réfère aux chiffres. L'accès lui-même cesse, son évolution est le plus souvent favorable, en attendant, dans trois ou quatre jours, le prochain. Mais il se peut que l'accès soit très grave et son évolution fatale, parfois en moins de 24 heures. Ces évolutions variables expliquent combien l'évaluation des signes pronostiques par le médecin est primordiale.

L'importance donnée à la crise est sans doute une généralisation abusive car nombre de maladies n'ont pas de crises apparentes. De plus, la crise n'est pas salutaire quelle que soit la maladie : la crise d'asthme ou la crise d'épilepsie n'ont rien de "salutaire" en soi. Il est possible que l'infection cutanée directement accessible au regard du médecin lui ait servi de modèle pour comprendre d'autres affections. Dans la formation d'un furoncle : il se forme une tuméfaction rouge, chaude, douloureuse et devant la rougeur et la chaleur, comment ne pas évoquer… la cuisson : la coction des humeurs ! Puis ces signes s'amenuisent et disparaissent (la crise), le pus (le dépôt) se forme au sommet de l'abcès préfigurant son ouverture et sa guérison. Il y a des exemples de pathologies où la crise est salutaire : la fièvre dans les pneumopathies virales est un mécanisme qui inhibe le développement du virus. La crise est une action de la nature "médicatrice". Les phénomènes inflammatoires, l'action des globules blancs et leur digestion des bactéries, la fabrication des anticorps par les lymphocytes, le processus de cicatrisation donneront beaucoup plus tard, à cette notion de nature médicatrice, sa réalité scientifique.

Par son explication minutieuse des éléments de l'examen clinique, "Pronostic" est un grand texte de l'histoire de la médecine.

Chapitre 9

Des maladies

Ces écrits tentent d'identifier les maladies, d'en trouver les causes et d'instaurer un traitement. Les textes "Des maladies" seraient Cnidiens. L'opposition de l'école de Cos et de Cnide est sujet à débats et controverses. Au-delà de leurs différences, nous pouvons nous intéresser aux qualités de leurs apports. D'ailleurs, l'O.R.L de la médecine de Cnide est très proche par l'esprit pratique des ouvrages de l'école de Cos traitant des fractures et des plaies. Le livre II des Maladies concerne les affections O.R.L et notamment les angines. Les signes cliniques : gonflement des amygdales, de la luette et les adénopathies sont notés. Il est prescrit d'évacuer le pus par une incision et désinfecter localement[138]. Devant le gonflement des amygdales : "*il faut frotter la luette avec la fleur de cuivre sèche puis quand les tumeurs paraîtront molles, les percer avec un bistouri. Certaines guérissent spontanément*". Face à un phlegmon des amygdales (angine pultacée) : "*après évacuation du pus cautériser la tumeur, quand le pus est sorti, nettoyer avec nitre et eau tiède puis avec du vin.*"

Le polype nasal peut se manifester par des ronflements pendant le sommeil. Le médecin dans ce passage détaille un système simple et ingénieux qui permet de repousser le polype au fond de la narine et de l'extraire par la bouche. La technique de traitement varie en fonction de la localisation (à l'entrée ou au fond de la narine) et le type de polype : est-il pédiculé et c'est l'ablation, est-il diffus ("*le nez se remplit de chair*") et il est cautérisé, tout comme les "*espèces de cancers*" dont parle l'auteur, admirable d'intelligence pratique. Le livre II aborde ensuite la pathologie respiratoire[139]. La fréquence de ces maladies dans la Grèce antique, explique l'attention que ce texte leur accorde.

138*Des Maladies* II 29 à 37

139Id 44 à 62

Le terme de *pleuritis* désigne les maladies du "côté" (en grec : pleuron), c'est-à-dire les pleurésies, mais aussi les pneumonies car les auteurs hippocratiques ne connaissaient pas précisément l'existence de la plèvre[140]. Le diagnostic de ces maladies repose sur la fièvre, la toux, les difficultés respiratoires, les douleurs thoraciques et l'expectoration que le médecin examine attentivement. À côté de maladies redoutables, il y a des affections banales qui guérissent spontanément. Alors, le médecin pense sans doute au succès de son traitement : un régime dans lequel entrent le vinaigre dilué, le miel cuit, le vin blanc et le potage de panic (qui est une variété de céréale). Parfois nous pouvons reconnaître devant la fièvre intense, la toux, une altération de l'état général et la couleur de l'expectoration une redoutable pneumonie bactérienne[141]. La surveillance est de règle : il faut favoriser l'expectoration, si elle se tarit, le malade guérit. Lorsque l'expectoration se poursuit et prend une *"saveur plus douce"*, un abcès pulmonaire doit être suspecté et "*le malade en a pour un an*". Le régime s'il ne fait pas chaud est fait de purée avec graisse mais s'il fait chaud, des aliments salés et gras venant plutôt des poissons de mer que des animaux terrestres sont préférés.

Ajoutées à cette diététique, deux types de manipulations sont mises en œuvre : les infusions et les bains de vapeur. L'infusion consiste à tirer la langue du patient et lui verser dans la trachée un peu de liquide afin qu'en toussant, il expectore le pus de ses bronches. Elle est pratiquée si le poumon ne se nettoie pas correctement, elle est indiquée si le pus est ténu. Par contre, lorsque le pus est épais, on procède à des bains de vapeurs médicamenteuses inhalés par le malade au moyen d'un tuyau. Parfois, pour évacuer le pus, on pratique la succussion qui consiste à secouer le malade afin que le pus se décolle de la paroi bronchique et s'évacue. Lorsqu'un abcès du poumon se forme : "*les pieds enflent, les ongles des mains et des pieds se rétractent*". Cette symptomatologie demeurera dans la clinique sous le nom d'hippocratisme digital[142]. Lorsque l'abcès se rompt dans la plèvre "*passant d'un espace*

---

[140] A. Debru op cité p 216

[141] *Des Maladies* II 46 et 47

[142] Le terme d'Hippocratisme digital désigne l'ostéoarthropathie décrite par Pierre Marie (1890), affection des os et des articulations des doigts, devant laquelle un cancer pulmonaire doit toujours être suspecté.

étroit à un espace plus large" après une très courte accalmie, la symptomatologie s'aggrave, la température s'élève, la toux devient plus intense et des douleurs thoraciques surviennent du côté de l'épanchement.

La conduite à tenir est alors la suivante : "*au quinzième jour après la rupture, le patient étant assis sur un siège, un aide lui tenant les bras, le médecin le secoue par les épaules*[143] *afin d'écouter de quel côté le bruit se fait entendre et donc de quel côté est l'épanchement.* Parfois, il n'y a pas de bruit car l'épanchement est trop dense, trop abondant, il convient alors d'inciser du côté du thorax le plus enflé et là où il y a le plus de douleur. L'incision s'effectuera le plus bas possible et plutôt en arrière du gonflement pour faciliter l'écoulement du pus. La technique d'incision est expliquée avec soin : incision entre les côtes avec un bistouri convexe puis usage d'un bistouri pointu entouré d'un linge enfoncé dans la cage thoracique. Le médecin exécute un véritable drainage quotidien puis, procède à des injections de vin et d'huile tièdes afin que le poumon ne soit pas "*à sec*" tout à coup. Le vin a des qualités antiseptiques. La cavité se dessèche, la cicatrisation s'effectue, il est alors possible après l'avoir progressivement rognée de retirer la sonde. La qualité du pus guide le pronostic : "*blanc et pur même contenant des fibres de sang il est favorable, par contre, si le pus coule comme du jaune d'œuf le jour même ou qu'il coule le lendemain, épais jaunâtre, fétide, les malades succombent après l'évacuation du pus*". Telle est cette ponction salvatrice où médecine et chirurgie ne font qu'une. Il est utile de rappeler son histoire car malgré sa valeur, elle ne s'est pas instaurée une fois pour toutes. Galien en reconnaît l'utilité et suit la technique et les indications que décrivent les hippocratiques, par contre, Celse qui sera longtemps écouté ne lui accorde pas d'intérêt. La "paracentèse" tombera aux oubliettes des médecins grecs, romains et arabes.

Au Moyen Âge, on ne ponctionne guère plus qu'en cas de traumatisme thoracique compliqué d'épanchement et les chirurgiens eux-mêmes ne comprennent pas que l'indication de la technique soit devenue si limitée ! Et l'on s'interroge pour savoir qui du fer (le bistouri) ou du feu (le cautère) convient le mieux à la pénétration thoracique.

[143]Comme on peut secouer un tonneau pour estimer l'existence et le volume de son contenu.

Au XVIe siècle, la térébration (la pratique d'un trou dans les côtes, très douloureux mais qui évite l'hémorragie par lésion de l'artère intercostale) est préférée à la voie intercostale des hippocratiques.

Au milieu du XVIIIe, le trocart remplace le cautère et le bistouri. Les nouveaux moyens de diagnostic précisent la nature et l'étendue des lésions : la percussion thoracique d'Avenbrügger[144] et l'auscultation de Laënnec, génial inventeur du stéthoscope. Si la pleurésie est modérée, la ponction n'est pas nécessaire, par contre, si l'épanchement est important, intervenir est impératif pour éviter la mort par insuffisance respiratoire. Elle est indiquée aussi en cas de pleurésies chroniques car trop attendre est risquer *"l'aplatissement"* du poumon qui recouvert de fausses membranes perdra de son élasticité et de sa capacité respiratoire. La ponction se justifie également lorsque l'on craint l'évolution d'une pleurésie vers la tuberculose. Pour l'empyème aigu, l'indication ne se discute pas, il s'agit d'une question de vie ou de mort. La technique s'applique également aux enfants. Les réticences quant à l'intervention viennent de la peur d'introduire de l'air dans l'espace pleural, crainte injustifiée, le danger étant minime.

En Allemagne, Becker et en Autriche, Schuh et Skoda sont des partisans efficaces de la technique, mais il faut attendre les années 1840-1850 pour que les indications se précisent. La pleurésie modérée ne la nécessite pas, mais, l'épanchement excessif, du fait de l'insuffisance respiratoire et de la adhérences conduit également à l'intervention. Voici ce que mort subite par syncope qu'il peut provoquer, la justifie pleinement car un épanchement trop abondant repousse le cœur et en gêne le fonctionnement.

L'épanchement persistant, fait craindre une évolution purulente et le risque d'adhérences conduit également à l'intervention. Voici ce que Trousseau au tome I de ses "Leçons cliniques" recommande face à cette pathologie :

En ce qui concerne les purulentes, la guérison spontanée est rare car la perforation de l'abcès dans une bronche et l'évacuation du pus est exceptionnelle. Si en cas de pleurésie simple, l'intervention est efficace ; elle l'est beaucoup moins en cas de pleurésie purulente, des injections iodées dans

---

144 Le majeur d'une main frappe le majeur de l'autre main appliquée à plat sur le thorax. Le son, en fonction de sa tonalité permet de suspecter une pleurésie, une pneumonie, un pneumothorax.

la cavité pleurale sont alors nécessaires. Comme les crachats, le liquide extrait est examiné dans sa couleur, sa texture, son odeur, il peut être clair, opalin ou purulent avec une odeur d'œufs gâtés" note Trousseau. Parfois, au niveau des côtes, apparaissent une voussure et des signes d'inflammation : la collection purulente est superficielle et l'incision ne se discute même pas. De telles pleurésies purulentes ne sont pas rares chez les femmes en état puerpéral, chez les enfants souffrant de scarlatine et chez les victimes d'une lésion traumatique de la poitrine. Dans le cas d'épanchement de nature tuberculeuse avec cavernes pulmonaires, la technique est appliquée qui prolonge la vie. La pratique du drainage des abcès et pleurésies purulentes dont parle Trousseau est un héritage de la médecine hippocratique comme l'évoque ce cas d'une *"tumeur sur le côté du thorax"* que l'auteur de "Maladies II" décrit ainsi : "*toux, orthopnée, douleur du thorax, ne supporte pas d'être couché sur le côté douloureux, le côté enfle puis rougit, à ce stade incision ou cautérisation et tirer le pus, mettre tente*[145] *de lin écru, injection de vin et d'huile tièdes que l'on retire pendant cinq jours".*[146]

Les leçons cliniques de Trousseau publiées de 1857 à 1861 nous rappellent l'admirable observateur et professeur qu'il fut. Trousseau qui traitait par ponction les pleurésies purulentes avait aussi recours à la trachéotomie pour soigner le croup[147]. Une lettre écrite à Bretonneau, son père spirituel lui exprime sa gratitude et la joie qu'il ressent d'avoir pu, grâce à son enseignement de la trachéotomie, sauver de nombreux patients de cette maladie. Trousseau est convaincu de l'action de germes et de l'effet de la contagiosité dans l'origine de maladies comme la diphtérie ou la typhoïde, ce qui vingt ans avant les découvertes de Pasteur n'allait pas de soi.[148]Chez un autre malade, le médecin grec décrit une "*hydropisie du poumon*"[149], le malade présente de la fièvre, tousse, sa respiration est rapide, *"ses ongles se rétractent et il éprouve les accidents de l'empyème seulement avec moins de force et plus de lenteur" ... "et si appliquant l'oreille contre la poitrine vous écoutez pendant*

[145]Tente : terme de chirurgie. Faisceau de charpie longue, dont les filaments sont disposés parallèlement et liés par le milieu avec un fil et dont on se sert pour les plaies, pour dilater certaines ouvertures. E. Littré Dictionnaire de la langue française

[146]Ch. 60 *Maladies II*

[147]Diphtérie grave des voies respiratoires

[148]Armand Trousseau site Médarus texte internet.

[149]Ch. 61 *Maladies II*

longtemps, cela bout en dedans comme du vinaigre". Ce bruit thoracique entendu, l'oreille sur le thorax évoque les râles crépitants de la pneumonie. Après un bref soulagement (l'accalmie traîtresse dont il faut se méfier), "*l'éruption*" s'étant effectuée dans la cavité pleurale, *"les mêmes accidents renaissent avec plus de force"* signant la pleurésie purulente.

L'intervention doit se pratiquer : *"si la tuméfaction fait saillie au dehors, on l'incise ; sinon on assied le patient et l'on pratique comme pour les empyématiques, l'incision là où le bruit se fait entendre et le mieux est de la pratiquer le plus bas possible afin que l'écoulement soit le plus libre possible. À l'incision succède le drainage au moyen d'une tente de lin écru ; si le pus apparaît les malades réchappent la plupart du temps ; s'il n'y a pas de pus, la soif et la toux surviennent et ils succombent"*.

Tel est le traitement de ce qui évoque une pleurésie sérofibrineuse surinfectée. La naissance de l'auscultation ici rapportée est un grand pas dans l'histoire de la médecine. Quant à la ponction, elle est un acte thérapeutique essentiel de la pathologie respiratoire. Rappelons que ce drainage est toujours pratiqué dans les pleurésies purulentes, les pneumothorax, les hémothorax et les pleurésies abondantes. Tout ceci permet d'apprécier l'apport de la médecine hippocratique dans le domaine de la pneumologie. Le cas du patient au *"poumon tombant sur le côté"*[150] est un autre moment de l'histoire de l'auscultation que retiendra Laënnec. Le malade tousse et présente une orthopnée et une douleur à la poitrine et au dos, *"le poumon pousse, appuyant sur le côté ; il semble au malade qu'il a un poids sur la poitrine ; des douleurs aiguës le piquent ; un bruit de cuir se fait entendre"*. Le malade est lavé avec beaucoup d'eau chaude deux fois par jour. Il boit du vin blanc mêlé de miel et de la décoction d'orge. Localement, une petite outre emplie d'eau chaude est appliquée sur le côté malade serrée à la poitrine par un bandage. Le "*bruit de cuir*" que le médecin entend, l'oreille contre la poitrine du malade est celui des deux feuillets de la plèvre indurés par la maladie, frottant l'un contre l'autre. D'ailleurs cette affection peut survenir dans les suites d'une opération pour empyème ou dans les suites d'une blessure thoracique. Les pleurésies purulentes, les abcès pulmonaires ont pour origine des germes comme le

[150] *Maladies* livre II, 59

pneumocoque, le staphylocoque ou le streptocoque, redoutables pour les poumons et l'organisme entier avant la découverte des antibiotiques au XXe siècle. En dehors de ces maladies, la tuberculose occupe une très grande place dans la pathologie respiratoire. Les textes hippocratiques en parlent souvent (Épidémies I, Sentences cnidiennes par exemple) ce qui témoigne de sa fréquence et de sa gravité. "La grande tueuse"[151]est le qualificatif que lui donne M.D. Gmerk. Grande tueuse, responsable d'un milliard de morts au cours des deux derniers siècles et que dire des siècles qui ont précédé et tueuse ancienne dont on repère les traces au néolithique, traces que le mal de Pott, la tuberculose ostéo-articulaire a laissées sur les squelettes, notamment à la colonne vertébrale. La maladie était initialement appelée "phtisie", ce qui signifie dépérissement, affaiblissement, déclin et n'était pas spécifique de la tuberculose, même si cette infection très fréquente altérait gravement l'état général. L'amaigrissement était l'effet de la maladie mais caractérisait également le "terrain", le corps affaibli, dénutri, sur lequel la tuberculose survenait plus facilement. La clinique de cette maladie et son évolution péjorative sont précisément décrites[152] : le malade présente surtout le matin une expectoration épaisse, jaunâtre, douce (ce qui évoque la "toilette matinale des bronches" de la bronchite chronique), des douleurs à la poitrine et au dos, un sifflement dans la gorge (signe de sténose bronchique). Le haut du corps s'amincit, le malade maigrit. La toux constante est plus importante le matin et en milieu de nuit et l'expectoration provoque chez le malade un dégoût lorsqu'elle lui vient à la bouche. Les ongles se rétractent, les cheveux tombent et l'état général décline rapidement.

La maladie touche plutôt une femme jeune qu'une femme âgée. *"Le cerveau échauffé laisse écouler une saumure qui dérange le ventre" :* cette extension rapide de la maladie manifeste-t-elle une méningite (le cerveau échauffé) ou (et) une péritonite tuberculeuse (la saumure dérangeant le ventre) ? *"Quand les choses en sont là il ne faut pas traiter"* dit le texte. Cela signifie-t-il que le médecin renonce irrémédiablement à soigner au nom du

---

[151]À cette "grande tueuse" qui n'a pas fini de faire des ravages dans le monde, Gmerk consacre un long développement dans son ouvrage p 261 à 306. Robert Koch isolera en 1882 la bactérie responsable mais il faudra attendre la vaccination par le B.C.G (dans les années 1920) et la découverte de la streptomycine (1943) et des antituberculeux pour que soit mis en œuvre un traitement vraiment efficace de l'infection. Traitement qui n'est pas à la disposition de toutes les populations du monde.
[152]*Maladies* II, 48

principe de l'utilité ? Sans doute. Quant au traitement, il comporte l'hellébore, l'eau de lentille, les errins (substances introduites dans les narines pour faire éternuer et purger le cerveau de son phlegme) et les prescriptions diététiques. Cette histoire correspond à une phtisie galopante, forme grave de tuberculose.

Parfois, le médecin se livre à une explication physiopathologique. Devant ce patient qui tousse, expectore abondamment sans douleur ni fièvre ; la maladie explique-t-il *" vient d'une fluxion du phlegme qui descend de la tête vers les poumons provoque une accumulation de phlegme et de bile qui se fixent sur les poumons, ces amas pathologiques forment des tubercules qui lorsqu'ils se vident donnent des cavernes".*

Cette description du processus pathologique laisse supposer la pratique d'autopsies d'animaux ayant subi la même maladie note G.M Gmerk. Les pneumonies bactériennes se transformaient fréquemment en "empuos" : abcès pulmonaire ou pleurésie purulente. Les praticiens connaissaient bien cette affection qu'ils traitaient par ponction thoracique. La pleurésie comme affection n'était pas individualisée car la plèvre était encore méconnue ; on pouvait donc confondre les affections pulmonaires et pleurales.[153]

Maladies III est très proche du deuxième livrc par la richesse des descriptions et l'intention didactique. L'auteur a observé les affections cérébrales, "sphacèles (nécroses) mystérieux" dont les signes évoquent l'hypertension intracrânienne ou une méningo-encéphalite rapidement mortelles.

La phlegmasie cérébrale[154] qui est décrite évoque une otite compliquée d'une mastoïdite laquelle peut s'aggraver et provoquer une méningite purulente. Aux grandes douleurs du crâne s'ajoutent une perte de connaissance ou une agitation. Le risque est la mort, sauf si le liquide sort par les oreilles, alors la douleur cesse et la connaissance revient. Quand le pus a fait irruption on lave les oreilles avec du vin doux ou du lait de femme précise le texte. L'histoire est intéressante car le médecin recommande de ne pas traiter les oreilles tant que le pus n'y sera pas apparu. Par contre, il procède aux évacuations par

[153]Trousseau note dans ses leçons cliniques, qu'il a pu parfois confondre pleurésie et tuberculose.
[154]Ch. 2 *Maladies* III phlegmasie est le terme qui désigne une inflammation interne. Littéralement : excès de phlegme.

le haut et le bas (purgatifs et vomitifs) et "*soumet la tête à des vapeurs émollientes et suaves afin que le cerveau se purge plus spontanément*". Cette idée de traiter d'abord le cerveau et non l'oreille avant que le pus n'y apparaisse provient d'une méconnaissance de l'anatomie de l'oreille et de ses lésions et... du manque d'un otoscope pour observer le tympan !

L'idée que les otorrhées proviennent d'une affection cérébrale aura la vie longue et les infections spécifiques de l'oreille : l'otite moyenne aiguë ou l'otite purulente seront longtemps méconnues. La connaissance des lésions de l'oreille fera perdre à la notion d'otorrhée cérébrale toute sa réalité. La paracentèse et la pose de drains transtympaniques pour traiter les otites ne remontent pas aux calendes grecques ! Le ramollissement du cerveau est décrit : maux de tête violents, troubles de la vision, perte de connaissance puis coma et paralysie : *"le corps est impuissant".* Un autre cas de sphacèle du cerveau où la douleur de la tête gagne le cou et le rachis évoque une méningite. Les "phrénétis"[155] qui associent fièvre et délire permanent sont décrits, délire aigu fréquent traduisant la répercussion cérébrale des infections microbiennes. Les ictères[156] observés correspondent sans doute à des hépatites infectieuses ou au paludisme. Le malade présente une coloration jaune et parfois grenade de la peau, de la fièvre, un prurit (qui n'est pas dans l'ictère un signe négligeable) : *"le malade ressent sur la peau comme des morsures et des piqûres",* des maux de ventre. Les urines contiennent des sédiments rougeâtres ou jaunes, elles sont épaisses. Le tétanos[157] est très précisément décrit : *"les mâchoires deviennent rigides comme du bois, la bouche ne peut s'ouvrir, les yeux larmoient, le dos est rigide, il y a une difficulté à avaler, etc.*". La clinique de l'occlusion intestinale correspond à ce que nous en connaissons[158] avec douleurs abdominales, vomissements, arrêt des matières et des gaz et météorisme (gonflement de l'abdomen).Le *"ventre est resseré"*, l'intestin est *"desséché et condensé"* dit le texte.

Le traitement consiste à administrer un *"suppositoire fait avec du miel, long de dix doigts dont l'extrémité sera enduite de bile de taureau afin que les excréments calcinés* (calcination qui rappelle la coction et la cuisson)

---

[155]Ch. 9 *Maladies* III
[156]Ch. 11 id
[157]Ch. 12 et 13 id
[158]Ch. 14 id

soient évacués. Sinon, avec un soufflet de forge on fera entrer de l'air dans le ventre pour dilater le ventre et l'intestin contracté puis faisant sortir l'air on effectuera un lavement pour faire fondre les excréments"[159]. Parfois le traitement ne suffit pas et le malade meurt, de perforation intestinale.

La symptomatologie de l'angine est précise[160] : douleur de la gorge, difficulté à déglutir, gêne respiratoire. Le malade présente de la fièvre et des adénopathies : *"le visage et la gorge s'enflamment et même le cou"*. La gravité évoque un phlegmon de l'amygdale. Quant au traitement, en plus de l'habituelle *"évacuation par le bas"*, il est indiqué que l'on *"saignera surtout sous la mamelle, par cette voie en effet un souffle chaud sort des poumons avec le sang, puis on introduira une canule dans la gorge afin que l'air soit attiré par le poumon et on procédera à des fumigations d'hysope et de soufre... on enduira la gorge avec des phlegmagogues... on ouvrira les veines sublinguales et on tirera aussi du sang du pli du bras si les forces sont bonnes"*.

Un cas de pleurésie[161] permet d'apprécier le sens clinique du médecin. Le malade présente des douleurs thoraciques, de la température, une respiration rapide. Le praticien différencie les pleurésies avec hémoptysies d'origine souvent tuberculeuse et les pneumonies sans hémoptysie. La présence d'hémoptysie est pour lui un indice de gravité[162]. L'intérêt de ce cas est la surveillance de l'apparition de l'empyème[163] qui conduit à inciser afin d'évacuer le pus. Il doit être bien localisé afin que le drainage soit le plus efficace. Pour cela le médecin pratique la succussion, secoue le patient et applique l'oreille sur la poitrine. *"Mieux vaut qu'il soit à gauche qu'à droite car le côté droit l'emporte en force mais les maladies de ce côté l'emportent en intensité"* dit le texte accordant une suprématie magique au côté droit du corps. Mais, plus important : en l'absence de signes auscultatoires s'il y a une dyspnée et un mauvais état général, le médecin pense que l'empyème est tout de même là. Alors, pour le localiser, il enveloppe la poitrine du malade d'un linge trempé

---

[159]Les fécalomes, appellation moderne de ces excréments desséchés, accumulés dans l'intestin terminal, peuvent provoquer une grave occlusion.

[160]Ch. 10 *Maladies* III

[161]Ch. 16 *Maladies* III.

[162]Hémoptysie complication assez fréquente de la tuberculose et parfois sa première manifestation clinique.

[163]L'empyème désigne la pleurésie purulente mais aussi une pleurésie tuberculeuse par fistule broncho-pleurale. L'empyème peut aussi fistuliser la peau, ce sont les signes inflammatoires locaux que le médecin surveille pour drainer au bon endroit.

dans de l'argile humide et où l'argile aura séché, il effectuera le drainage. L'argile aura séché car à cet endroit, du fait de l'infection la température est plus haute. La description des maladies pulmonaires, des angines, des hydropisies, des occlusions, des ictères, du tétanos est le premier temps de la médecine rationnelle. Cette description aussi précise que possible permet en regroupant les symptômes observés, d'identifier au mieux la maladie. Dans ce cheminement, ce tâtonnement empirique, le diagnostic, la recherche de la cause et le pronostic vont de pair. Les traitements sont drastiques : purgation par le haut et le bas, sternutatoires (produits utilisés pour provoquer l'éternuement et faire sortir le phlegme venant du cerveau). L'infusion dans le poumon consiste à faire boire au malade une potion pour que mûrisse l'abcès pulmonaire qui, en se rompant dans les bronches, s'évacue. Car on croyait alors qu'une partie de ce qui était bu s'engageait dans les voies respiratoires.

Les régimes sont complexes, le petit lait et le lait d'ânesse parés de grandes vertus. Les potions administrées ont leurs ingrédients très précisément dosés, afin peut-être de se persuader de leur efficacité. Les saignées et cautérisations complètent l'arsenal thérapeutique. Les maladies, par l'inflammation qu'elles provoquent, entraînent la rétention de l'une des humeurs (sang, phlegme, bile jaune, bile noire). Cette humeur, si elle ne peut être éliminée suffisamment par voie naturelle (bouche, nez, rectum, urètre) doit être "évacuée". On imagine mal que la saignée, en dehors de l'œdème aigu du poumon, ait pu, du fait de l'anémie qu'elle provoquait, soulager les maladies respiratoires.

"Aphorismes" est un autre texte clinique. Comportant sept sections, sa grande popularité a pâli au fil du temps, à mesure des progrès de la médecine[164].Plus que le contenu, la forme est à retenir, car précis et concis, ces écrits veulent être une forme pratique d'enseignement. L'aphorisme est une formule simple, qui tient en mémoire et condense les traits essentiels d'une maladie ou d'une situation médicale. Par exemple : "la scarlatine est une angine à pouls rapide et qui vomit" ; ou bien : "le rhumatisme articulaire aigu lèche les articulations mais mord le cœur". Cela signifie que le rhumatisme articulaire aigu, suite d'une angine liée au streptocoque hémolytique du

---

[164]Cf R. Joly *Hippocrate Médecine grecque* p 165. *Aphorisme e*st la première œuvre hippocratique qui au Moyen Âge a été traduite de l'arabe en latin. Vers 1532, Rabelais est le traducteur de la première édition.

groupe A, provoque une atteinte bénigne des articulations, fugace et sans conséquence (il les lèche), mais touchant l'endocarde, il entraîne des lésions des valves cardiaques (il mord le cœur). Aphorisme vital puisque soigner par antibiotique une telle infection évite de graves conséquences.

L'aphorisme est un procédé précieux, il marque les esprits et grave en quelques mots l'essentiel dans les mémoires. Le texte énonce souvent des principes de bon sens qui ne sont pas inutiles en médecine ! Par exemple : *"dans les dérangements abdominaux et les vomissements si ce qui doit être évacué est évacué c'est utile sinon c'est le contraire et c'est inutile"*. La diète ne doit pas être trop stricte car le patient va recourir à des excès (de nourriture) qui le feront souffrir. Les vieillards supportent mieux le jeûne que les "hommes faits", les jeunes gens fort mal et les enfants encore moins. Les êtres qui croissent ont le plus de chaleur interne, il leur faut donc plus de nourriture.

Cette application raisonnée du régime alimentaire, composante essentielle de la médecine hippocratique, relève du bon sens, de même que le conseil d'éviter de *"porter à l'extrême l'amaigrissement"*. De la même manière, les évacuations poussées à l'excès sont dangereuses et il est conseillé d'éviter des purgatifs à qui se porte bien. Il importe de se prévenir… de la prévention et de ne pas l'utiliser à tort et à travers ! La notion d'âge et de morphologie est importante : les hommes très gros sont beaucoup plus exposés à mourir subitement que les autres[165]. L'apoplexie survient surtout après quarante ans. Chez les petits, l'insomnie, les terreurs nocturnes, vomissements, toux et otites sont fréquents. Lorsque l'on souffre de l'épilepsie étant enfant, on peut en être délivré, par contre si elle vient à l'âge adulte, elle dure toute la vie.[166]

Le traitement varie selon la saison : en hiver il est conseillé de purger le bas et en été le haut. L'administration d'hellébore doit être prudente car elle provoque des spasmes. Les douleurs au-dessus du diaphragme sont à purger par le haut et les douleurs sous le diaphragme par le bas. Là où se fait sentir la chaleur ou le froid, là est la maladie. Les crachats sanguinolents, fétides et bilieux sont mauvais. Lors des fièvres, si la respiration est brisée, c'est mauvais signe. Concernant les maladies urinaires voici quelques aphorismes :

---

[165]De pathologie cardio-vasculaire sans doute.

[166]Plus de la moitié des épilepsies de l'enfant guériraient du fait de la maturation cérébrale.

Lors de l'examen des urines, si on y trouve de petits morceaux de chair, cela vient des reins. Le sang dans l'urine résulte de la rupture de petites veines des reins.

Le sable dans l'urine vient de pierres (calculs) qui siègent dans les reins ou la vessie. Un ulcère de la vessie entraînera la présence de sang et de pus dans l'urine. Les pleurésies non purgées (non ponctionnées) deviennent empyématiques. Ces notes sur les maladies urinaires et pulmonaires sont très précieuses. Par contre, la grande influence attribuée à la température l'est moins : le chaud relâche les chairs et affaiblit les nerfs ; le froid cause des spasmes et le tétanos. Le froid est l'ennemi des os, des dents, des nerfs, de l'encéphale et de la moelle. Aphorisme conseillant à juste titre la prudence : saigner une femme enceinte la fait avorter surtout si le fœtus est très développé[167]. Inspirant le scepticisme :*"lors de douleurs générales à la tête, l'écoulement par les narines, la bouche ou les oreilles ; ça résout la maladie".*

La psychiatrie n'est pas oubliée : *"que la crainte ou la tristesse persévèrent longtemps, cela tient à la mélancolie"*. Et les troubles psychiques qui suivent un traumatisme doivent alerter :*"à la suite d'une hémorragie, délire ou spasme, c'est mauvais ; à la suite d'un coup de tête : stupeur ou délire c'est mauvais ; à la suite d'une division des os de la tête : délire c'est mauvais"*. Dans ces textes, où l'on passe fréquemment d'une pathologie à une autre, tout est dit sans ambages. Comme dans ce passage de la septième section : *« Ce que les remèdes ne guérissent pas, le fer le guérit, ce que le fer ne guérit pas, le feu le guérit, ce que le feu ne guérit pas il faut le regarder comme incurable. »*. *Épidémies, Maladies* , *Pronostic* nous ouvrent à la clinique hippocratique. Entrer dans les détails des textes permet d'en saisir la valeur. D'autres écrits : *Prénotions coaques, Prorrhétiques, Sentences cnidienne, Affections internes,* sont aussi très attentifs à l'observation. Le plus souvent il s'agit de recueils de fiches, de résumés où sont notés les symptômes et les remarques sur le pronostic. Les *Sentences cnidiennes* nous font percevoir les difficultés que l'observation rencontre dans ses premiers pas et combien il a pu être difficile de constituer une clinique. *Affections internes* de

---

[167]Sur la saignée cf. infra *Nature de l'homme*.

l'École de Cnide identifie trois phtisies, quatre maladies rénales, trois hépatites, trois tétanos, trois iléus. Ce souci de séparer dans le but de mieux connaître, conduit vite à différencier des maladies alors qu'elles sont semblables ou à rapprocher au contraire des affections différentes, d'autant qu'une maladie peut avoir parfois plusieurs formes cliniques.

Après cet examen du corps recherchant les signes cliniques des maladies et tentant de les identifier, envisageons le corps dans son environnement.

Chapitre 10

Des airs, des eaux, des lieux[168]

Proche d'*Épidémies* et de *Pronostic*, ce texte aborde le climat et les conditions atmosphériques des maladies, c'est-à-dire le corps dans son environnement.

Selon Hippocrate, les maladies peuvent provenir des régimes ou des influences extérieures[169]. Ces influences extérieures ont une grande importance pour le médecin : il doit observer les maladies selon les saisons, les vents et les qualités des eaux. Les eaux sont-elles "*marécageuses et molles ou s'agit-il d'eaux dures provenant de lieux élevés ou de l'eau sortant de l'intérieur des terres et des rochers*", voilà des notions auxquelles il doit être attentif. L'auteur oppose à juste titre les eaux pures et saines, aux eaux stagnantes peu profondes et chaudes en été, nuisibles à la santé. Le médecin tient compte du lieu de la ville, de sa situation par rapport au soleil et de ses rapports avec les vents. La cité est-elle tournée vers le soleil levant ou couchant ? Le sol est étudié : est-il sec et nu ou bien boisé et humide ? Quel est le régime alimentaire des habitants, aiment-ils la boisson ? Quels sont les travaux que les habitants exécutent et les exercices physiques qu'ils pratiquent ?

Le médecin qui exercera dans un milieu qu'il ne connaît pas encore, doit s'informer de ces éléments. Voilà ce que conseille l'auteur du traité. Cette enquête sur les facteurs naturels est une approche des causes des maladies. Elle doit permettre au médecin de reconnaître et distinguer les maladies propres à la localité (endémiques), les maladies particulières à l'individu et les maladies plus générales (indépendantes du lieu). Prévoir les affections qui surviendront dans une région donnée, rejoint les préoccupations de *Pronostic*. L'auteur distingue quatre catégories de cités, en fonction de leur orientation par rapport au soleil et aux vents. Selon cette même orientation, une typologie des hommes est établie, c'est-à-dire une sorte de portrait physique et mental

---

[168]Nous nous référons à la traduction de Daremberg.
[169]Thème abordé "Nature de l'homme".

des habitants qui y vivent. Les cités exposées aux vents chauds et humides du Sud ont des eaux nuisibles, salines, peu profondes et chaudes en été. Leurs habitants ont une constitution phlegmatique, leur tête est humide et phlegmatique, une tête faible qui ne supporte pas le vin et "*les accidents qu'il provoque du côté de la tête*". Le phlegme qui descend de la tête trouble le ventre provoque des diarrhées, des fièvres et dysenteries. L'épilepsie et l'asthme chez les enfants sont des maladies fréquentes car le phlegme s'attaque au cerveau[170]. Les femmes ont une petite santé, sujettes aux écoulements abondants et donc souvent stériles, les avortements sont fréquents. Pleurésies, péripneumonies et toutes les maladies aiguës sont rares car "*elles ne peuvent sévir là où les cavités sont humides*". Après cinquante ans, les hommes souffrent de catarrhes qui viennent de l'encéphale et les rendent paraplectiques.[171]

Dans les cités tournées vers les vents froids et secs du Nord, les eaux sont dures et froides. Les hommes y sont nerveux et secs, plutôt bilieux, de mœurs plus sauvages. Ils sont sujets aux pleurésies, aux maladies aiguës et empyèmes. Ce qui se comprend dit l'auteur car "*la sécheresse et* l'*usage des eaux froides exposent aux ruptures internes*". Il y a parfois des ophtalmies qui provoquent la fonte de l'œil.[172]Les femmes deviennent souvent stériles : du fait des eaux "*dures, indigestes et froides*", elles ont des menstrues peu abondantes et de mauvaise qualité. L'accouchement leur est laborieux. L'allaitement des bébés est difficile car le lait est "*tari par la dureté et la crudité des eaux*". Les phtisies sont fréquentes chez les femmes et l'accouchement les provoque.

Les cités tournées vers l'Est (le levant) seront les plus saines, les eaux dont la source regarde l'Orient sont "*limpides, de bonne odeur, molles et agréables*". Ces contrées dit l'auteur donnent l'image du printemps car le chaud et le froid y sont tempérés. Les maladies sont moins fréquentes et moins violentes que dans les autres lieux. Les femmes y sont plus fécondes. Les habitants ont une coloration plus vermeille, plus fleurie, ils ont meilleur caractère et l'esprit plus pénétrant que les habitants du nord et leurs productions naturelles sont meilleures.

---

[170]Notion abordée dans le dans texte *Maladie sacrée.*

[171]Ce qui évoque des paralysies.

[172]Il s'agit sans doute de la fonte purulente de l'œil, complication d'une infection bactérienne de l'œil.

Les cités orientées vers le couchant (l'Ouest) sont les plus malsaines car "*les eaux de marais, de réservoirs, d'étangs sont nécessairement chaudes en été, épaisses et de mauvaise odeur*". Le couchant avec le brouillard, l'insalubrité de l'eau et le temps variable donne l'image de l'automne. Les eaux ne sont pas courantes et c'est à propos de ces eaux stagnantes que l'auteur décrit la cachexie paludéenne "*ces gens ont toujours la rate volumineuse et dure, le ventre resserré émacié, les épaules et les clavicules décharnées. Leurs chairs se fondent au profit de la rate. Ils sont de plus affamés, altérés, sujets à des hydropisies fréquentes et dangereuses, à des dysenteries, à de diarrhées ; ils ont de plus des fièvres quartes de longue durée qui se terminent par des hydropisies et la mort*". Les maladies y sont très fréquentes, dont les pneumonies mais les eaux stagnantes sont pourvoyeuses d'infections autres, notamment digestives.

Une importance exagérée est donnée à l'orientation de la cité. De deux cités distantes d'un seul stade, l'auteur affirme qu'elles peuvent avoir un climat complètement différent car ce qui est déterminant pour lui, ce sont les vents et la situation en hauteur des lieux. Le médecin examine la qualité des eaux et cherche lesquelles peuvent rendre malade. Les eaux stagnantes sont les plus nuisibles, l'eau salée n'est pas de bonne qualité, les eaux qui sortent des rochers et qui contiennent des métaux (fer, cuivre, soufre, etc.) sont *"dures et brûlantes et passent difficilement dans les urines*". Les eaux qui coulent de lieux élevés et de collines de terres sont très bonnes mais, les meilleures et les plus recommandées sont celles dont la source s'ouvre au levant (à l'Est). Pour la consommation, les eaux stagnantes sont à proscrire, pour le reste, la qualité de l'eau varie selon les situations : *"si le ventre est dur et s'échauffe facilement il faut prendre des eaux très douces et légères et si le ventre est mou il faut prendre des eaux très dures et très réfractaires"*. Prescription dictée par le fameux principe des contraires.

Le praticien se doit d'être météorologiste et astronome car l'homme n'est-il pas une nature dans la vaste nature ? Le médecin donne aux eaux un rôle considérable dans la genèse des maladies et la question de l'eau unit le régime et l'environnement.

Pour différencier les eaux, il en appelle largement aux qualités. Ainsi les eaux des rochers ne sont pas de médiocre qualité à cause des métaux qu'elles contiennent et qui pourraient "empoisonner"[173] l'organisme mais bien parce que "*dures et échauffantes"*, elles sont difficiles à éliminer par les urines. Les eaux stagnantes sont de mauvaise qualité car elles sont "*chaudes, épaisses, bilieuses*".

Les qualités des eaux se réfèrent à la perception et à l'imagination de l'observateur : une eau claire ou trouble, chaude ou froide, ces termes correspondent pour nous à une réalité concevable, mais, qu'est une eau "épaisse", une eau "bilieuse", une eau "molle" ? De même, que les pleurésies surviennent si ''les cavités sont sèches'' reste sans explication. Le liquide externe, l'eau, semble directement communiquer avec les liquides intérieurs : l'eau dure et crue tarit le lait et donne des menstrues de mauvaise qualité. Le texte oppose les eaux du levant aux eaux du couchant : le levant triomphant ensoleillé et le couchant obscur, le levant de la vie et le couchant de la mort. Le levant est encore idéalisé car « *les meilleures eaux sont celles qui coulent de lieux élevés et de collines de terre* » mais « *elles sont meilleures encore si la source jaillit face au levant* ».

L'auteur aborde très peu l'explication des maladies ou alors invoque la sécheresse ou l'humidité, en revanche, il donne de la maladie de la pierre (lithiase rénale) une explication intéressante. La "pierre" (les calculs rénaux), les affections néphrétiques surviennent chez les personnes qui boivent des eaux dont les éléments sont très divers. Ces eaux sont celles des grands fleuves, des lacs, des lieux éloignés car ces eaux déposent au fond des vases un sédiment de sable et de limon. Nous savons que la teneur en calcium de l'eau par exemple peut favoriser la lithiase rénale. Le médecin explique ainsi cette maladie : « *si le ventre est brûlant la vessie est brûlante et trop chaude, son col s'enflamme et retient l'urine qu'elle cuit et brûle dans son intérieur. La partie la plus limpide se sépare mais la partie la plus épaisse et la plus trouble demeure et s'agglomère et dans l'urine ballotte, s'attache et se dépose la matière épaisse. La pierre tombe sur le col de la vessie en ferme l'ouverture provoquant des douleurs intenses*[174] ».

173Quoique les médications dans leurs mélanges ne négligeaient pas les métaux.

174Nous pensons à l'aphorisme : colique néphrétique = colique frénétique qui traduit la grande douleur avec agitation.

La pierre, dit l'auteur, est plus fréquente chez les garçons que chez les filles pour des raisons anatomiques car chez elles, l'urètre est plus courte et plus large[175]. Le texte accorde une très grande importance aux saisons et aux climats : par exemple si l'hiver est sec et boréal (hiver du nord) et qu'il y a des pluies abondantes au printemps, l'été sera fiévreux car "*le ventre n'a pas eu le temps de se resserrer ni le cerveau de se débarrasser de ses humeurs parce que, par l'effet de ce printemps, le corps est encore abreuvé d'humidités*". Ceci est la cause de fièvres aiguës chez les hommes et de dysenteries chez les femmes. Ici encore, les éléments extérieurs (le froid, le chaud, la sécheresse et l'humidité) agissent le plus directement sur l'intérieur du corps. De plus indique l'auteur : "*l'état des cavités change chez les hommes avec les saisons*" laissant supposer une influence directe du climat sur les organes mêmes. Le climat est un grand gouverneur et le climat le plus favorable est "*celui qui contribue le plus à l'accroissement et à la bonté des choses*", où rien ne domine avec excès mais où tout s'équilibre parfaitement. Ce juste équilibre des saisons se trouve en Asie. L'auteur en vante la beauté : sa nature, ses arbres et ses fruits. Cette contrée a un sol fertile car il n'est pas maltraité : ni brûlé par le soleil, ni gelé par le froid, ni détrempé. En Asie, les bestiaux sont florissants, les hommes sont bien en chair et se distinguent par la beauté de leurs formes.

L'Europe contraste avec cet Éden reconstitué. Alors que les Asiatiques sont plus doux et que chez eux le plaisir l'emporte, les Européens sont belliqueux parce que soumis à la grande variation des saisons, du chaud et du froid, des pluies et des sécheresses. Ces "*secousses répétées*", ces changements intempestifs éveillent l'esprit et ne le laisse pas dans l'inertie. Elles lui donnent l'amour de l'exercice de l'esprit et du corps. Cependant, il existe entre les Européens, de grandes variations individuelles selon les climats et les géographies car, dit l'auteur, les grandes variations du chaud, du froid, de la pluie et de la sécheresse interviennent dans la coagulation du sperme.[176]Mais, l'air, les vents, les eaux, les lieux, n'expliquent pas seuls les particularités des caractères. Les institutions y participent activement. Les Asiatiques soumis aux rois sont plus doux et moins belliqueux, ils ne veulent

[175]Elle est plus courte de 4 à 5 fois mais elle n'est pas plus large.

[176]Si la chaleur nuit à la spermatogenèse ce qui se produit dans l'ectopie testiculaire (le testicule ne migrant pas dans la burse reste au chaud dans l'abdomen et la chaleur entrave la spermatogenèse), que des variations météorologiques puissent l'influencer est pour le moins incertain.

pas faire la guerre, car faire la guerre revient à assumer tous les dangers et n'en recueillir "*d'autre fruit que les périls et la mort*". Alors que les rois, les maîtres restés à l'abri, loin des dangers profitent des biens, des victoires et des conquêtes. À l'opposé, les Européens, exempts de maîtres se régissent par leurs propres lois et travaillent pour eux-mêmes, ils sont les plus belliqueux de tous car ils s'exposent aux dangers pour leur propres intérêts.

Dans sa typologie, afin de montrer cette puissance du climat, le médecin-géographe évoque le peuple Scythe, peuple de nomades de langue iranienne vivant en Eurasie centrale, au nord de la Grèce. Le désert de Scythie est une plaine élevée couverte de pâturages et médiocrement humide. Les Scythes sont nomades, vivent dans des chariots, se déplacent peu et leurs quelques animaux restent sur place le temps d'avoir épuisé les maigres herbages. Le pays est soumis aux vents du Nord refroidis par la neige, ces vents n'ont pas la "bonté" des vents des régions chaudes. Comme les saisons ont beaucoup d'analogies entre elles : "*la liqueur séminale n'éprouve ni variation, ni altération de sa consistance à moins d'un accident violent ou d'une maladie*".

Le caractère général des Scythes est leur humidité. Parce que les pluies sont abondantes et les étés ne durent que quelques jours et ne sont pas très chauds "*les cavités du corps sont pleines d'humidité laquelle nécessite l'usage de la cautérisation*". Les hommes y sont "*flasques, gras, et peu enclins à la copulation*". Les femmes "*souffrent de surcharge de graisse et d'humidité, elles sont peu fécondes car l'orifice de la matrice bouché par la graisse ne peut recevoir la semence*". L'état des hommes comme celui des femmes explique que la race scythe soit peu féconde. Dans une part de la nation Scythe : le peuple des Sauromates, les femmes montent à cheval, tirent à l'arc, lancent le javelot. Elles se battent tant qu'elles sont vierges et ne se marient pas avant d'avoir tué trois ennemis. Elles n'ont pas de mamelle droite que les mères ont brûlée superficiellement dans la petite enfance pour que "*la force et l'abondance des humeurs*" se portent à l'épaule droite et au bras droit et leur donne force et adresse dans l'usage de leurs armes.

Les Scythes sont parfois impuissants. Cette impuissance n'a pas une cause divine, elle ne touche pas, comme le rapporte Hérodote, les hommes qui auraient pillé les temples d'Aphrodite et leurs descendants. L'auteur de *Airs, eaux ,et lieux* comme celui de *la Maladie sacrée*, réfute l'origine divine des maladies.

Ayant observé que les hommes souffrant d'impuissance étaient des cavaliers, il établit le lien entre ce mal et la pratique de l'équitation. L'argumentation tout à fait rationnelle ne manque pas d'humour : si la maladie était d'origine divine, il serait incompréhensible que les hommes qui en souffrent soient des cavaliers, car ces cavaliers sont aussi des gens riches qui honorent les dieux de leurs offrandes ! Alors, les dieux seraient bien irrationnels et peu reconnaissants de punir ceux qui les vénèrent.

Le pouvoir immense que l'auteur attribue à l'air, aux eaux, à la géographie et au climat dans la genèse des maladies peut nous étonner. Si la médecine hippocratique établit un lien entre la qualité de l'air et les maladies, elle n'établit pas de lien spécifique entre cette qualité et les maladies pulmonaires, ce qui est surprenant, le poumon étant "en première ligne" face à l'agent pathogène. Si l'air est incriminé comme cause possible des maladies, la contagion est encore ignorée. La médecine invoque l'action de miasmes, terme vague évoquant un pourrissement à l'odeur fétide d'une matière. Pourtant Thucydide y pense lorsqu'il évoque la "peste d'Athènes", sans doute une grande épidémie de variole et note que les personnes qui soignent, attrapent les maladies. Aristote parle également de contagion lorsqu'il écrit : « La maladie qui existe chez un individu est une espèce de foyer et promptement les autres sont saisis du mal ».

Les miasmes préfigurent de loin les microbes encore ignorés. Le premier microscope, création de Zacharias Janssen, perfectionné par Leeuwenhoeck, date du 17e siècle. Grâce à lui, Leeuwenhoek observera les micro-organismes, les globules rouges et les spermatozoïdes ("animalcules spermatiques"). Mais, l'identification les bactéries responsables de maladies infectieuses demandera encore quelques siècles. Plus que l'intervention d'animalcules, absents d'ailleurs, de la zoologie d'Aristote, le miasme évoque la notion plus familière d'empoisonnement. Le monde antique connaît les poisons végétaux (ciguë, aconit, hellébore), les venins, alors, pourquoi ne pas penser que la mauvaise qualité de l'environnement puisse empoisonner le corps, le rendre malade ? En ce qui concerne l'air, le sec est une qualité salubre d'où l'idée d'assécher l'atmosphère en faisant des feux. Mais l'esprit s'en tient à cette qualité, le sec reste la cause dernière et le mode d'action du sec sur les miasmes, un mystère. L'humidité de l'extérieur provoque par une mystérieuse communication, l'humidité de l'intérieur. L'humidité de la tête descend vers l'abdomen. La femme, humide "naturellement" peut souffrir d'un excès d'humidité et donc de règles excessives où la semence se noie ce qui explique les grandes difficultés de procréation. L'environnement, les airs, les eaux, les lieux produiraient-ils inéluctablement les tempéraments et les tempéraments inéluctablement les maladies : les bilieux souffrant de maladies aiguës, les phlegmatiques de troubles abdominaux, etc. ? L'homme serait alors l'objet passif de la géographie et de sa constitution ? Le corpus hippocratique ne contient-il pas de fréquentes analogies entre la nature humaine et la nature végétale ?

Mais le texte parle de ces "*secousses répétées de l'environnement qui secouent le corps et l'intelligence de l'homme*". L'homme, son corps, son intelligence ne sont pas des matières inertes ou passives. L'environnement n'a pas façonné l'homme comme le potier modèle l'argile, il l'a stimulé de ses secousses et l'a contraint à réagir, à s'adapter, à vivre. Cette interaction du vivant et de son environnement nous incite à prendre avec prudence la notion de typologie. Que les bossus soient fourbes et les bretons aient la tête dure fait sourire mais attribuer à des populations identifiées comme "races" certaines qualités et certaines tares est un drame insondable qui fait frémir car il peut conduire aux pires crimes.

La psychiatrie s'est intéressée à la typologie. Ernest Kretschmer opposera les "leptosomes" : asthéniques, grands et minces, psychiquement repliés sur eux-mêmes ; aux "picniques", plus petits et plus ronds, très en résonance et parfois trop avec l'entourage. Chez les premiers la schizophrénie serait plus fréquente et les seconds seraient plus souvent touchés par la psychose maniaco-dépressive[177]. Les "secousses" qui agitent l'intelligence évoquent les réactions de l'homme face à l'action du milieu qui l'écrase ou l'exalte. La désignation des formes de caractères n'a pas oublié Hippocrate puisque nous parlons encore de tempéraments bilieux, sanguins ou lymphatiques, termes au lointain parfum d'humorisme !

---

[177]Ernst Kreschmer psychiatre allemand (1888-1964). La psychose maniaco-dépressive caractérisée par l'alternance d'états d'excitation maniaque.et d'états dépressifs mélancoliques.

Airs, eaux, lieux souligne avec justesse l'action des conditions extérieures sur la santé de l'homme : ce que la médecine aura mille fois vérifié. La qualité des eaux est une condition essentielle de la santé. Les eaux croupissantes, insalubres sont les bouillons de culture des pires infections microbiennes, virales, parasitaires : le choléra, la typhoïde et les zoonoses transmises par les moustiques dont le paludisme auquel les textes hippocratiques font de nombreuses références et qui était très répandu en Grèce antique. La qualité de l'eau dépend de l'environnement : de l'existence ou non de drainage des marais ou de la sédentarisation des populations, car la constitution de groupes humains de plus en plus grands multiplie la contamination. L'élevage a contribué à propager certaines maladies, il est probable que la bactérie responsable de la tuberculose humaine soit un mutant de la souche bovine[178].

Lorsque les conditions de climat et d'hygiène favorisent la prolifération des "vecteurs", ces agents qui transmettent les maladies infectieuses : les moustiques, les puces, les rats, alors les épidémies flambent, situations dramatiques de pays dits en voie de développement mais dont aucune partie du monde n'est vraiment protégée. À ces facteurs environnementaux, l'homme a su ajouter les pollutions chimiques de l'air et les pollutions du sol par les engrais et les pesticides. Toutes choses qu'Hippocrate n'aurait sans doute pas imaginées dans ses pires cauchemars.

---

[178]Cf M. Grmek *Les maladies à l'aube de la civilisation occidentale* op cité P 293 et 294.

Chapitre 11

Nature de l'homme

Certains thèmes de ce texte nous rappellent "l'ancienne médecine". L'auteur, Polybe, le beau-fils d'Hippocrate réfléchit à la complexité de la nature humaine, complexité de l'homme dans ses éléments, dans ce qui le constitue concrètement, matériellement. Car sa nature ne peut se réduire à un seul élément. Comme au seul élément auquel les philosophes ont pu attribuer l'existence de l'univers : il s'agissait de l'air pour Anaximène de Milet et Diogène d'Appolonie, du feu pour Héraclite, de l'eau pour Thalès. Personne n'évoque la terre comme constituant primordial de la nature humaine et pourtant, Empédocle la compte dans les quatre éléments fondamentaux.

Ces philosophies, pour sophistiquées qu'elles soient, sont incapables de déterminer la nature de l'homme. Elles en ignorent la complexité et s'épuisent en joutes oratoires. « *L'homme n'est absolument ni air, ni feu, ni eau, ni terre, ni telle autre substance dont l'existence n'est pas manifeste dans le corps* » déclare l'auteur. De même, la nature de l'homme ne peut se réduire à un seul élément, ce que prétendent pourtant certains médecins pour lesquels le corps humain comme celui des animaux se compose d'une substance unique. Elle est le sang pour les uns, la bile ou la pituite pour d'autres. Contre ce monisme d'une nature de l'homme qui se réduirait à un seul élément, Polybe développe la théorie des quatre humeurs : le sang, le phlegme, la bile jaune et la bile noire.

Les humeurs ont... des sautes d'humeur, elles varient selon les saisons : le phlegme froid et humide prédomine en hiver, le sang chaud et humide au printemps, la bile jaune, chaude et sèche en été et la bile noire froide et sèche en automne. « *Toutes ces humeurs existent perpétuellement dans le corps de l'homme, mais avec le cycle des saisons passent par des phases d'augmentation et de diminution, chacune selon son tour et selon sa nature* » précise l'auteur[179]. Par quel mécanisme les saisons font-elles fluctuer les humeurs est un mystère.

La maladie provient de l'excès ou du défaut de l'une de ces humeurs qui cesse alors de se subordonner aux autres et s'isole. Parlant du mouvement de ces éléments, de ces humeurs, l'auteur écrit : « *le lieu qu'il a quitté s'affecte mais celui où il s'épanche s'engorge et cause douleur et travail. Et si l'humeur flue hors du corps plus que ne le veut la surabondance, cette évacuation engendre de la souffrance* ». La souffrance peut être liée à l'évacuation comme à l'engorgement[180]. La santé résulte du bon équilibre de la "crase" humorale, ce mélange des humeurs qui doit être harmonieux. La souffrance vient lorsqu'une humeur est trop abondante ou insuffisante ou si elle ne se mélange pas et s'isole dans le corps.

La théorie des humeurs gouverne la physiologie hippocratique. Le corps évacue des substances : les urines, les crachats, les selles, il peut saigner. Alors, partant de ces faits que tout le monde peut observer, le médecin a élaboré une théorie du mouvement de ces humeurs, de leur interaction (dans la crase notamment), de leurs variations et de leurs rôles dans la genèse des maladies. Car ce qui s'évacue a bien été produit, alors, comprendre le mécanisme de cette production est nécessaire, mais, à défaut d'observation, cette compréhension en appelle à l'imaginaire. Rappelons que l'ancienne médecine parle des organes : les "*structures*" et des liquides : les "*humeurs*". Ces humeurs qu'il a lui-même attirées du reste du corps, le cerveau les lui renvoie.

Les "structures", c'est-à-dire les organes, ont des formes et des textures différentes ce qui détermine leur fonction. Les organes "*piriformes*" comme la tête mais aussi la vessie et la matrice attirent le plus les humeurs. Par contre, les organes "*spongieux et poreux*" comme la rate, le poumon, les seins mais aussi les glandes absorbent le plus par contact. Les capacités de ces "structures" sont associées à des caractères physiques élémentaires (piriforme, poreux, spongieux)[181].

---

179 *Maladies* IV expose cette théorie des humeurs.

180 L'évacuation qui fait souffrir évoque les diarrhées profuses de la typhoïde. La rétention qui fait souffrir à l'œdème aigu du poumon ou à l'ascite par exemple. Mais nous sommes-là loin de la théorie des humeurs !

181 *Maladie IV* expose ainsi la source des humeurs et leur évacuation: le ventre est la source des humeurs qui viennent des aliments et des boissons mais chaque humeur a une source particulière communicant

Les maladies peuvent être des maladies particulières ou des maladies générales.

Les maladies particulières sont liées au régime et traitées par sa modification et les maladies générales trouvent leur origine dans l'air et les miasmes. Elles doivent être traitées par l'éloignement de la zone infestée. Un régime amaigrissant est préconisé : le malade maigrissant a moins besoin de respirer fréquemment et profondément. Moins d'air inspiré, cela signifie moins de miasmes, moins d'air pathogène inhalé. Logique implacable mais traitement redoutable dont on peut douter de l'efficacité ! L'auteur a une prédilection, un attrait magique pour le nombre quatre : il y a quatre fièvres (continue, quotidienne, tierce et quarte), quatre humeurs, quatre paires de vaisseaux partant de la tête et irriguant le dos, les membres, les reins, la rate et le foie.

Le régime varie selon la saison, la constitution et l'âge. Il s'adresse à tous : femmes, enfants, athlètes ainsi qu'aux gens en bonne santé. Il s'y ajoute bains et promenades, vomissements en hiver pour évacuer le phlegme et clystères (lavements injectés dans le rectum) en été pour évacuer la bile.

Le principe de l'évacuation des humeurs dicte la pratique de la saignée. Elle s'effectue surtout au pli du coude, mais aussi aux jarrets, chevilles, dans la région sublinguale (en cas d'angine) et à la tête (l'auteur décrit quatre paires de veines qui partent d'elle). La saignée à la cheville peut être pratiquée lors d'un accouchement difficile. Le médecin doit être circonspect et ne l'appliquer que si la patiente est de bonne constitution. Les saignées sont appliquées en cas de douleurs afin que le trop plein d'humeurs qui les provoque, s'écoule. Sorte de panacée, en usage déjà avant Hippocrate, elle aura la vie longue. Harvey découvrant la circulation sanguine, ruine la théorie des humeurs, et montre l'inutilité de la saignée, pratique sans intérêt mais non sans effets secondaires parfois graves : infections, plaies vasculaires, collapsus. Pinel s'opposera farouchement à la saignée. Jusqu'au XVIIIe siècle, les femmes enceintes n'y échappaient pas. On pensait alors que l'absence de règles provoquait une retenue de sang dans le corps de la femme. Ce sang qui durant la grossesse montait normalement jusqu'aux mamelles qui le transformaient en

---

avec le ventre : la tête pour le phlegme, la vésicule biliaire pour la bile, la rate pour l'eau et le cœur pour le sang. Il y a quatre voies pour évacuer : la bouche, les narines, l'anus et l'uretère. La fièvre est provoquée par le déséquilibre des humeurs. Les maladies ont trois sources : la pléthore, la violence et les intempéries.

lait. Mais parfois, ce sang trop abondant, dépassait les capacités de cette "transformation lactée". Le fœtus risquait alors de se noyer dans cette crue de sang et la saignée était destinée à le sauver !

La doctrine des humeurs ne s'appuie sur aucun élément concret, sur aucune donnée de l'observation. Par exemple, la prédominance d'une humeur déterminée en fonction de la saison ou encore les qualités du flegme qui est "froid et humide" ou de la bile noire : « sèche et froide ». Que les maladies les plus graves soient celles qui surviennent dans les parties les plus fortes mériterait d'en savoir plus sur la force et la faiblesse de ces parties. Le médecin hippocratique se réfère sans recul à la théorie préconçue, comprendre au-delà ne lui semble pas nécessaire.[182]

Le texte aborde l'idée moderne du traitement étiologique de la maladie, d'un régime qui visant la cause en empêche la conséquence. Par exemple, l'examen des urines recherche le sable et les tophus, ces substances dures qui provoquent la lithiase urinaire. Les calculs vésicaux semblaient fréquents, tout comme la goutte, liée à la riche alimentation des Grecs aisés. La lithiase urinaire n'épargnait pas les enfants grecs du Ve et IVe siècle av. J.C, pathologie dont la cause mystérieuse aurait été le sevrage trop précoce des petits et l'introduction d'un régime relativement sec et pauvre en protéines.

Comme dans *Airs, eaux, lieux,* la nature de l'homme se lie à la nature de son environnement. Là-encore, ce que nous buvons, respirons, mangeons, ce qui permet à notre corps de se former depuis le ventre maternel et de fonctionner jusqu'au dernier souffle constitue notre nature. Ce corps, nous ne le créons pas de toute pièce mais nous en puisons les constituants dans notre environnement, depuis notre jeunesse placentaire. Les produits que l'organisme fabrique de lui-même se forment à partir d'éléments plus simples : la synthèse de notre hémoglobine ne serait pas possible sans le fer que nous apporte certains aliments. Et sans hémoglobine, pas de vie possible. Au cœur du vivant, l'autonomie n'existe pas, le vivant dépend du vivant, le vivant dépend de son milieu. Cette écologie avant l'heure, ce lien de l'homme à l'uni-

---

[182] Cf R. Joly "*Le niveau de la science hippocratique*" Ed Les Belles Lettres 1966 p 173 179.

vers rend plus complexe et plus mouvante sa nature. Mais jamais cette dépendance de l'homme à la nature ne se teinte dans le texte d'une forme quelconque de fatalité.

"Du régime" aborde ce qui convient à la nature de l'homme pour qu'il garde la santé. Le texte parle des aliments et de l'activité physique, autant pour prévenir que soigner. L'activité physique, car le gymnase est déjà le lieu où l'on s'habitue à traiter fractures et luxations que… les exercices physiques provoquent. Le régime est un élément essentiel de la thérapeutique hippocratique : les apports alimentaires et les pertes que provoque l'activité physique doivent être en équilibre car de cet équilibre dépend la santé. Tout cela doit être établi selon la nature du patient, son âge mais aussi les vents, les lieux et la "constitution de l'année". Le régime est une prévention des maladies.

Pour soigner, il faut connaître la nature de l'homme en général, ses constituants fondamentaux mais aussi ce qui prédomine chez l'individu qui consulte le médecin. Il importe de connaître la nature de ses aliments, les exercices qu'il pratique dans son métier et lesquels développent les chairs et lesquels les diminuent. Selon l'auteur, la nature de l'homme à l'instar de tous les animaux et de tous les êtres vivants se compose de deux éléments primordiaux : l'eau et le feu. Ces éléments ne sont rien l'un sans l'autre mais unis, ils engendrent, par leurs interactions, la diversité des êtres vivants.

Le feu peut toujours tout mouvoir, l'eau peut toujours tout nourrir ; chacun tour à tour domine et est dominé mais aucun des deux ne peut dominer l'autre complètement : "*le feu, en s'avançant jusqu'à la dernière parcelle d'eau vient à manquer de nourriture ; il recule donc pour trouver à se nourrir ; l'eau de son côté en s'avançant jusqu'à la dernière parcelle de feu vient à manquer de mouvement ; elle s'arrête donc à ce point et dès qu'elle s'arrête, elle perd sa supériorité et se consume dès lors en nourriture pour le feu qui l'assaille*". Le triomphe d'un élément sur l'autre serait pour le vainqueur sa fin même. Cette création et ces mouvements de l'eau et du feu ne se réfèrent guère aux dieux. Cette conception plutôt matérielle s'inspire des cosmogonies pythagoriciennes et de la pensée d'Anaxagore, d'Héraclite, d'Empédocle. Apercevoir dans l'interaction du feu et de l'eau l'anticipation lointaine du jeu de l'énergie et de la matière tel que l'expose la physique moderne serait exagéré.

L'inventivité de l'auteur apparaît lorsqu'il traite de la conception. Il attribue à la femme un rôle actif, égal à celui de l'homme, ce qui n'était guère dans l'air du temps. L'embryon se forme à partir des cellules émises par les deux partenaires. Chez l'homme comme chez la femme ces germes sont tantôt mâles tantôt femelles. Cette identité provient de ce que "*l'âme est la même dans tous les êtres vivants, alors que le corps de chaque individu est différent*". Que l'âme soit de même valeur, ait une puissance de création identique mérite d'être souligné[183]. La distribution des cellules détermine le produit de la génération. Si les cellules émises par les deux partenaires sont mâles, elles donnent des hommes à l'âme brillante et au corps robuste écrit l'auteur. Par contre, si la sécrétion de l'homme est mâle et celle de la femelle est femelle, mais que le mâle l'emporte ; alors le résultat est un homme certes viril mais moins brillant que le précédent. Si l'élément mâle vient de la femme et l'élément femelle de l'homme, mais que l'élément mâle l'emporte, le résultat est un homme semblable au précédent. Telles sont les trois façons dont se forment les hommes.

La formation de la femme suit un processus semblable. Si l'élément femelle est secrété par les deux partenaires, alors seront produites des femmes très féminines et très belles. Si l'élément femelle est secrété par la femme et le masculin par l'homme mais que le féminin domine, alors les femmes qui en proviennent seront plus hardies que les précédentes. Enfin si l'élément femelle vient de l'homme et l'élément mâle de la femme mais que l'élément femelle l'emporte, il se développe de la même façon : ces femmes seront plus audacieuses encore que les précédentes et seront appelées plus viriles. Il y a dans cette histoire, sorte d'intuitive invention, l'idée de la combinaison des "germes" et l'idée que l'homme puisse avoir des germes féminins, prémonition du chromosome X ? Cependant, n'en déplaise à l'auteur, la femme est dépourvue de germe masculin, de chromosome Y. Tout cela appartient au caryotype, à la génétique des chromosomes X et Y déterminant le sexe, à une science qui naîtra 25 siècles plus tard.

Le traité consacre un livre aux rêves. Parmi les songes, il y a ceux qui annoncent des événements heureux ou malheureux et ceux qui renseignent

[183]L'âme se réfère aux cellules, elle est sans doute le sperme chez l'homme et le liquide fécondant chez la femme.

sur l'état du corps et ses troubles, excès de plénitude ou d'évacuation des organes. Si ces rêves peuvent être interprétés (certains thérapeutes ont cet art), il semble à l'auteur plus facile de trouver le sens des premiers qui se rapportent à des événements que les seconds qui enseignent sur l'état du corps.

Les interprètes voient parfois juste et parfois se trompent mais n'oublient pas dans leurs prescriptions, la prière : "*Prier est sans doute chose convenable et excellente, mais, tout en invoquant les dieux, il faut s'aider soi-même*". Aide-toi, le ciel t'aidera en quelque sorte !

Chapitre 12

La pensée médicale n'est sérieuse que par le corps en chair et en os

Les connaissances de l'anatomie et de la physiologie du corps humain, inutiles ou malvenues dans la médecine thaumaturgique deviennent chez les hippocratiques une nécessité. Il y a les parties du corps accessibles à l'examen comme les os et les articulations, les médecins grecs en ont la connaissance et la curiosité. Par contre, concernant les viscères et les organes internes, ce qu'ils en savent est plus aléatoire, plein de présupposés et riche d'imaginaire. Il n'y a pas à cette époque, de dissections de cadavres humains, l'anatomie s'appuie sur ce qu'elle connaît du corps des animaux. L'intestin de l'homme est comparé à celui du chien et l'auteur du traité de la maladie sacrée utilise dans sa démonstration le cerveau d'une chèvre épileptique empli d'humidité. Il entend prouver que chez l'homme, cette humidité du cerveau est la cause de l'épilepsie.

Les médecins hippocratiques connaissent le cerveau et ses deux lobes qu'une membrane sépare ; le cœur : ses ventricules et oreillettes, son péricarde, la valve aortique et l'artère pulmonaire. Le poumon et ses cinq lobes sont aussi connus ainsi que la trachée artère qui est composée d'anneaux et se termine en haut du poumon. Le foie et ses deux éminences est situé justement dans le côté droit de l'abdomen et la rate, localisée sous les fausses côtes gauches, a la forme de la plante des pieds. L'œsophage, l'estomac et l'intestin qui a "*douze coudées roule en circonvolutions qui se terminent en une chair abondante à l'anus*" sont décrits. Les reins et les uretères sont connus tout comme la vessie et le canal de l'urètre que la lithotomie des calculs a rendus familiers. Le tronc est divisé en un ventre supérieur (le thorax) et un ventre inférieur (l'abdomen). Les nerfs sont confondus avec tendons et ligaments.

Tel est l'inventaire de l'anatomie hippocratique du docteur L. Meunier dans son histoire de la médecine. L'anatomie et la physiologie en sont encore à leurs débuts.

Ainsi dans le texte « ***Cœur*** », le médecin qui a procédé à la dissection animale décrit assez précisément l'organe mais sa physiologie est extrapolée et nourrie d'imaginaire. Le cœur communique avec le poumon par des veines et une artère mais, pense l'auteur, une partie de la boisson glisse par l'ouverture de la glotte vers le poumon et forme l'humeur que l'on trouve dans le péricarde. Le ventricule droit nourrit le poumon en lui envoyant du sang par l'artère pulmonaire et il reçoit en retour un peu d'air par la même artère, les valves fonctionnant à la manière de portes qui s'ouvrent dans un sens et dans l'autre. Les oreillettes sont des soufflets dont le rôle est de tempérer la combustion. Dans le ventricule gauche, lieu du feu inné siège l'intelligence.

Le livre "***des chairs***" que nous avons déjà évoqué[184], considère le cerveau comme l'organe qui reçoit l'humide et le répartit : l'humeur afflue à lui de toutes les régions du corps comme à un réceptacle et à son tour, il renvoie l'humeur à toutes ces régions. Les glandes, le cerveau en est une, servent à débarrasser le corps des liquides superflus. La digestion est conçue comme une cuisson d'aliments produisant un fluide qui va par les glandes et les veines nourrir les différentes parties du corps.

Le texte "***Glandes***"[185] assimile glandes et ganglions. Ces éléments ont une nature spongieuse ce qui n'est pas surprenant car ils doivent absorber et réguler les humeurs. Les maladies des ganglions provoquent abcès et scrofules ce qui advient lorsqu'ils sont remplis d'humidité car leur rôle est de pomper cette humidité en excès afin qu'elle ne déborde pas dans le corps. Les ganglions se nourrissent de l'humeur en surabondance. Ils siègent dans les lieux humides comme les aisselles, le pubis, les aines, là où il y a des poils car les poils comme les végétaux dans la nature ont besoin d'humidité pour pousser. Les glandes (ou ganglions) sont aussi présentes dans les amygdales et les intestins où pourtant les poils sont absents car l'excès de l'humide les empêche d'y pousser comme une terre gorgée d'eau serait impropre à la culture. Les reins ont également des glandes.

La rate située près du ventre peut, car elle est "*spongieuse et relâchée*", absorber beaucoup de boisson et provoquer l'hydropisie mais bientôt "*distendue et trop pleine*", elle répartit le liquide par les veines du corps. L'échange

---

[184] Cf infra « *Nature de l'homme* ».
[185] id.

liquidien qui évoque un système de vases communicants semble résumer la vie des organes et leurs fonctions énigmatiques.

L'anatomie et la physiologie se réfèrent à des notions, à des objets à la fois matériels et imaginés. Les organes sont piriformes, spongieux et les comparaisons sont concrètes, "terre à terre" d'autant que le monde végétal est fréquemment pris en exemple.

De l'aspect et de la consistance des substances, le médecin déduit leurs propriétés. De même que dans "nature de l'homme", sont décrites les vertus spécifiques des humeurs qui *"n'ont pas la même couleur à la vue ni la même sensation au toucher et ne sont ni chaudes ni froides, ni sèches ni humides de la même façon "*. Comme si l'imagination et la pensée analogique tenaient lieu d'examens complémentaires et au-delà des perceptions, ouvraient à l'inconnu de l'intérieur du corps.

Si nous comparons les écrits chirurgicaux et les textes gynécologiques, la nécessité de connaître l'anatomie et le fonctionnement des membres et des organes apparaît dans toute sa clarté.

Comme nous l'avons vu[186], la chirurgie est la pratique véritablement médicale la plus ancienne : les trépanations et les soins des fractures, les amputations par exemple se pratiquaient au néolithique, 10 000 à 15 000 ans avant J.C. Si l'homme développait son ingéniosité à détruire son semblable, il créait dans le même temps, mais hélas plus lentement, de quoi le soigner. Loin de la médecine incantatoire, la chirurgie observait, manipulait, remettait en place, réparait le corps blessé. La chirurgie[187] tient une grande place dans la médecine hippocratique. Loin des supputations sur les humeurs et leurs changements, elle est une pratique terre à terre. La technique y est reine et les résultats directement observables morphologiquement et fonctionnellement.

Divers textes traitent de cette médecine chirurgicale : *"Sur les fractures"*, *"Les plaies de la tête"* et *"Sur les articulations"*.

---

[186]Ch. 1 "Il y a bien longtemps".

[187]"Le travail des mains est si essentiel dans la chirurgie hippocratique que le chirurgien (dont le nom vient de *cheir*, la main et *ergon*, le travail) est désigné par des termes dérivant du verbe faire" note Armelle Debru op cité p 102.

Le médecin examine avec les outils que sont ses perceptions : il inspecte, palpe la vacuité de la glène de l'omoplate, la saillie de la tête humérale hors de l'articulation et l'impossibilité pour le bras de se mouvoir : à n'en pas douter, il s'agit d'une luxation de l'épaule. Le trouble anatomique se montre d'évidence comme cause du trouble fonctionnel. Cela vaut pour cette lésion et pour toutes les luxations et fractures : le corps vu montre sans ambiguïté la corrélation anatomoclinique.

Les inventions chirurgicales dans le domaine des manœuvres, des appareillages enrichissent la médecine de sa rigueur technique et d'une efficacité facilement contrôlable. Faite de technique, de mécanique, de rationalité ; la chirurgie est le type même de la médecine concrète. Son but est de rétablir la nature dans ce qu'elle était, dans son aspect et ses fonctions. Cette chirurgie nécessite une connaissance des os et des articulations et de leurs mouvements ; seuls importent pour elle l'acte et son résultat.

"Les plaies de la tête" illustre cette médecine concrète, rationnelle, et l'importance de l'outil car sans lui, elle n'aurait pu exister. Il nous faut d'abord connaître dit le texte, le crâne avec ses zones de force et de faiblesse. L'anatomie osseuse est examinée, le sinciput (sommet du crâne) est une zone particulièrement vulnérable car l'os y est moins épais ainsi que les "chairs" recouvrant le crâne, alors qu'en dessous de l'os, la masse encéphalique est grande. Pour les mêmes raisons, la zone temporale est décrite comme très vulnérable[188].

Hippocrate parle de l'existence au niveau temporal d'une veine "forte et creuse" : s'agit-il d'une veine temporale ou de l'artère méningée moyenne dont la lésion traumatique peut provoquer un hématome sous-dural ? Dans ces zones vulnérables, l'auteur mentionne les sutures, ces zones où les os du crâne se soudent. Sont-elles pour lui des zones de fragilité particulière dont la soudure peut être imparfaite ce qui est vrai chez le tout petit enfant dont la fontanelle au sommet du crâne se fermera entre neuf mois et deux ans ?

En arrière du sinciput et des oreilles, le crâne est plus solide et la chair qui recouvre l'os est plus épaisse. Cette notion de localisation est de grande valeur. L'os possède une table interne et une table externe et entre les deux se

---

[188] La fracture du rocher, partie de l'os temporal peut être grave et provoquer une surdité ou une paralysie faciale.

situe le diploé qui est un tissu spongieux. L'auteur distingue divers types de plaies : les fractures simples, les contusions, les enfoncements avec fracture, les entailles de l'os (hédra ou eccopé) et les fractures par contrecoup.

L'examen du patient est scrupuleux : la lésion est caractérisée dans son siège, sa profondeur, l'usage de la sonde permet de savoir si l'os est à nu ou blessé et renseigne sur la "*grandeur du mal*", l'existence d'un éventuel enfoncement osseux, d'une fracture grave et étendue ou d'une plaie osseuse par une arme aiguisée (hédra).

L'interrogatoire du blessé renseigne sur les circonstances de la blessure, le type d'instrument qui l'a provoquée et la force avec laquelle il a été asséné car on peut parfois suspecter une lésion en profondeur plus grave que ne le laissait supposer l'aspect de la peau et des chairs. Pour cela, l'auteur recommande comme "examen complémentaire" de mettre sur la plaie une substance noire recouverte d'un cataplasme et examinant à nouveau la plaie, de voir si le produit s'est infiltré.

Il faut être attentif à ce que l'os rendu vulnérable par la dénudation et la lésion ne soit pas envahi par le pus si les chairs voisines ont été mal soignées. Dans ce cas, "*l'épluchage*" des plaies est nécessaire pour qu'elles s'assèchent et cicatrisent sans se couvrir toutefois d'une exubérance de "*carnosités*"[189].

La méninge aura les mêmes soins : « *il faut la nettoyer et la dessécher aussitôt que possible, afin qu'elle ne devienne pas humide assez longtemps et qu'elle ne devienne fongeuse (présentant des excroissances en forme de champignon) et se gonfle ; cela arrivant, il serait à craindre qu'elle ne tombât en pourriture* ». Le médecin doit, écrit Hippocrate, être extrêmement attentif aux signes d'aggravation : « *quand un médecin, n'ayant pas reconnu dans un os une fracture ou une fissure ou une contusion ou une lésion quelconque, se trompe, omet de ruginer ou de trépaner dans un cas où cela serait nécessaire et laisse aller le malade comme si le crâne était sain, la fièvre se déclarera généralement avant le laps de quatorze jours en hiver et en été avant celui de sept jours. La fièvre étant établie, la plaie se décolore ; il s'en écoule un peu d'humeur ; la nécrose intervient ; la plaie devient visqueuse, elle prend l'apparence de la salaison, ayant une couleur rouge, un peu livide. Dès lors, l'os*

[189]Sans doute les cicatrices chéloïdes.

commence à se gangrener il devient noirâtre et finit par avoir une teinte jaunâtre et blanchâtre. Lorsque déjà il est en suppuration, des phlyctènes se forment sur la langue et le patient meurt dans le délire. Des convulsions s'emparent, chez la plupart, d'un des côtés du corps. Si la plaie est du côté gauche de la tête, c'est le côté droit du corps que les convulsions saisissent ; si la plaie est du côté droit de la tête, c'est le côté gauche du corps. Quelques-uns même tombent dans un état d'apoplexie. De la sorte, la mort survient avant sept jours en été ou avant quatorze en hiver. »

Oublions ces considérations saisonnières et gardons plutôt comme un vrai modèle, l'attention clinique que le médecin porte aux signes locaux (l'aspect de la plaie) et à l'état général du blessé (la température, l'état de conscience), les signes de méningite, d'abcès cérébral, la perte de connaissance brutale liée à une hémorragie cérébrale (apoplexie). Quant à la localisation des convulsions, elle procède d'une bonne observation neurologique car chaque hémisphère cérébral est connecté pour la motricité et la sensibilité à l'hémicorps opposé : l'hémisphère droit à l'hémicorps gauche et l'hémisphère gauche à l'hémicorps droit. Disposition anatomique bien mystérieuse dans sa raison d'être.

Hippocrate recommande l'extrême vigilance : l'aggravation impose d'opérer au plus tôt. L'intervention chirurgicale consiste à trépaner l'os et le "*ruginer*". La *rugine*, lame de métal à bords tranchants équipée d'un manche, permet de décoller la galéa, membrane qui recouvre les os du crâne. Le *trépan* est alors utilisé. Il est de deux sortes : le trépan aiguisé, "*perforatif*", muni d'une pointe tranchante permet de trouer l'os. Le trépan "en couronne" à l'extrémité pourvue de dents métalliques, permet d'agrandir ce trou réalisé par le trépan perforatif. Le mouvement rotatif de ce trépan s'effectue grâce à une corde enroulée ou un archet.

La trépanation telle qu'en parle Hippocrate est pratiquée idéalement dans les trois premiers jours. Elle est indiquée dans les contusions et les fractures. Elle permet de vider le sang qui pourrait comprimer le cerveau[190] et enlever la pièce osseuse contuse. Il faut prévenir l'inflammation consécutive au traumatisme, d'autant qu'une partie de l'os lésé peut couvrir et limiter le foyer purulent qui ne trouve pas d'issue naturelle à son évacuation. Dans ce cas, il

---

[190] L'hématome extra-dural ou sous-dural.

est recommandé de ne pas scier avec le trépan aiguisé l'os tout à fait jusqu'à la méninge car le geste opératoire risque de la blesser causant une lésion supplémentaire avec inflammation et pus.

Par contre, recommande Hippocrate, si vous recevez le patient après un autre médecin qui n'est pas intervenu assez tôt et que l'état du blessé s'est aggravé, que l'os suppure, alors, il faut scier jusqu'à la méninge et en détacher l'os puis soigner localement. Pour les enfants dont les os sont plus minces, plus mous et ont plus de sang que les os de l'adulte, il est possible d'utiliser un petit trépan perforatif, ce qui donnera issue au sang. La même ingéniosité, la même rigueur se retrouvent dans les traités consacrés aux fractures et aux articulations.

"fractures"

Les deux traités : "fractures" et "articulations" n'en constituaient qu'un seul à l'origine. Le texte débute par *les fractures de l'avant-bras* et décrit minutieusement l'examen clinique, les soins, le suivi des patients. Dans l'acte médical, tous les éléments importent : l'interrogatoire du patient, les perceptions du praticien (l'inspection et la palpation), la malformation et la douleur intense au point de fracture. La conduite à tenir est guidée par la logique. Il faut veiller à ce que le traitement préserve l'attitude naturelle dit l'auteur, c'est à dire l'attitude fonctionnelle car le traitement au-delà de la consolidation doit permettre au membre de retrouver ses gestes, ses fonctions.

Hippocrate évoque une première situation, un exemple à ne pas suivre. Le médecin, dont la conception de l'anatomie est médiocre s'est fourvoyé. Alors que le patient souffrant d'une facture lui présente son bras en flexion et la main en pronation, le médecin bande le bras en extension, main entre pronation et supination, ce qui est la position en extension du bras de l'archer lorsqu'il bande l'arc.

Le médecin pense que dans cette position, les os de l'avant-bras sont dans la rectitude l'un par rapport à l'autre et dans la rectitude par rapport à la surface du "membre" c'est-à-dire de l'humérus. Il en déduit que telle est l'attitude naturelle du bras et il invoque l'art de l'archer mais ajoute Hippocrate : « *il oublie les autres arts, ceux qui se font par la force comme ce qui se fait par l'adresse, ne sachant pas que l'attitude naturelle est différente selon les actions à accomplir et que dans le même travail il peut arriver qu'autre soit la position naturelle du bras droit et autre celle du bras gauche... on reconnaîtra que l'attitude naturelle des bras n'est pas la même dans chaque activité ; mais c'est l'instrument employé et l'ouvrage à faire qui déterminent l'attitude des bras* ».

Hippocrate le dit avec humour et ironie : le tir à l'arc n'est pas le seul acte de la vie et, lorsque l'on est guerrier, il faut aussi lancer le javelot, utiliser la fronde ; enfin, être guerrier n'exclut pas les occupations pacifiques ! Il se moque des praticiens prétentieux, avides des nouveautés techniques qu'ils prétendent apporter et s'en glorifient alors qu'au vu des résultats, ils devraient plutôt en avoir honte. À la maladresse et à l'ignorance peut s'ajouter la fatuité... être habile et intelligent n'a jamais interdit la modestie ! "*La déligation*[191] *médicale et l'art de l'archer n'ont rien de commun et si le médecin après avoir placé l'appareil ordonnait de garder ainsi le bras, il causerait beaucoup d'autres souffrances plus graves que la blessure*" écrit Hippocrate car avant tout : ne pas nuire !

Hippocrate cite un autre cas clinique : où le médecin ignorant l'anatomie effectue l'immobilisation en position de supination (paume tournée vers le haut). Là-encore, réduire et immobiliser dans cette position qui n'est pas naturelle risque de bouleverser la situation des tendons, des os et des chairs et provoquer des douleurs et des séquelles fonctionnelles. Connaître les surfaces articulaires du radius, du cubitus et de l'humérus de même que tous les mouvements de la main, ce précieux outil et en quelle position ils sont le plus faciles à effectuer est une nécessité absolue. L'anatomie ne peut jamais être désolidarisée de la fonction.

La position naturelle est la pronation et non la supination et la déligation opérée, le bras sera soutenu par une écharpe, dans la même position que lors de la pose du bandage. Tout doit être fait pour que la fracture se consolide et qu'à la marche comme au coucher, il y ait le moins de douleurs possibles. L'immobilisation en supination dont le caractère douloureux apparaît à tout

---

[191] Application méthodique des bandages

le monde, gêne beaucoup les mouvements des doigts et du poignet. La pronation au contraire est l'attitude fonctionnelle la plus utile aux actes de motricité fine de la main, bien plus que la supination. L'extension doit être suffisante pour que la coaptation, c'est-à-dire la mise bout à bout des fragments osseux, s'effectue. Si les deux os sont fracturés, cette extension sera plus forte

Afin d'immobiliser le bras, les bandes sont appliquées en partant du lieu de la fracture, la compression plus ferme à cet endroit sera moins forte à mesure que l'on s'en éloigne, en direction de la main ou de l'épaule. Cette précaution évite que les humeurs soient refoulées vers le lieu de la fracture. Des compresses enduites de cérat seront appliquées en long et également maintenues par des bandes. On utilise aussi des attelles (des éclisses, petites pièces de bois) pour assurer une meilleure immobilisation. Ces attelles sont assujetties surtout au lieu de fracture au-dessus et dessous et non latéralement, l'attelle la plus grosse, là où les os font saillie.

Au troisième et au cinquième jour après les premiers soins, le bandage est réajusté, resserré s'il le faut et la coaptation rectifiée, ce que la diminution de l'œdème permet. Durant tout le traitement, le praticien doit veiller à l'évolution de l'œdème ainsi qu'à l'apparition éventuelle d'ulcérations et de démangeaisons.

L'interrogatoire est d'une grande importance : ce que ressent le blessé permet de savoir si le bandage le comprime trop ou est trop relâché. Alors, le médecin pourra le réajuster : le resserrer en appliquant plus de bandes ou le relâcher en diminuant leur nombre. Le membre porté en écharpe, le coude fléchi, la fracture de l'avant-bras se consolidera aux environs de 30 jours[192].

Ce type de fracture pouvait se compliquer, surtout si l'immobilisation du membre était insuffisante. En effet, les cals ne soudaient pas les deux terminaisons osseuses et provoquaient une pseudarthrose. Ou bien, la cicatrisation osseuse s'effectuait en mauvaise position (cals vicieux) et parfois, un caillot sanguin devenu fibreux et minéralisé formait un pont osseux entre le radius et le cubitus (synostose radio-ulnaire). La gêne fonctionnelle de ces compli-

[192]Actuellement, ce type de fracture sans déplacement est plâtrée 4 à 6 semaines, coude fléchi main en pronation intermédiaire et légère flexion dorsale du poignet. Les fractures avec déplacement et les fractures ouvertes nécessitent quant à elles, un geste chirurgical.

cations était importante. Ces fractures devaient être fréquentes dans les combats, le guerrier tentant de parer de son avant-bras les coups de l'ennemi destinés à la tête ou au tronc. Une chute sur le sol avec le bras tendu afin d'amortir la chute pouvait aussi provoquer de telles fractures.

Après avoir donné de brefs conseils sur le régime alimentaire, Hippocrate parle de la technique qu'il vient de décrire "*comme la loi qui règle la cure de fractures*". La loi n'est pas une possibilité parmi d'autres mais ce qui doit être appliqué. L'ignorance comme la fantaisie du médecin ne sont pas tolérables. Le texte exprime le souci du praticien de transmettre une technique sans se glorifier. Après les fractures du bras, du calcanéum et du pied, Hippocrate aborde la fracture du membre inférieur. Cette fracture nécessite une forte extension : l'extension et la contre-extension sont pratiquées par deux aides vigoureux, l'un et l'autre tirent en ligne droite, qu'il s'agisse de la jambe ou de la cuisse. Le bandage se fait, le membre étant en extension. Ici également, la jambe et la cuisse doivent être immobilisées dans la position naturelle, fonctionnelle. Celle-ci est une extension complète ou quasi complète, position qui permet aux jambes de marcher, de tenir debout et de porter le reste du corps.

La traction qu'exercent les assistants suffit généralement à l'extension et l'usage de dispositifs mécaniques n'est indiqué que si celle-ci est insuffisante. L'extension obtenue, les os sont remis en place en appliquant la paume des mains, puis, le bandage est effectué en commençant par l'endroit de la fracture en remontant vers le haut du membre. Les bandes sont beaucoup plus larges, plus longues et beaucoup plus nombreuses que pour le bras. Le membre sera posé sur quelque chose d'égal et de mou dans une rectitude absolue : un coussin de lin ou de laine où l'on fera dans le milieu un sillon longitudinal. L'auteur n'est pas favorable à l'utilisation des gouttières : l'immobilisation qu'elle apporte n'est pas aussi bonne qu'on le croit. La gouttière n'est utile que pour changer de lit ou aller à la selle. Le pansement est renouvelé tous les trois jours. Lors de chaque renouvellement, on étend modérément les os et on en fait la coaptation ce qui améliore leur ajustement et favorise leur consolidation[193]. Au septième jour, on met des attelles et en quarante jours, la fracture se consolide.

---

[193]Les nouvelles manipulations lors de la réfection du pansement se font d'autant mieux que l'œdème initial aura diminué.

L'extrême gravité des fractures ouvertes était connue, qu'il s'agisse du fémur ou de l'humérus. Les blessés, dit le texte, n'en réchappent guère du fait des lésions musculaires, vasculaires et ligamentaires associées. Les complications infectieuses sont fréquentes et redoutables et l'auteur parle de convulsions, de fièvres aiguës et de gangrène[194].

Dans le cas de ces fractures, s'il y a une réduction, celle-ci se fera le jour même, sinon il vaut mieux s'abstenir. La plaie sera pansée comme dans les fractures du crâne, l'hellébore (qui est un évacuant) et le régime seront instaurés en attendant avec espoir l'effet de la "nature médicatrice", c'est-à-dire l'improbable guérison spontanée. Si les fragments osseux sortent du membre et que la réduction n'est pas possible, on les résèque. Le texte exprime tout le poids du dilemme : *"ne pas réduire, c'est s'exposer à passer pour un malhabile; réduire, c'est mettre le blessé plus près de la mort que du salut".*

Le texte ***"des articulations"*** est consacré aux luxations et fractures[195]. La luxation de l'épaule dans sa forme antéro-interne, la plus fréquente, est décrite cliniquement ainsi que les techniques de réduction qui peuvent lui être appliquées. La première, "à la main" effectuée par le patient seul qui replace la tête humérale luxée dans la glène de l'omoplate. Ceci est possible pour des luxations récidivantes faciles à réduire.

Le plus souvent, il est nécessaire de recourir à la technique du talon qu'Hippocrate décrit ainsi : "*le patient est couché sur le dos, celui qui réduit est assis par terre du côté où est la luxation. Il prend de ses deux mains le bras malade, il le tire et plaçant son talon dans l'aisselle, le droit si c'est l'aisselle droite, le gauche si c'est l'aisselle gauche, il pousse en sens contraire. Un aide assis de l'autre côté du patient maintiendra l'épaule saine afin que la traction exercée sur le bras malade ne fasse pas exécuter au corps un mouvement de rotation*".[196]

Si cela ne suffit pas, le praticien utilise des dispositifs mécaniques qui, par plus de force aideront la réduction : piton, échelle et ambe, le plus puissant

---

[194] La gangrène gazeuse s'installe en 2 ou 3 jours lors de fractures ouvertes, elle est toujours redoutée. Le traitement actuel de ces fractures fait appel à l'ostéosynthèse (réunion des fragments osseux) à l'aide d'éléments métalliques) : fixateur externe ou enclouage centromédullaire. Sur la plaie est placé un lambeau de couverture, fragment cutané, pour éviter l'infection.
[195] Comme le "Mochlique" qui est un aide- mémoire de chirurgie ostéo- articulaire.
[196] *Articulations* 3.

moyen. Hippocrate en détaille la fabrication montrant combien la médecine ne peut se passer de la technique. Les soins après luxation : gymnastique, kinésithérapie ne seront pas négligés et s'ils l'étaient, conclut-il, un guerrier pourrait y laisser la vie.

L'ouvrage examine les diverses atteintes traumatiques : fracture de la clavicule, fracture et luxation du poignet, du coude, fractures et luxation du fémur (avec la notion de luxation congénitale), fracture et luxation de la mâchoire, fracture du nez, malformations comme le pied bot pour lequel une prothèse est conseillée. Hippocrate détaille l'anatomie des zones touchées, les signes cliniques et les techniques de réduction et de bandage.

L'anatomie du rachis est décrite avec soin. La colonne vertébrale est un mélange de robustesse et de souplesse. Les vertèbres sont amarrées entre elles par des articulations en "*ginglyme*" (formant charnière) et liées par un ligament "*muqueux et nerveux*" : fibres et cartilage.

Hippocrate évoque les muscles du dos, les psoas, qui participent à la souplesse et à la force de la colonne. Il distingue les apophyses épineuses qui n'ont pas de fonction articulaire proprement dite mais reçoivent les insertions de muscles et de ligaments interépineux : attaches fermes et souples des vertèbres entre elles. De même, les apophyses transverses sur lesquelles s'insèrent muscles et ligaments s'articulent avec les côtes et cette "solidarité thoraco-vertébrale" renforce encore la robustesse de la colonne.

Hippocrate décrit également des cordons communs étendus entre les vertèbres en avant et en arrière[197] : sans doute, les puissants ligaments (longitudinal antérieur et postérieur) qui, insérés sur toute la longueur de la colonne vertébrale, lient les vertèbres entre elles. Le premier s'attache à la face antérieure des corps vertébraux et des disques ; le second tapisse la face postérieure du canal cervical et protège la colonne vertébrale de l'hyper-flexion. Les arcs vertébraux sont reliés entre eux par des ligaments pairs, les ligaments jaunes qui attachent entre elles, les vertèbres adjacentes.

"*Des articulations*" aborde la gibbosité de la colonne vertébrale. Elle peut se situer au- dessus ou au-dessous du niveau du diaphragme. Si la gibbosité siège au-dessus, les poumons du malade pourront contenir des "*tubercules*

---

[197] « *Articulations* » 47.

durs et crus". Si la gibbosité siège au-dessous, les patients seront exposés à des lésions des reins, de la vessie et à souffrir de "*dépôts purulents aux lombes et aux aines*". Dans tous les cas, une atteinte grave de l'état général est probable. Ceci évoque la tuberculose osseuse, le mal de Pott. Si tel était le cas, les bienfaits de la succussion auraient bien peu pesé.

D'ailleurs, Hippocrate nous en donne un avis très critique : "*la succussion sur l'échelle n'a jamais redressé personne, les médecins l'utilisant pour ébahir la foule*". La succussion, le patient attaché sur l'échelle, s'effectue les pieds en bas si la gibbosité est haute et tête en bas si la gibbosité est basse[198]. Partant des constatations anatomiques, il est impossible que suite à un trauma mineur, une vertèbre puisse se déplacer. Il ne suffit pas, pour soigner, d'exercer avec une foi immense des gestes mécaniques, encore faut- il connaître l'anatomie du rachis pour comprendre les lésions et agir au mieux.

Il est rare qu'une ou plusieurs vertèbres éprouvent un déplacement important comme le pensent certains médecins. Ni vers l'arrière, car il faudrait un choc considérable à travers le ventre ou la chute d'un lieu élevé sur les ischions ou sur les épaules mais le blessé en mourrait très vite. Ni vers l'avant car il faudrait pour cela qu'un corps très pesant tombe sur le dos mais alors la moelle épinière souffrirait : "*la moelle comprimée et étranglée produirait la paralysie de beaucoup de parties du corps grandes et importantes; pour effectuer la réduction, la succussion ni aucun moyen mécanique n'y suffirait :*"... "*il ne resterait qu'à ouvrir le corps du blessé, enfoncer la main dans le ventre et repousser la vertèbre d'avant en arrière : cela se peut sur un mort mais pas sur un vivant*" écrit l'auteur non sans ironie[199].

Malgré cela, certains médecins, écrit Hippocrate, pensent que les vertèbres peuvent sortir complètement de leur articulation, être luxées en avant et que cet accident se guérissant de lui- même, la réduction n'est pas nécessaire. Ce constat vient de l'ignorance de ces praticiens qui confondent les apophyses épineuses et les vertèbres. Lorsqu'il y a fracture d'une ou plusieurs

---

[198]La succussion par l'échelle pour le traitement des gibbosités s'effectue ainsi : le patient étant étendu et lié partiellement à une échelle, celle-ci manœuvrée par des cordes sur poulies vient verticalement heurter le sol. Ce procédé était très pratiqué par les médecins de l'école de Cnide.

[199]*Articulations* 46. L'auteur connaît la paraplégie comme conséquence de fractures de la colonne vertébrale car il parle de "la paralysie de parties du corps grandes et importantes".

épineuses, l'endroit lésé se déprime et ce creux leur fait penser que les vertèbres se sont enfoncées vers l'avant, voilà d'où vient leur erreur.

L'appareillage fabriqué pour traiter la gibbosité : le "*banc d'Hippocrate*" est fait d'un madrier étendu sur le sol, recouvert de tuniques ou de matière souple. Le patient y est couché sur le ventre, les bras étendus attachés au corps. Un système de lanières permet d'exercer l'extension et la contre-extension. Ainsi "étirée" la colonne vertébrale peut se prêter à la manipulation. Le médecin place alors la paume d'une main sur la gibbosité et l'autre pardessus, il exerce une pression qu'il dirigera soit vers le bas soit vers la tête soit vers les hanches.

Il est possible aussi de s'asseoir sur la gibbosité ou avec le pied, appuyer sur elle et donner une impulsion modérée. À un degré de plus, il est possible pour l'extension et la contre-extension de se servir de treuils mais prudemment car : "*si on voulait les employer pour nuire et non pour guérir on ferait beaucoup de mal par ce moyen*". D'ailleurs, l'extension et la contre-extension seules peuvent suffire, de même que, sans extension, la pression seule avec la planche : "*ce sont des forces précieuses que celles dont on peut soi-même graduer l'intensité*".

Hippocrate mentionne d'autres méthodes, il les a essayées sans succès mais il en parle car dit-il "*c'est une connaissance précieuse que de savoir quels essais ont échoué et pourquoi ils ont échoué*"[200]. Il n'est pas certain que pour traiter la gibbosité l'utilisation du banc d'Hippocrate ait été très convaincante.

[200]« *Articulations* » 47.

Chapitre 13

La médecine gynécologique

Si en chirurgie des fractures et des luxations, l'anatomie, la physiologie et le diagnostic sont en quelque sorte "à portée de la main" ; en médecine gynécologique ceci est plus aléatoire. Lorsque le corps est mal connu, la pratique médicale s'éloigne du rationnel, retrouve l'imaginaire et la magie. La connaissance des organes et de leur fonctionnement nous semble d'une évidente nécessité mais elle ne l'était sans doute pas à l'époque de la même manière. Depuis les hippocratiques, l'hystérie appartient au champ de la médecine et avec l'histoire, elle s'est spécifiée comme une affection psychiatrique.

Les symptômes de cette affection consistent en de grandes crises évoquant l'épilepsie, des syncopes, des paralysies et des troubles sensitifs variables qui ne correspondent à aucun territoire nerveux déterminé. Maux de ventre, sensation de boule dans la gorge, troubles de mémoire viennent s'y ajouter constituant une symptomatologie polymorphe.

L'hystérie a traversé l'histoire de la médecine et son nom même nous rappelle que les troubles qui la caractérisent ont été attribués à la migration de l'utérus dans le corps. Un utérus rebelle à la semence et aux relations sexuelles. Il fallait coûte que coûte le remettre dans le droit chemin (le mariage était conseillé) et à sa juste place, en l'attirant par des fumigations aromatiques effectuées au niveau génital et en le repoussant par des fumigations désagréables au niveau respiratoire, car l'utérus indiscipliné ne manquait pas d'olfaction.

Ces troubles sont mieux connus depuis que Freud les a analysés comme manifestations d'une névrose. Que l'utérus dans la réalité reste à sa place n'empêche nullement que pour l'hystérique la sexualité soit un problème et la frigidité un maître symptôme[201]. Mais, revenons à la médecine hippocratique.

---

[201] *L'hystérique le sexe le médecin* Lucien Israël Ed Masson 1976.

1 – Dans "Maladies des femmes" il est question de cette "*suffocation utérine subite*", affection survenant chez les femmes qui n'ont pas de rapports sexuels. Le voyage de l'utérus, véritable organe migrateur dans le corps est ainsi décrit : « *...la matrice desséchée par la fatigue se déplace attendu qu'elle est vide et légère ; la vacuité du ventre fait qu'il y a place pour qu'elle se déplace ; s'étant déplacée, elle se jette sur le foie, y adhère, se porte aux hypocondres ; en effet elle court et va en haut vers le fluide, vu qu'elle est desséchée à l'excès par la fatigue or le foie est plein de fluide. Quand elle s'est jetée sur le foie ; elle cause une suffocation subite, interceptant la voie respiratoire qui est dans le ventre. Parfois du phlegme descend de la tête aux hypocondres et avec cette descente du phlegme la matrice quitte le foie et revient à sa place... Quand la matrice est au foie et aux hypocondres et produit la suffocation, le blanc des yeux se renverse, la femme devient froide et même quelquefois livide. Elle grince des dents ; la salive afflue vers la bouche, elle ressemble aux épileptiques. La matrice peut aussi se déplacer et se porter au col de la vessie causant de la strangurie* ».

Le médecin cnidien, qui dresse un tableau clinique fidèle des troubles, explique les maux de ventre, l'oppression respiratoire, les grandes crises et les troubles urinaires par le déplacement de l'organe. L'utérus ressemble fort à un animal migrateur qui, sec et assoiffé car privé de la semence masculine, absorbe l'humide, comme s'il avait une bouche. Gynécologie fantasmatique car nul n'a jamais observé d'utérus baladeur (les organes génitaux masculins savent se tenir à leur place et ne se livrent pas à de telles excursions), venant humer à pleines narines les fumigations plaisantes offertes à la vulve ni s'enfuyant devant les fumigations nauséabondes offertes à l'odorat de la patiente.

Cette part immense de l'imaginaire et de la magie est omniprésente dans les prévisions concernant la conception :« *Voulez- vous savoir si une femme concevra, donnez à boire le matin à jeun du beurre et du lait de femme nourrissant un garçon ; si la femme a des éructations, elle concevra, sinon, non* ». Autre moyen de diagnostic : « *gousse d'ail, la nettoyer en ôter les peaux, l'appliquer en pessaire et voir le lendemain si la femme sent l'ail par la bouche ; si elle le sent, elle concevra, sinon, non.* »[202]

---

[202] *Des maladies des femmes* Livre II (214) in Armelle Debru.

Concernant la question que l'on devine cruciale du sexe de l'enfant dans la Grèce, pays patriarcal comme tant d'autres, le médecin n'est pas sans ressources : « *Les femme qui, enceintes, ont des tâches de lentigo au visage sont grosses d'une fille ; celles qui conservent un bon teint le sont la plupart du temps d'un garçon ; quand les mamelons sont tournés vers le haut, c'est un garçon si c'est en bas c'est une fille. Prendre du lait de la femme, le pétrir avec de la farine, former un petit pain et le faire cuire sur un feu doux ; s'il se calcine ; elle est grosse d'un garçon s'il s'entr'ouvre, d'une fille* ». S'il s'entr'ouvre comme le sexe d'une fille ? Il y a dans les écrits une constante valorisation de la grossesse des garçons : le fœtus mâle se place dans la matrice à droite (car ce côté a le plus de qualité) et le mâle, plus dynamique que la femelle, est plus précocement en mouvement !

La dureté et la douleur des traitements de la médecine hippocratique sont connues : saignées, cautères, régimes très complexes, vomitifs, évacuants et en médecine gynécologique : injections et fumigations intravaginales, pessaires[203] de substances âcres, c'est-à-dire piquantes et corrosives.

Racler les bords de la matrice permettrait de remédier à sa chute, quant à la succussion, elle semble largement utilisée. La succussion qui consiste à secouer le patient pour entendre les bruits thoraciques d'un épanchement pleural est une manœuvre innocente, comparée à la succussion "*à l'échelle*". Les traitements gynécologiques suivent une sorte d'escalade thérapeutique.

Par exemple lors d'une cure de prolapsus génital, il est prescrit[204] : « *des applications réfrigérantes et adoucissantes aux parties génitales, laver avec vin noir où a bouilli une grenade, la partie qui sort et la repousser en dedans, après quoi faire fondre du miel et de la résine et infuser dans la vulve. La femme restera couchée sur le dos, les pieds élevés et les jambes étendues. Si ce traitement n'est pas efficace, racler légèrement le bord de la matrice, la laver, l'oindre de cérat (cire et huile) à la poix... puis attacher la femme par les pieds à une échelle avec la tête en bas et de la main repousser en dedans, lui attacher les jambes croisées et la laisser ainsi un jour et une nuit l'une sur l'autre*[205] ».

---

203 Tampon appliqué aux organes génitaux.
204 *Des maladies des femmes* livre II (144) Armelle Debru op cité p 268
205 La fameuse succussion à l'échelle.

Dans ce cas, le régime alimentaire comporte un peu d'eau de gruau d'orge froide durant 7 jours et après 7 jours, des aliments plus émollients (qui amollissent, calment l'inflammation) en quantité aussi petite que possible. Assoiffée, affamée, si elle veut aller à la selle on la mettra tout de même sur son séant ! Puis des injections tièdes, aucun laxatif et (toujours !) des aliments en très petite quantité ni âcres ni salés. Enfin, la patiente (si bien nommée) aura des fumigations fétides au parties génitales afin que l'utérus ne refasse pas saillie à l'extérieur.

Les soins semblent tenir de la magie et du mystère et leur raison d'être nous échappe. Ainsi[206] ce cas où "*après le coït la semence de l'homme sort de la matrice*". La cause peut en être un orifice utérin très fermé ou dévié et appliqué du côté de la hanche (?). Il est alors administré des fumigations émollientes ou aromatiques, des pessaires suivant le principe qu'il faut administrer le contraire supposé de la cause du mal.

Le régime est indiqué : « *si l'orifice est gras et épais et que ce soit la cause qui empêche de concevoir, la femme mangera à jeun de la moutarde blanche cuite et boira par-dessus du vin pur. En pessaire elle aura du nitre rouge, du cumin et de la résine ; le mieux est de mettre cela en un linge ; ou bien mélanger du nitre avec de la myrrhe, de la résine, du cumin et du parfum blanc ; ou bien brûler de la corne de cerf, y mêler le double de farine dans du vin et boire cela pendant quatre jours. S'il n'y a pas d'amélioration, faire cuire des poireaux ; la femme prendra un bain de siège dans cette eau, ou bien piler du hêtre et l'appliquer. Manger de l'ail frais, boire de l'hydromel par-dessus et vomir* ».

Les potions de cette cuisine thérapeutique empruntent au monde minéral, végétal ou animal une variété d'ingrédients aux effets mystérieux : testicule de castor, bupreste, cumin, nitre, fleur de cuivre apportent leurs vertus. Quant à l'utilisation de pessaires "âcres", inflammatoires et irritants, ils doivent avoir comme effet secondaire, l'altération de la glaire cervicale et provoquer des stérilités : remède plus nocif que le mal !

[206]Id p 246.

Cette méconnaissance de l'anatomie interne des organes génitaux de la femme explique que la gynécologie de Cnide mais aussi de Cos, pourtant réputée plus scientifique soient emplies d'à priori et d'imaginaire.

Ainsi, lorsque l'auteur écrit : « *la femme a la chair plus molle et plus lâche que l'homme, le corps féminin tire du ventre le fluide plus vite et plus que le corps masculin* »[207], il y a toujours, insistante, cette valorisation du masculin au corps sec et dur en opposition au mou, humide et pour tout dire faible du corps féminin. Curieuse valorisation du sec et dur qu'aucun atome de raison ne saurait justifier d'autant que le sec et dur a besoin de mou et d'humide pour... l'heureux équilibre de ses humeurs !

Ou cette idée encore qu'après les règles, les veines vidées du sang menstruel peuvent attirer la semence (il s'agit de la semence féminine) et donc provoquer chez la femme le désir ; alors que durant les règles, ces veines pleines de sang ne peuvent laisser de place à la semence ce qui explique que la femme n'éprouve pas de désir. Le médecin, à l'imagination prompte, ne semble pas penser un seul instant que pour la femme, l'acte sexuel durant les menstrues puisse être désagréable !

L'auteur évoque comme cause de certains avortements au troisième ou quatrième mois "*l'état lisse de la matrice*". Nous sommes proches du monde végétal, la grossesse ne peut aller à terme comme la graine ne peut germer, s'enraciner dans un sol qui ne donne pas prise. Cet "état lisse", pour imaginaire qu'il soit, n'est pas irrationnel car l'existence de décollements placentaires à l'origine de fausses couches est une réalité[208]. Dans son observation, le médecin ne se fie pas à son seul savoir car précise-t-il : "*il faut qu'une autre femme touche l'utérus quand il est vide, car autrement la chose ne serait pas apparente*"[209].

2.– Dans le texte "de la nature de l'enfant", le règne végétal est si proche de l'homme que les mondes semblent se superposer : « *je dis que toutes les*

---

[207] *Des maladies des femmes*- livre I id p 240.
[208] *Maladies des femmes* livre I dans A. Debru op cité p 249. Le placenta revêtement protecteur et nourricier qui enveloppe l'œuf produit par sa part interne le liquide amniotique dans lequel baigne le fœtus et par sa part externe forme les villosités qui s'attachent à la paroi de l'utérus. Ces villosités artérioveineuses se réunissent dans le cordon ombilical. Ainsi le sang artériel de la mère peut nourrir l'œuf et le sang veineux qui lui fait retour permet qu'en soient éliminés les déchets.
[209] Id.

plantes vivent de l'humeur de la terre et que leur état dépend de celui de la terre par rapport à l'humeur. De même l'enfant vit de la mère dans la matrice et son état dépend de l'état de santé de la mère. Celui qui veut réfléchir à ce qui a été dit à ce sujet trouvera que du début à la fin, la croissance naturelle des plantes et de l'homme est tout à fait semblable »[210].

Que le développement de la plante dépende de la qualité de la terre et que pareillement le développement de l'enfant soit lié à la qualité de l'apport nutritionnel de la mère est une réalité. Mais la description du développement se réfère trop étroitement au végétal et au mécanique : « *la chair développée par le souffle se divise en membres. Chaque élément en elle va vers son semblable, le dense vers le dense, le tendre vers le tendre l'humide vers l'humide chacun va à sa place particulière selon la parenté dont il est issu. Les os durcissent, solidifiés par la chaleur. Naturellement aussi, le fœtus se ramifie comme un arbre. L'intérieur comme l'extérieur du corps s'articulent mieux. La tête se détache des épaules, les bras et les avant-bras, des côtes ; les jambes se séparent ; les nerfs s'attachent à la place naturelle des jointures et s'ouvrent ; le nez et les oreilles se détachent des chairs et se perforent ; les yeux s'emplissent d'une humeur pure et le sexe se déclare* ».

La parenté avec le monde végétal ("*le fœtus se ramifie comme un arbre*") voisine encore l'explication mécanique, l'embryon se constitue à la façon d'un sac qui se gonfle : « *les viscères aussi s'articulent ; ceux d'en haut ont la respiration par le nez et la bouche ; le ventre aussi se gonfle d'air et les intestins gonflés par en haut ferment la respiration par le cordon ombilical et la suppriment. Un passage vers l'extérieur se forme du ventre et des intestins vers l'anus et un autre par la vessie. Tous ces viscères s'articulent par la respiration. En effet tous étant remplis d'air se détachent selon l'affinité* »[211]. L'analogie avec le monde végétal et l'explication par l'action de l'air trouvent vite leurs limites,

3 – L'auteur du texte "De la génération" est proche du monde végétal lorsqu'il évoque les malformations de l'enfant venant d'un traumatisme durant la grossesse : « *...il est inévitable que le corps se mouvant en un lieu étroit soit estropié en cette partie. C'est ainsi que les arbres qui dans la terre*

---

[210] R Joly p 200.
[211] id Joly 1966.

n'ont pas assez d'espace et sont gênés par une pierre ou par tout autre chose deviennent tordus en grandissant ».

Les écrits traitant des différentes positions fœtales et des manœuvres (les "*versions*") à effectuer pour l'accouchement nous montrent une attention clinique remarquable. La comparaison tirée de la mécanique d'objets concrets (le vase et l'olive) est simple, éclairante : parfois, la comparaison peut être raison !

« *Une femme est enceinte, l'époque de l'accouchement est arrivée, le travail dure longtemps et elle ne peut se délivrer ; en général, c'est que l'enfant vient de côté ou par les pieds ; or, il faut qu'il vienne par la tête. Ce cas peut se comparer à un noyau d'olive qui, mis dans un vase à goulot étroit n'en peut être retiré de côté. De même, chez la femme, l'obliquité de l'enfant est fâcheuse ; car il ne sort pas. Venir par les pieds est encore une mauvaise position et souvent il en résulte la mort de la mère ou de l'enfant ou de tous les deux. En troisième lieu, l'accouchement est grandement entravé quand l'enfant est mort, apoplectique ou double* »

Lorsque le fœtus se présentait par les pieds, le siège ou les épaules, l'accouchement était à grands risques, il l'est encore. Alors, la "version" par des manipulations essayait de le repositionner pour qu'il se présente par la tête, position la plus favorable. Quand le fœtus était mort ou que l'accouchement s'avérait impossible on pratiquait soit l'embryotomie qui consistait, après section du cou, à extraire la tête et le tronc. Parfois, on "morcelait" le fœtus pour en extraire les fragments en prenant soin de ne pas blesser l'utérus. Sur quel signe reposait le diagnostic de mort fœtale est une autre histoire[212].

Comme gêne à la conception, le médecin évoque la possibilité d'une "*membrane en avant,*" "*bien que les menstrues aillent naturellement*". Le traitement consiste en un pessaire "*introduit aussi avant que possible*" et après l'avoir retiré "*la femme se lavera avec du vin tiède où du myrte aura cuit*". Mais le mieux ajoute l'auteur est d'enlever la membrane. Ceci évoque une

---

[212]Histoire de la médecine. Dr L. Meunier op cité p 50 et 51. Dans l'obstétrique de l'époque, les mouvements actifs du fœtus qui étaient perçus par la mère à 3 mois pour les filles et à 4 mois pour les garçons (?) tenaient un grand rôle. Ces mouvements pouvaient provoquer l'enroulement du cordon ombilical autour du cou et lorsqu'ils rompaient les membranes, conduire à l'accouchement. Le cordon n'était pas coupé car pensait-on, le fœtus en tirant sur le cordon décollait le placenta et en amenait l'expulsion.

imperforation partielle de l'hymen, partielle car les menstrues viennent naturellement. Le pessaire a pour but d'agrandir l'imperforation hyménale et enlever la membrane ; ce que l'auteur conseille correspond au geste actuel de l'hyménotomie. Le cas de la môle hydatiforme illustre le sens clinique du praticien. Cette grossesse sans embryon est une dégénérescence kystique du chorion, enveloppe la plus externe de l'œuf à partir de laquelle se développent les villosités placentaires. Les signes cliniques que note le médecin sont de valeur : "*le ventre paraît plein comme chez une femme enceinte mais rien ne remue dans le ventre... les mamelles sont turgescentes mais il ne se forme pas de lait*". L'auteur évoque également les saignements utérins et parle d'un "*sang abondant et plein de caroncules qui fait éruption par les parties génitales*".

Les caroncules sont des excroissances de chair, sans doute des fragments de villosités qui s'évacuent. Quant à la durée, le médecin parle de deux à trois ans, il est très pessimiste et conseille : « *autant que possible ne pas traiter un tel cas sinon avertir* ». Le risque de la môle hydatiforme est la dégénérescence cancéreuse. L'auteur connaissait-il ces évolutions graves, est-ce pour elles qu'il recommandait l'abstention thérapeutique ?

Parfois la clinique est précisément notée comme dans le cas de cette femme qui n'étant pas enceinte, n'ayant pas ses règles a tout de même une lactation. Ceci évoque le syndrome aménorrhée galactorrhée d'un adénome hypophysaire secrétant de la prolactine, mais... une fois encore, poser un diagnostic rétrospectif est délicat !

Les observations des Cnidiens peuvent être justes, à la mesure de leurs connaissances anatomiques. Le recul du médecin et la pudeur qui contrastent avec la violence de certains actes renforcent sans doute cette méconnaissance et l'examen est souvent confié à la sage-femme ou à "*une autre femme*". Ainsi pour "*l'état lisse de la matrice*", l'auteur écrit : « *il faut qu'une autre femme touche l'utérus quand il est vide, car autrement la chose ne serait pas apparente* ».

La gynécologie hippocratique malgré ses potions magiques n'est pas pour autant irrationnelle, elle semble même, dans ses ignorances de l'anatomie et de la physiologie, s'étayer sur la raison. Ainsi le cas de cette jeune fille qui voit son corps se viriliser et n'a plus ses règles. Pour le médecin, il ne fait aucun doute que la perte des règles ait causé la virilisation, aussi tente-t-il par des potions de faire revenir les menstruations, comme si le retour des règles provoquerait le retour de la féminité. Cette démarche n'est sans doute pas scientifique mais elle n'est pas irrationnelle. Elle le serait si le praticien proposait à la patiente un culte et des offrandes à Aphrodite la déesse de la féminité ! Le corps est le contenant de récipients où les forces agissent et les liquides circulent. L'auteur de "*Maladies de la femme*" évoque la matrice qui peut se déplacer dans toutes les directions. Si la femme n'a pas de rapports sexuels et que le ventre se vide par quelque souffrance, alors, « *la matrice subit un déplacement, car elle n'est pas humide par soi-même vu qu'il n'y a pas eu de coït et elle a de l'espace vu que le ventre est devenu vide de sorte qu'elle se déplace en raison de sa sécheresse et de sa légèreté plus grande qu'à l'ordinaire* ». Les relations sexuelles humidifient la matrice et cette humidification la maintient clairement à sa place[213]. La sexualité masculine élevée au rang de thérapeutique ? Il est difficile pour l'homme de mieux joindre l'utile à l'agréable.

Par une mécanique semblable, le flux de flegme provenant de la tête peut être salutaire en replaçant l'utérus : « *la matrice retourne ayant pompé du fluide et étant devenue pesante ; elle produit un gargouillis en revenant à sa place* ».[214]Les organes ressemblent à des récipients vivants aux fonctions mal définies qui se vident, s'échangent les liquides. Cette valorisation de la mécanique va de pair avec une valorisation du mouvement : les vomissements font remonter la matrice par une sorte de synergie. Mais l'organe personnifié est surtout la matrice qui sensible aux odeurs et à la température, capable de gargouiller, peut "*lorsqu'elle chauffe et sue, son orifice venant au dehors, se porter vers le frais*".

Microcosme dans le microcosme, la matrice est un être vivant, une sorte d'animal, ce qui la différencie d'un organe simplement en vie, biologiquement en fonction. La matrice est capable de trouver une issue de secours. Ainsi, lorsqu'en dehors d'une grossesse, les règles ne peuvent pas s'écouler

---

[213]*Maladies des femmes* II ch. 11 cité par R. Joly dans "*Le niveau de la science hippocratique*" op cité p 41.

[214]*Maladies des femmes* II Ch. 7.

par l'orifice utérin, elles peuvent alors s'écouler par le flanc au-dessus de l'aine ou par le siège ou par vomissements.[215]

R. Joly résume dans son ouvrage cette physiologie essentiellement mécanique : « *le ventre est un réservoir d'humeurs. Plein, il distribue au corps ; vide il tire au détriment du corps. Mais chaque humeur a aussi son réservoir propre : pour le sang, le cœur ; pour le flegme, la tête ; pour l'eau, la rate ; pour la bile, un endroit du foie. Chacun de ces réservoirs puise au ventre par des veines l'humeur qui lui est propre. La tête qui est creuse pompe le flegme, la chair, elle, s'emplit d'humeurs comme une éponge. Les maladies proviennent essentiellement d'un trop plein non évacué*[216] »

Cette vision n'est pas irrationnelle et raisonne par induction : si des liquides sortent du corps, il y a donc des liquides internes. Ces liquides nécessitent des récipients qui les contiennent, des canalisations qui les acheminent et des lieux du corps qui les fabriquent. Ces récipients et ces liquides, ces éléments matériels dans leur nature et leurs propriétés veulent être l'opposé de la pensée magique et de ses esprits agissant à distance. Ces récipients ne sont pas des images ou des hypothèses ; pour le médecin, ils sont la réalité même.

La mécanique gouverne le fonctionnement du corps : pressions, mouvements, écoulements. Lors de la grossesse, la matrice gonflée exerce une pression sur le ventre, processus que le fœtus, en bougeant, déclenche. Le ventre plein et comprimé, laisse couler la part grasse des aliments et des boissons dans l'épiploon et dans la chair. Si la chair est lâche, l'effet est plus rapide. Le gras s'échauffe, s'adoucit et la pression l'envoie aux seins produisant le lait. Mais il en va un peu aussi à la matrice car les mêmes veines vont à la matrice et aux seins. Dans l'agitation produite par l'accouchement, le lait afflue aux seins[217]. L'agitation du fœtus qui rompt les membranes tapissant l'intérieur de l'utérus l'une après l'autre et s'extrait explique aussi l'accouchement, explication toute mécanique. L'enfant s'agite car il a faim comme l'oiseau qui dans son œuf a épuisé tout le blanc qui lui a servi de nourriture et s'agite, s'agite. La mère frappe alors la coquille et la brise. Cette théorie de

---

[215] *Maladies des femmes* II Ch. 20-22.

[216] R Joly "*Le niveau de la science hippocratique*" op cité p 78.

[217] "*Nature de l'enfant*" ch. XXI cité par R Joly id p 82

l'accouchement par manque de nourriture explique aussi la prématurité. Nous pouvons comprendre ces références à la mécanique car la chirurgie, médecine concrète et efficace s'appuie sur elle. Si le corps palpable des os relève de la mécanique, pourquoi n'en serait-il pas de même pour le corps interne, ce corps qui échappe au regard ?

La pensée mécanique pénètre les moindres recoins du corps, jusqu'à la pilosité. Les poils poussent par "*l'agitation de l'humide et donc de la semence qui en est une partie*". L'enfant comme l'eunuque sont glabres car chez eux la voie du sperme n'est pas ouverte et l'humide ne peut être agité. La femme est glabre, car chez elle, l'humide non plus n'est pas agité dans le coït comme chez l'homme. Quant à la calvitie, elle s'explique car "*le flegme échauffé et agité dans la tête pendant le coït va à l'épiderme et brûle la racine des cheveux*"[218]. La nécessité de l'humide dans la croissance pileuse est une référence au monde végétal car les plantes pour pousser ont besoin d'eau.

Les potions mêlent des éléments très variés : substances rares venant de pays lointains (Égypte, Éthiopie) choisies pour leur odeur et leur consistance que leur origine rend plus précieuses. Il s'agit de produits végétaux : myrrhe, cumin, dictame (variété d'origan), cèdre, hysope mais aussi animaux comme la corne de cerf, le poumon de phoque, la graisse d'oie, la bile de taureau ou encore des excréments : bouse de vache, crotte de chien, d'âne et même d'âne mâle, urine de bœuf mais aussi urine humaine, "vieillie". De même, les raclures du sexe desséché d'un cerf, trempées dans du vin ou les fumigations à base de testicule de castor ne sont pas négligées pour traiter la stérilité.

L'odeur et la saveur déterminent la qualité pharmacologique des ingrédients, leur action thérapeutique. L'odeur est un critère fondamental des fumigations aromatiques ou fétides utilisées en gynécologie. Les données des sensations vont bien au-delà des apparences, car elles "disent" la constitution des éléments, leur nature, leurs propriétés. Mode de pensée que Bachelard appellera "l'illusion substantialiste". Faire parler nos perceptions au-delà de ce qu'elles peuvent nous apprendre est entrer au domaine du mystère et du rêve.

---

[218] Id ch. XX

Les écrits chirurgicaux nous expliquent avec les plaies et les fractures ce qu'est une médecine concrète. Face à elle, la médecine gynécologique à l'anatomie incertaine se montre en grande part imaginaire et subit les effets de ce que dans l'inconscient masculin le sexe de la femme représente d'inquiétant, d'étrange, de menaçant.

Mais dans le domaine de la gynécologie et de la "génération", lorsque l'anatomie se précise, alors la médecine devient réaliste. Ainsi lorsqu'il est question des positions fœtales ou de la môle hydatiforme. En gynécologie, l'école de Cos réputée plus scientifique que l'école de Cnide a des conceptions peu différentes. En témoignent quelques exemples tirés de "Aphorismes" ou d'Épidémies II de l'école de Cos : « *Une femme enceinte a une bonne couleur si elle porte un garçon, une mauvaise si elle porte une fille* » encore faudrait-il préciser ce qu'est une "mauvaise couleur". Ou bien : « *une femme enceinte portant des jumeaux, si l'une des mamelles s'affaisse, si c'est la droite elle avorte du fœtus mâle si c'est la gauche du fœtus femelle* ». Ou encore : « *à la puberté selon le testicule qui se développe le premier, l'individu engendrera des garçons si c'est le droit, des filles si c'est le gauche* ».

Les difficultés de gestation procèdent aussi de la physique des récipients où l'on retrouve le froid, le chaud, le sec et l'humide : « *si la femme a une matrice froide et dense elle n'engendre pas, elle n'engendre pas non plus si la matrice est très humide car le sperme s'y éteint, elle n'engendre pas enfin si elle est sèche et ardente car la semence y périt faute d'aliments.* » La matrice doit fournir une sorte de mélange exact de ces qualités[219].

Connaître l'intérieur du corps nécessite la pratique des dissections. Cet acte se heurte à l'opposition religieuse[220]. La mort disent Parménide et Héraclite ne supprime pas les sensations, alors si cela est vrai, pratiquer la dissection revient à infliger une torture. Jusqu'à ce qu'il franchisse le Styx et parvienne au royaume des Hadès, le mort n'est pas une chose inerte, un cadavre que la plus petite parcelle d'âme aurait déserté car sa vie tient encore à un fil.

---

[219]Aphorismes 5e section.

[220]Et plus tard à la doctrine catholique. Saint Augustin condamne la dissection car, dit-il, il n'est pas besoin de connaître comment la nature est faite, il suffit au chrétien de croire que c'est l'œuvre du créateur.

L'École d'Alexandrie succédant aux écoles de Cos et de Cnide utilisera cette technique que ni les hippocratiques, ni Aristote n'avaient tentée[221]. Sous le règne de Ptolémée Lagus, Hérophyle fut le premier à pratiquer la dissection et la vivisection. Le roi lui fit donner des cadavres et même des condamnés vivants.

Cette pratique se justifiait rationnellement, comme Celse (Ie siècle apr. J.-C.) le dit dans l'introduction de son ouvrage "Sur la médecine" : « *les douleurs et les diverses espèces de maladies prennent naissance dans les parties internes du corps, comment appliquer des remèdes à ces parties si on les ignore ?* ». De plus, la vivisection n'est pas un acte barbare car, écrit-il : « *ce n'est pas une cruauté de chercher des remèdes à l'intention des multitudes d'innocents en ne sacrifiant qu'un petit nombre de criminels* ». Les considérations morales et religieuses de l'antiquité s'opposent à l'ouverture des corps et en freinent la pratique. Enfin, ce respect du corps avait tout de même ses limites et l'on ne se privait pas de torturer les esclaves en public pour obtenir leurs aveux. Parmi les sujets de dissection ou de vivisection devaient se trouver, à côté de meurtriers patentés, de parfaits innocents ou responsables de peccadilles. Les connaissances acquises l'ont été sans doute bien en deçà de ce qui était espéré.

Hérophyle (vers 317 av. J.-C.) identifie le cerveau comme centre du système nerveux. Il décrit les ventricules cérébraux et les vaisseaux sanguins baptisés en son souvenir le "pressoir d'Hérophyle". Il différencie les nerfs et les tendons, les nerfs sensitifs et les nerfs moteurs et décrit les membranes de l'œil. Il découvre l'ovaire qu'il compare au testicule, les ovaires, ces organes situés de chaque côté de l'utérus enveloppés d'une membrane et qui ressemblent à des glandes. Il décrit le duodénum et les cavités du cœur. Il donne au pouls qu'il relie au fonctionnement cardiaque une valeur diagnostique, il en détaille l'ampleur, la rapidité, la force et le rythme. Ce pouls qu'il différencie des palpitations, frissons et spasmes et que peuvent modifier autant les affections du corps que de l'âme : la peur, l'espoir, l'agonie. Il est pour lui un outil diagnostique.

---

[221]Cf Llyod "*Une histoire de la science grecque*" Sciences points p 262 à 281.

Pour Hérophyle comme pour Aristote, les artères contiennent le pneuma, l'esprit vital et les veines, le sang. L'esprit vital pris par l'inspiration est transporté par les artères et va du cœur vers le cerveau. Les mouvements de diastole et de systole sont d'autant plus forts qu'ils sont plus proches du cœur. L'inflammation et la fièvre sont provoquées par le passage du sang dans les artères qui chasse à la périphérie l'esprit vital.

Erasistrate (vers 304 av. J.-C.) proscrit saignées et purgatifs. Les purgatifs qui n'ont aucun effet sur les humeurs et la saignée car elle affaiblit inutilement le malade. Il explique mécaniquement le fonctionnement des organes. Alors que Aristote conçoit la digestion sur le modèle de la cuisine, la nourriture subissant dans l'estomac la "coction", une forme de cuisson ; Erasistrate fait intervenir le péristaltisme cette action mécanique par laquelle les aliments sont triturés, broyés, poussés par les mouvements du tube digestif.

Les nutriments sont absorbés à travers la paroi des vaisseaux et conduits aux tissus qui contiennent un vide partiel. Ils y sont aspirés mécaniquement selon le principe que "la nature a horreur du vide". La mécanique intervient encore pour expliquer la sécrétion de la bile et de l'urine par un phénomène de filtration[222].

Erasistrate décrit les quatre valves cardiaques : celles qui séparent oreillette et ventricule droit et gauche, la valve de la "veine artérielle" (artère pulmonaire) et celle de l'aorte. Il note le fonctionnement à sens unique des valves[223]. Le cœur fonctionne comme une pompe, un soufflet qui insuffle l'air dans les artères. Si Erasistrate suppose des anastomoses entre les terminaisons artérielles et veineuses (les capillaires), il ne pense pas qu'il y ait passage de sang entre ces terminaisons, sauf si l'artère est coupée et dans ce cas le sang s'écoule de la veine à l'artère. Erasistrate n'a donc pas vraiment touché du doigt la notion de circulation sanguine ou alors du bout du petit doigt[224] !

---

222 La filtration glomérulaire apparaîtra comme une phase essentielle du fonctionnement rénal.

223 Elles s'ouvrent au passage du sang de l'oreillette gauche au ventricule gauche (valve mitrale), du ventricule gauche à l'aorte (valve aortique) ; de l'oreillette droite au ventricule droit (valve tricuspide) et du ventricule droit à l'artère pulmonaire (valve pulmonaire). Elles sont indispensables à la circulation sanguine.

224 Avant Harvey au 17e, Al Nafis au 13e en avait déjà donné une notion précise : "quand le sang a été raffiné dans le ventricule droit, il doit passer dans le ventricule gauche où se forme l'esprit vital. Mais il n'existe entre ces cavités aucun passage. À ce niveau, la substance du cœur est particulièrement solide, sans pores perméables. Donc le sang doit passer du ventricule droit et par la veine artérieuse (artère

Pénétrer le corps revient à entrer dans le monde du macabre. Tabou qui fera écrire à Odon de Cluny : « *la beauté du corps est tout entière dans la peau. En effet, si les hommes voyaient ce qui est sous la peau, doués comme les lynx de Béotie d'intérieure pénétration visuelle, la seule vue des femmes leur serait nauséabonde*[225] ». La dissection n'aura ses véritables débuts qu'au XIIIe siècle et servira des fins médico-légales.

---

pulmonaire) aller jusqu'au poumon s'y mélanger avec l'air". Cette physiologie de la petite circulation a été méconnue ou déniée plus de 260 ans : le dogme de la communication entre les ventricules, établi par Galien était encore plus robuste que la cloison inter-ventriculaire elle-même !

[225] V. Jankélévitch "*La mort* " Ed Flammarion 1977 p 45.

Chapitre 14

Qu'en est-il de la psychiatrie ?

Si la pensée n'est sérieuse que par le corps, alors, la pensée ne serait-elle sérieuse que par le cerveau ? Mais le cerveau, l'organe, n'est pas le corps vécu, ce corps dont parle Paul Valéry. Il n'est pas non plus une monade, une matière se suffisant à elle-même, sinon, il n'aurait pas cette fonction de central téléphonique chargé de recevoir et d'émettre des messages comme en parle Bergson.

Le cerveau est le contraire d'une monade, d'un élément vivant en vase clos. Il est un moyen élaboré et précieux, ce par quoi le monde de la pensée, des perceptions, des affects, des actions nous est possible. Le cerveau ne peut se passer du monde et le monde ne saurait se passer d'autrui et de son environnement. Affirmer que le cerveau pense vaut autant que dire du faisceau pyramidal qu'il marche !

La pensée n'est sérieuse que par le corps signifie d'abord que la pensée se doit d'être sérieuse. Elle se doit de l'être depuis la nuit des temps. La pensée, le psychisme, telle est la raison d'être de la psychiatrie, une raison aussi vieille que la conscience, aussi vieille que l'homme. La maladie de l'âme vient de ce que nous avons un corps, un corps individuel, senti : le corps vécu[226]. Par lui nous sommes conscients de la souffrance et de l'horizon de la mort. Corps vécu, corps souffrant, corps mortel ; d'ailleurs il n'y a pas dans la médecine grecque de distinction entre maladie du corps et maladie de l'âme.

La physiologie hippocratique repose sur la théorie des *humeurs.* La qualité de leur coction (la cuisson) détermine la santé ou la maladie. Dans ces humeurs, il y a le phlegme ou pituite que produit le cerveau, le sang, produit par le foie et reçu par le cœur, la bile noire provenant de la rate et la bile jaune, du foie. Cette théorie conduira Galien à distinguer les tempéraments : l'excès

---

[226] J. Pigeaud *La maladie de l'âme* Ed Les belles lettres p15. Étude très précieuse de la psychiatrie dans l'antiquité. Cf aussi Claude Quetel *"Histoire de la folie de l'antiquité à nos jours"* Ed texto

de bile jaune déterminant le "colérique", de bile noire le "mélancolique", de phlegme, le "lymphatique" et de sang, le "sanguin". Caractères que la psychologie dans son histoire n'aura pas oubliés.

Les médecins hippocratiques sont attentifs à l'observation des troubles mentaux : phrénétis, mélancolie, manie, épilepsie, hystérie. La place du texte traitant de la maladie sacrée dans le corpus hippocratique témoigne de l'attention donnée à une psychiatrie naissante.

La *phrénétis* (frénésie) revient souvent dans les écrits. Le terme désigne un délire hallucinatoire accompagnée de fièvre. Cette maladie se traduit par une obnubilation de la conscience, une stupeur pouvant aller jusqu'au coma, une désorientation dans le temps et l'espace, une confusion des contenus de pensée qui s'agglutinent les uns aux autres, des hallucinations visuelles mais parfois auditives ou cutanées. Ces hallucinations sont souvent terrifiantes, le malade voit des monstres, des flammes, visions infernales. Le nom de frénésie est tout à fait approprié car le malade effrayé, désemparé tente de fuir jusqu'à l'épuisement ce monde qui l'assaille et dans lequel la conscience altérée et impuissante ne peut mettre ni ordre ni raison. La cause d'une telle phrénétis est une infection, une typhoïde par exemple car la déshydratation qu'elle provoque crée une souffrance cérébrale. Il s'agit d'une pathologie organique. L'origine de tels délires hallucinatoires aigus peut aussi être toxique, comme le *delirium tremens* de l'alcoolisme par exemple.

La *mélancolie* est faite d'une douleur morale extrême, d'idées d'indignité, d'autoaccusation et de remords à propos de fautes parfaitement imaginaires. Il s'y ajoute souvent une grande angoisse. Le suicide peut venir à tout moment et même paradoxalement lorsque le malade va mieux, comme si ce mieux-être relatif lui donnait la force de passer à l'acte suicidaire. Le corps vécu est un corps qui se traîne, dans lequel la vie s'est immobilisée avec parfois un délire de transformation corporelle : le corps est vide comme le monde est vide, les intestins sont bouchés, le cœur est glacé.

La *manie*, envers de la mélancolie, se caractérise par une agitation, une surexcitation des fonctions psychiques, une conscience kaléidoscopique avec fuite des idées, une euphorie et un optimisme pathologiques loin de "l'euthymie". Comme si tout à coup, l'homme se trouvait délesté des servitudes terrestres.

L'*hystérie* dont nous avons parlé se traduit par des manifestations physiques : crises évoquant l'épilepsie, paralysies, anesthésies, contractures viscérales avec sensation de boule dans la gorge ou au ventre. Les manifestations corporelles de cette névrose justifient que l'on parle, la concernant, "d'hystérie de conversion" ou de "conversion somatique".

L'*hypocondrie* est la crainte, l'attente anxieuse d'une maladie du corps qui occupe toute la conscience et que rien ne vient rassurer.

Dans ces pathologies que le médecin grec décrit, le corps vécu est touché de diverses manières : à l'intérieur dans l'angoisse, au bout des perceptions dans les hallucinations et tout entier dans la phrénétis ou la mélancolie. Il l'est souvent si intensément que l'on comprend que distinguer les maladies du corps, des maladies de l'âme ait été impossible. Que serait l'angoisse sans les maux de ventre, la boule dans la gorge, le cœur qui s'affole et l'impression de mort imminente, que serait l'angoisse sans cela sinon une vague représentation mentale de l'angoisse à peine angoissante ?

Le texte de "la maladie sacrée" (ch. 14) décrit le rôle du cerveau : « *C'est par-là surtout que nous pensons, comprenons, voyons, entendons, que nous connaissons le laid et le beau, le mal et le bien... C'est par- là que nous sommes fous, que nous délirons, que les craintes et les terreurs nous assiègent* ».

Chez les hippocratiques, le cerveau joue le rôle d'un filtre creux qui récupère la vigueur et la netteté de l'air ensuite diffusé à tout le corps. Lorsque le cerveau est refroidi par la pituite cela donne des fous paisibles mais s'il est échauffé par la bile cela fait "des fous agités, criards, malfaisants, toujours en mouvement, toujours occupés à faire quelque mal". Dans sa vision moderne, l'action du cerveau est plus une médiation qu'une production pure et simple ; il permet le passage du signifiant au signifié écrit J. Pigeaud[227]. Ce rôle de traducteur est précieux et complexe puisqu'il revient à constituer à partir de messages neuronaux électriques et des neuromédiateurs chimiques, nos images, nos pensées, notre vie psychique. Traduire et créer sont des actes qui pour être proches ne peuvent être, pour autant confondus.

---

[227] J. Pigeaud "*La maladie de l'âme*" Ed les belles lettres p 41.

Le texte maladie sacrée dit : « c'est par-là surtout que nous pensons, comprenons, entendons... ». Ceci veut dire que nous ne pensons pas, ne comprenons pas, n'entendons pas… uniquement par le cerveau, voilà qui nous invite à y voir plus clair. Nous pourrions dire en utilisant des termes d'Aristote, que le cerveau est la "cause matérielle" : il est ce par quoi nous pensons, agissons, mais la cause finale de l'activité cérébrale est de penser, agir, percevoir.

L'existence des neuromédiateurs n'implique pas comme le pensait Cabanis que le cerveau sécrète la pensée comme le foie secrète la bile. Son rôle de traduction et de médiation est déjà considérable. Quant à la cause finale, elle n'est pas le cerveau en soi ; qu'il se dote des plus jolies circonvolutions possibles est le cadet de ses soucis.

Pour veiller à la santé de l'homme, la médecine hippocratique vise le juste équilibre de ses humeurs, l'euthymie. Cette tranquillité de l'esprit, cet apaisement de ses états d'âme est une notion que la philosophie et la psychiatrie auront inspirée.

Chapitre 15

Médecine : technique, art ou science ?

« Chassez le surnaturel, il revient au galop. Il colle à l'homme comme l'ombre à son objet, comme le rêve à l'existence » nous rappelle Henri Ey.

Le rêve a créé en l'homme un psychisme qui lui échappe. Comme le rêve ou le fantasme, la magie appartient à la conscience humaine. Son union avec la raison peut être houleuse mais insuffisamment pour qu'un divorce sans conciliation soit prononcé. Dans ce vieux couple où chacun protège son "quant-à-soi", chacun est utile à l'autre. La pensée rationnelle permet à l'homme de connaître le monde et d'exister, mais face à ses incertitudes, à son destin de petite créature vulnérable, la magie le rassure.

Qu'un domaine se serve de techniques et d'instruments n'est pas à l'évidence une garantie de rationalité. Le monde de la magie en use et en abuse afin de donner à sa pratique les accents de vérité et permettre au surnaturel de revenir... au triple galop ! La médecine est née lorsque l'homme a pu s'affranchir de ce pouvoir tout puissant des esprits et des sortilèges. Reconnaissant dans la maladie un fait concret, l'être humain pouvait parvenir à la comprendre et la soigner[228].

Lointaine par les siècles, la médecine hippocratique peut nous déconcerter car, fruit du progrès, l'état du savoir évolue avec le temps. Cependant, nous pouvons, sans trop de mal, retrouver dans les descriptions cliniques des hippocratiques de nombreuses affections comme l'épilepsie, le tétanos, la tuberculose, la fièvre puerpérale, le paludisme, la typhoïde, etc. Concernant les enfants, les petits et nouveaux-nés : les aphtes, les vomissements, la toux, l'insomnie et les terreurs nocturnes, les otites sont répertoriées ; toutes affections que nous trouverions dans un traité moderne de pédiatrie !

228"*Découvrir quelqu'une des choses qui n'ont pas été découvertes et qui, découverte vaut mieux que si elle ne l'était pas me semble un but et une œuvre d'intelligence*" (De l'art).

Dans le monde des sciences, la philosophie grecque distinguera les sciences "éminentes", pur travail de l'esprit et les autres, "terre à terre", pratiques, techniques, auxquelles la médecine appartient. La médecine est une science utile et vitale ; son but n'est pas de contempler la maladie, mais de la soigner. Sans une pratique de l'observation du corps, la médecine n'aurait pu être, pauvre chimère, elle serait restée en sommeil. Le diagnostic de la maladie associe deux actes complémentaires : l'observation et la réflexion. Cet héritage qui nous vient d'Hippocrate mérite d'être rappelé.

1 – Observer

L'observation pratiquée par la médecine hippocratique recueille les signes "généraux" : la fièvre, l'appétit, le sommeil, la fatigue, l'obésité, la maigreur, la force musculaire. L'inspection relève la couleur de la peau : le teint pâle de l'anémie, le teint jaune de l'ictère des maladies hépatiques ou bleuissant de la cyanose des affections respiratoires.

Les signes "fonctionnels" traduisent comme le nom l'indique, les troubles d'une fonction : la fonction digestive (douleurs, vomissements, diarrhées, hémorragies, gonflement abdominal), respiratoire (rythme et ampleur de la respiration, présence d'une toux, nature de l'expectoration, existence d'une hémoptysie), urinaires (douleurs, troubles de la miction), génital (écoulements vaginaux), cutanés (taches, vésicules, bubons).

Le médecin recherche les signes "physiques" : la palpation du ventre permet de trouver une tumeur abdominale ou un "ventre de bois "contracturé et douloureux de la péritonite. L'auscultation dont nous voyons la naissance avec Hippocrate, perçoit les bruits pulmonaires d'une pleurésie.

En premier lieu, car le pronostic est essentiel à la médecine hippocratique, le médecin aura regardé le malade, apprécié son degré de présence et de conscience. Si le visage est normal, il n'y a rien d'alarmant, par contre, si le patient a "le nez effilé, les yeux enfoncés, les tempes effacées, les oreilles froides, les lobes des oreilles écartés, que les yeux fuient la lumière et larmoient ou soient desséchés et sans éclat, qu'ils soient agités, enfoncés ou saillants", il présente les signes du "faciès hippocratique" qui fait craindre une évolution défavorable[229].

Le Diafoirus, goûteur d'urine dont Molière se moquait, est sans doute tombé aux oubliettes et les signes olfactifs (essentiellement la mauvaise odeur de plaies ou d'expectorations) ont suivi le même chemin[230]. Cependant, dans ses grands traits, cet examen physique n'a pas vieilli. Il s'est enrichi d'autres signes et de précieux moyens d'exploration que la médecine a découverts au cours de son histoire. Malgré ces progrès, la vue, l'ouïe, le toucher restent d'indispensables outils de l'observation clinique.

Le toucher localise l'endroit précis de la fracture d'un membre. La palpation de l'abdomen permet de diagnostiquer une occlusion intestinale ou une péritonite. En appuyant le pouce sur la jambe, le palper trouve ce que la clinique appelle encore : "un œdème blanc, mou, gardant le godet" (c'est à dire l'empreinte du pouce) signe d'une insuffisance cardiaque. Le toucher permet aussi d'évaluer la fièvre.

L'audition entend, lors de l'auscultation immédiate (l'oreille immédiatement appuyée sur le thorax), l'éventuel "bruit de cuir neuf" du frottement de la pleurésie ou le bruit du liquide immédiatement audible après avoir remué le malade (manœuvre de la succussion) d'un épanchement pleural.

Quant à la vue, il est difficile d'imaginer ce que serait une dermatologie sans elle ! Établir ce qui lie le signe à la maladie dont il est la manifestation, ne va pas toujours de soi. Entre la toux et une pneumonie, ce lien semble naturel, par contre rattacher un hippocratisme digital (hypertrophie de la dernière phalange donnant des doigts en baguette de tambour, ongles

[229]Officine du médecin ch. 1 et pronostic ch. 2 : Le "faciès hippocratique" évoque pour nous ce premier regard qui était encore enseigné dans nos jeunes années, lorsque le médecin chef de service de médecine de l'hôpital militaire de Lyon nous enseignait la clinique et parlait du "coup d'œil du maquignon". Cette métaphore ne signifiait pas (heureusement) que le médecin puisse, ne serait-ce qu'en pensée, considérer le malade comme une pièce de bétail mais plutôt qu'un coup d'œil exercé pouvait l'enseigner sur l'état de santé du malade. À partir de ce premier regard, l'examen clinique approfondi pouvait commencer.
[230]Rappelons que goûter les urines a permis avant l'usage de tests, le diagnostic du diabète sucré. L'olfaction évoque la "maladie du sirop d'érable" ou leucinose, maladie héréditaire caractérisée par un déficit enzymatique responsable d'une accumulation de leucine dont les conséquences neurologiques sont sévères. Les urines dans cette maladie ont une odeur de sirop d'érable, signe caractéristique.

cyanosés bombés en "verre de montre") et une pathologie pulmonaire relève d'un esprit clinique éveillé, admirable.

2 – Raisonner

La réflexion accompagne l'observation. Sans raisonnement, l'observation se perdrait dans la nature, ce qui est observé ne trouvant pas de sens mais privé d'observation, le raisonnement ne serait qu'une vaine dissertation loin de la réalité. En médecine il est impératif de reconnaître et décrire les symptômes, les regrouper, identifier les maladies auxquelles ils correspondent, établir un pronostic et un traitement. La médecine hippocratique découvre ces continents mais la terre est encore nouvelle et le symptôme souvent identifié à la maladie : la fièvre par exemple. L'association, les ressemblances et différences symptomatiques notées permettront de classer les pathologies. Quelle que soit la matière à laquelle elle s'applique, la réflexion suppose l'utilisation d'outils logiques : la déduction, l'induction, l'abduction.

La déduction consiste, partant d'une cause, d'en constater les conséquences. Celles-ci peuvent être quasi certaines, probables ou possibles. Par exemple, le streptocoque hémolytique du groupe A peut être la cause très certaine d'une maladie des valves cardiaques[231].

L'induction nous fait remonter des effets à la cause, des conséquences au principe dont elles découlent. Par exemple : tous les malades ayant une forte fièvre délirent, j'en déduis le principe qu'une forte température fait délirer.

Lors de l'abduction, nous observons trois faits, a, b, c qui surviennent en même temps dont on connaît la cause possible et la plus vraisemblable, B. Alors, nous faisons l'hypothèse que si a ou b ou c surviennent séparément, B en est la cause probable, non pas une certitude mais une possibilité très vraisemblable. Supposons une maladie dont les trois symptômes principaux ne se présentent pas simultanément, ce qui est fréquent. L'apparition du premier va éveiller l'attention du médecin et lorsque le deuxième symptôme

---

[231] La déduction est mise en œuvre dans le raisonnement hypothético- déductif fondamental en médecine expérimentale.

va s'associer au premier, l'idée du diagnostic va devenir plus précise, pour s'imposer comme une quasi-certitude à l'apparition du troisième.

Les fiches d'évolution traduisent le travail d'observation, de regroupement des symptômes chez un même malade. L'observation de patients présentant des symptomatologies proches permet de progresser dans l'identification des maladies. Cette avancée de la médecine hippocratique est indéniable par contre, la découverte des causes des pathologies ne peut se faire qu'à petits pas. Le médecin n'est pas un théoricien de la logique et ne se demande pas ce qu'il va sortir comme outil de sa boite à penser : l'abduction, l'induction ou la déduction. Sa logique soucieuse des faits et que les faits rappellent à l'ordre, pénètre sa pratique

Le lien de cause à effet, très tôt perçu dans la lignée animale, est vite en éveil chez l'homme. L'action de mon corps sur les objets et des objets sur mon corps est son origine : lorsque je pousse un objet, je l'éloigne de moi, la poussée est la cause et l'éloignement, l'effet. En médecine, la maladie est l'effet et chez les hippocratiques, ses diverses causes en sont les airs, les eaux et les lieux.

Cependant, le raisonnement hypothético-déductif, précieux à la médecine, n'en est qu'à ses débuts. Lorsque le médecin grec parle d'humeurs ou décrit les organes, il ne s'agit pas d'hypothèses mais de réalités ; il lui est donc inutile par une expérimentation de les vérifier. Alors, quel rapport peut pour lui exister entre l'observation et le raisonnement ?

Face à ce qu'il appelle les maladies invisibles, difficiles à connaître, l'auteur de "l'Art" invoque le raisonnement : « Ce qui échappe au regard des yeux, cela est vaincu par le regard de l'intelligence ». Un véritable acte de foi ! L'assurance des descriptions de l'anatomie humaine contraste avec le peu de renseignements que donnent les dissections animales venant des rites sacrificiels. Les médecins connaissent les principaux organes, mais la distribution vasculaire est très variable selon les traités. Le traité de la maladie sacrée explique ainsi la circulation de l'air : l'air inspiré va d'abord au cerveau puis au ventre et après seulement au poumon. Quant à la physiologie des humeurs, la différence entre bile jaune et bile noire par exemple, est toute imaginaire.

La pensée analogique, autre forme de raisonnement, est omniprésente dans la médecine hippocratique.

Si nous comparons deux choses, nous pouvons conclure à leur identité, à leur différence ou à leur analogie. Dans le cas de l'analogie, les deux choses ne sont ni semblables, ni différentes mais possèdent comme un "air de famille" qui doit être précisé car il y a des cousinages proches ou des parentés lointaines et la distance rend le lien si frêle qu'il s'évanouit !

Aristote dont la zoologie constitue une grande part de l'œuvre, utilise souvent l'analogie. Que serait l'anatomie comparée sans elle ? Ainsi l'os est analogue à l'arête du poisson. Dans le même ordre d'idée, la médecine grecque établit une parenté entre la nutrition et la croissance de l'embryon humain et l'évolution de la graine qui mûrissant, devient une plante. Le placenta maternel est semblable à la terre nourricière, le cordon et ses ramifications, l'analogue des racines et le sang, l'analogue de la sève.

L'analogie n'est pas une pensée de "troisième classe", un "sous-raisonnement" ; elle est une forme d'induction. L'analogie est proche de la métaphore, cette précieuse figure de style[232]. Elle se nourrit comme elle d'images et de représentations visuelles, déjà chez le petit enfant, avant que l'abstraction ne lui vienne. L'analogie est dans le langage : ne parle-t- on pas de "culture" pour désigner les nourritures spirituelles ?

Pensons à cette remarque du médecin cnidien comparant la position du fœtus lors des présentations à l'accouchement et celle d'une olive dans une récipient. Elle ne peut en franchir le col qu'en se présentant d'une certaine manière. L'analogie fait saisir en un instant les difficultés mécaniques et les risques à l'accouchement lors d'une présentation transverse, mais de-là n'émanent pas les gestes techniques que le médecin devra faire.

Oui dira-t-on, mais tout cela n'est-il pas bien vieux ! Sans doute et pourtant l'analogie ne se cantonne pas à la pensée antique. Elle est chez Rutherford, lorsqu'il parle de la matière et des particules qui tournent autour du noyau sur leur orbite à la manière des planètes dans leur ronde autour du

232Cette proximité contraste avec l'idée absurde d'une opposition et d'un désamour entre la science et la littérature !

soleil. Les analogies du corps et de la machine seront fécondes car il y aura bientôt en médecine, avec Harvey, les "iatromécaniciens".

Plus près de nous, Bergson a comparé le fonctionnement du système nerveux à celui d'un central téléphonique qui trie et oriente les messages vers leurs destinataires. Concernant le trajet du sang, Aristote le décrit comme le flot de l'eau dans les voies d'irrigation des terres cultivées et Harvey songera à la circulation du sang en observant l'eau dans les canaux et le mécanisme des pompes aspirantes et refoulantes.

Dans l'association d'idées, une image en évoque une autre et le fil qui les relie est parfois une analogie qui attend d'être précisée. "Comparaison n'est pas raison" disait Raymond Queneau. L'analogie n'est pas une hypothèse scientifique mais elle peut la suggérer : premier pas qui nous entraîne dans la compréhension d'une chose. Parfois la réflexion tourne court, l'image ne renvoie qu'à l'image, comme la séparation du petit lait que le médecin utilise pour expliquer la coagulation et la séparation des humeurs[233]. Il ne doute pas de la réalité du phénomène mais que le petit lait coagule ne prouve en rien la séparation des humeurs !

Comparer deux phénomènes par analogie ne doit pas forcer l'explication de l'un par l'autre et c'est dans ce cas que la comparaison force la porte de la raison. A ressemble à B ne veut pas dire que A est B ! Ainsi, lorsque le médecin explique que le fœtus peut être estropié dans la matrice "comme un arbre devient tordu si son développement s'est heurte à une pierre", il en vient à rattacher les malformations fœtales à une seule cause mécanique. Suivant cette voie, la doctrine construit les faits[234].La distinction du rationalisme et de la science doit toujours être en éveil.

3 – La mètis

Dans cette voie d'une médecine qui se veut rigoureuse, faite d'observations, de réflexions, de classements, de logique, de références à la nature ; que vient faire la mètis ?

---

[233]« *Maladies IV* »

[234]R. Joly *"Le niveau de la science hippocratique"* op cité p72 à 76.

La mètis est cette forme d'intelligence pratique, cette attention vigilante, apte à pressentir, capable de saisir l'occasion et d'agir face à l'imprévu, débrouillarde, ayant le sens de l'opportunité face à des réalités fugaces et mouvantes, déconcertantes et qui ne se prêtent ni à la mesure précise ni au raisonnement rigoureux.

Telle est la description que nous en donne M. Detienne et J.P Vernant auxquels revient le grand mérite d'avoir tiré de l'oubli cette forme intemporelle et précieuse d'intelligence[235].

L'esprit bouillonne silencieux inconscient et la découverte qui couvait, éclot tout à coup et se précise. S'agit-il d'intuition, de mètis ? Ces notions nous semblent très proches.

En 1775, Percival Pott, médecin anglais, découvre la cause du cancer du scrotum. Ce mal, fréquent chez les ramoneurs, il le pressent, vient de la suie et du goudron ayant imprégné les vêtements en contact avec les parties génitales. Cette maladie n'est pas liée à une origine vénérienne, ce que l'on pensait alors. Les enfants aussi étaient touchés car vendus par les parents, ils ramonaient les conduits étroits dans lesquels ils pouvaient seuls se glisser. Pott découvre le rôle pathogène de l'environnement : nous sommes en terre hippocratique ! Pott se battra afin qu'une loi protège ces forçats de tous âges : elle n'aura guère d'effet avant le début du vingtième siècle.

L'abandon de la génération spontanée, la découverte des germes, Jenner et la naissance de la vaccination[236], les travaux de Pasteur, Koch : l'histoire de l'infectiologie tout entière semble difficilement pensable sans la mètis très éveillée de ces esprits.

Pour la médecine grecque, la maladie est un ennemi à combattre et à vaincre. Il faut la prévoir, la saisir, la terrasser avant qu'elle ne vous terrasse ; ennemi plus insidieux que le plus rusé des adversaires car on ne peut deviner ses intentions. Cette métaphore du combat qui désigne la lutte, l'affrontement

---

235Marcel Detienne et Jean Pierre Vernant *"Les ruses de l'intelligence - La métis des Grecs"* Ed Flammarion 1974.

236La variole infection contagieuse et redoutable épargnait les filles de ferme qui avaient été au contact de vaches atteintes de "cow pox" (la "vaccine" des bovins). Contre cette infection bien plus bénigne, elles avaient développé des défenses, défenses utiles contre la variole infiniment plus grave. De l'idée d'injecter du pus des vésicules de la vaccine pour protéger de la variole, la ...vaccination naissait.

contre la maladie et par-dessus tout, la maladie grave est toujours là dans la pensée moderne[237].

Chez les Grecs au pays bouleversé par les guerres, les conflits entre la Grèce et la Perse, entre Sparte et Athènes, le combat sert souvent de référence. La guerre appartient à la littérature homérique et l'esprit grec valorise l'héroïsme du combat individuel, du "corps à corps" auquel ressemble le combat de l'homme, du malade comme du médecin, face à l'ennemi redoutable qu'est la maladie. Car le malade comme le médecin doivent unir leurs forces. Cette lutte contre la maladie est volontiers comparée au "corps à corps" du guerrier face à l'ennemi et sans doute vécue comme telle.

La mètis est une intelligence qui se révèle dans les affrontements : la ruse contre la force, deviner pour agir et agir vite. Les écrits médicaux parlent souvent de la maladie comme d'un être animé, une bête sauvage douée de rapidité. Il ne faut pas se laisser devancer par elle. Elle est vorace, se nourrit, il faut donc aussi prendre garde de ne pas trop s'alimenter car trop manger est la nourrir. Si cela ne lui suffit pas, alors elle mangera les chairs saines du malade. La maladie peut rechuter : elle qui s'était calmée peut se remettre en colère. Forte de son observation, de sa réflexion et de la mètis qui soutient ces forces ordonnées, la médecine est- elle une science, un art, une technique ou un mélange de cela ?

Est-elle une science ? Selon Platon, l'idée de la science se trouverait dans l'abstraction. Il n'y a pas de science du particulier, de ce qui se passe et varie avec le temps et, plus le particulier et le contingent se mêlent à la science et moins elle touche à la vérité ! La géométrie se distingue de la technique des "mesureurs". S'il y a peut-être un ciel des idées et de la science pure, il y a sûrement un enfer des maladies. La médecine n'est pas une science pure mais une pratique destinée à soigner l'être humain.

La médecine se réfère à l'expérience, à la "techné", elle évolue avec les découvertes de l'observation, à la différence de la science des nombres. La mètis se rappelle à son bon souvenir. La Mètis qui, rusée, discrète, échappe aux règles du logos et des idées bien classées mais n'en vient pas moins au bon moment leur prêter main forte, comme Percival Pott aux petits

237 On parle encore d'attaque cardiaque, d'attaque de panique par exemple.

ramoneurs ! Universelle et divine, cette intelligence précieuse est utile aux dieux comme aux animaux. Zeus l'a acquise : en avalant Mètis son épouse, il en a reçu les pouvoirs. Les animaux possèdent aussi les ruses de l'intelligence : le poulpe qui se confond avec le rocher, la grenouille de mer qui se sert de sa langue pour capturer les proies[238].

La médecine est une pratique et non un art au sens esthétique que le mot a acquis. Dans les traités chirurgicaux concernant les pansements, Hippocrate se moque des praticiens qui s'efforcent de les rendre agréables au regard. Si la médecine était un art, la maladie ou le malade ou les deux seraient alors l'œuvre du médecin : entreprise redoutable !

4 – la médecine : science et technique ?

L'observation et le raisonnement suffisent-ils à la médecine hippocratique pour qu'elle soit une science ? Revenons à l'observation et aux mots de Claude Bernard. Il importe tout d'abord, dit-il, de distinguer l'observation passive et l'observation active. Une maladie endémique survient dans un pays et s'offre à l'observation d'un médecin. C'est là une observation spontanée et passive. Cependant, si après les premiers cas, il lui vient à l'idée que cette maladie puisse être en rapport avec certaines conditions météorologiques ou hygiéniques et s'il tente de trouver que les mêmes conditions dans d'autres endroits provoquent la même maladie, alors, il s'agit d'une observation active.

L'observation active appartient à la science, elle ne diffère pas fondamentalement de la science expérimentale. Lorsque les phénomènes observés apparaissent spontanément, l'expérimentateur n'a pas à les provoquer, de même, écrit C. Bernard, qu'il n'est pas nécessaire de sectionner le nerf facial pour observer les effets de paralysie du visage, car une balle, un coup de sabre, une carie du rocher remplacent le geste de l'expérimentateur. La mise en place de l'expérimentation au sens strict n'est qu'un élément de la science médicale : Yersin observant le bacille de la peste ne se livre pas à

---

[238]Que dire du renard figure emblématique de la ruse. Les recherches contemporaines ont décelé de tels comportements aux diverses étapes de l'évolution animale. Cela apparaît bien dans la zoologie d'Aristote. L'ouvrage de Georges Torris *"Penser l'évolution"* Ed Universitaires 1995, parle de cette stratégie d'espèces qui s'opposent et se chassent. Sa description de la stratégie d'espèces de la guêpe et l'araignée où chacune au fil de l'évolution procède à une escalade des moyens d'attaque et d'esquive rusées vis à vis de l'autre est tout simplement remarquable.

une expérience, pour autant, il n'en est pas moins en plein cœur de la science médicale.

Les hippocratiques se réfèrent souvent aux "airs, eaux et lieux" et cherchent à travers leurs "qualités" les origines des maladies. Mais, se référer aux "airs, lieux et eaux" est une chose et se livrer à leur égard à une observation active avec d'autre airs, eaux, lieux en est une autre. Comment et jusqu'où cette comparaison chez les hippocratiques a-t-elle eu lieu ?

Ce que dit Claude Bernard de l'expérimentation peut éclairer notre lanterne. La pensée n'emprunte pas les mêmes voies selon les sciences : en mathématiques, lorsque le principe est vrai les conséquences le sont aussi, mais dans les sciences de la nature, seule l'observation des faits pourra dire ce qui est vrai ou faux dans ce qui était cherché. Le vrai ne peut être en aucun cas le fruit d'un raisonnement détaché de la réalité. Lorsque nous suivons l'évolution d'un patient et l'effet du traitement sur sa maladie, nous ne faisons pas, sauf essai thérapeutique, d'expérimentation ; nous n'en sommes pas moins dans l'expérience car nous jugeons de l'effet concret d'une chose sur une autre. Concernant l'idée présente dans l'expérimentation, il convient de distinguer l'idée "derrière la tête" qui, même encore peu précise, anime la recherche ; de l'idée fixe du dogme que l'observation des faits sert à conforter. Claude Bernard évoque la liberté d'esprit et dit-il, mieux vaut ne pas avoir d'idées (faire "table rase" : principe cartésien) que des idées fixes et assurées. Les idées peuvent être très vagues, des halos, et donner l'impression de "pêcher en eau trouble" et pourtant ces étincelles sont parfois les éclairs de la mètis.

De cet univers de la nature et du corps nous connaissons bien peu de choses en réalité "l'esprit scientifique devrait nous rendre modestes et bienveillants. Nous sommes tous faillibles en face des difficultés immenses que nous offre l'investigation dans les phénomènes naturels" écrit-il[239]. Cela conduit à être humble, les théories ne sont pas des vérités immuables, au contraire :"nos idées ne sont que des instruments intellectuels qui nous servent à pénétrer dans les phénomènes, il faut les changer quand elles ont rempli leur rôle, comme on change un bistouri émoussé quand il a servi assez

---

[239]Claude Bernard "*Introduction à l'étude de la médecine expérimentale*" Librairie Delagrave 1932 p 68.

longtemps" précise-t-il encore[240]. Mais il y a des vieux bistouris qu'il est difficile d'abandonner (la théorie des humeurs) et des bistouris tout neufs auxquels il n'est pas indiqué de s'agripper à tout prix car ils ne sont pas adaptés à toutes les opérations.

Lorsque à la fin du XIXe siècle, le docteur Alphonse Laveran découvre au bout de son microscope la cause du paludisme sous la forme de "corps sphériques doués de mouvements amiboïdes", il ne fait pour lui guère de doute : l'agent infectieux est un parasite. La découverte (nous sommes en 1880) rencontre une vive opposition, la médecine est en pleine période pastorienne, une médecine selon laquelle il ne peut y avoir d'infection que bactérienne. La théorie bactérienne, bistouri neuf et efficace ne pouvait expliquer toutes les infections.

Cette humilité et ce pragmatisme dont parle Claude Bernard, nous les retrouvons chez les hippocratiques : "Précepte" se moque des lectures médicales faites devant la foule, dans le seul but d'être admiré et dont "l'effort n'a que l'intérêt de l'attrait et de la grâce". Pratiques à éviter car "ce serait imiter le vain travail du bourdon et son va-et-vient".

Le principe du déterminisme concret guide la science : les effets proviennent de causes qu'il faut identifier (la maladie provient d'un germe) et les causes provoquent des effets qui doivent être observés. Mais le fait observé en soi ne suffit pas car ce n'est pas lui qui constitue la découverte mais l'idée qui en jaillit. La médecine hippocratique est dans cette voie de l'observation active qui examine le corps et cherche les causes des maladies. L'hippocratisme est scientifique encore lorsqu'il parle de l'unité du règne animal et qu'il est attentif à l'individualité et aux constitutions[241].

Claude Bernard parle de contre-épreuve : la preuve est établie lorsque la cause provoque l'effet déterminé et la contre- épreuve lorsque la cause étant supprimée, l'effet cesse de se produire. Lorsque Hippocrate compare les méthodes chirurgicales utilisées et leur efficacité, il est dans l'expérience. Lorsqu'il juge nocifs certains traitements dont les siens et qu'il informe humblement d'autres praticiens de ses erreurs, nous sommes encore dans cet

---

[240]Id p 71.

[241]Qui évoque la notion moderne de "terrain" précisée en partie par la génétique. Le "terrain" est ce qui prédispose à telle maladie particulière.

état d'esprit. La loi du déterminisme sur laquelle repose la médecine scientifique est présente dans l'hippocratisme : "on démontre que le hasard n'existe pas ; on trouvera que tout ce qui se fait se fait pour un pourquoi[242]".

Cela ne signifie pas qu'Hippocrate "pratique" l'expérience comme le scientifique dans son laboratoire, mais plutôt, que de l'acte médical lui vient la "morale de l'histoire", l'expérience qu'il acquiert, utile aux pratiques à venir. Cependant, cela suffit-il pour qualifier l'hippocratisme de médecine scientifique[243] ?

La médecine hippocratique qui repose sur la théorie des humeurs ne contient pas d'hypothèses véritables. L'humidité du cerveau explique l'épilepsie et l'humidité du cerveau d'une chèvre épileptique en serait la preuve. Mais l'auteur ne procède pas à la contre-épreuve, il ne compare pas ce cerveau avec le cerveau d'une autre chèvre qui pourrait être lui-même humide sans que l'animal souffre d'épilepsie.

Les humeurs expliquent aussi les troubles psychiatriques : si la bile dérange le cerveau, cela cause la folie agitée mais si c'est le phlegme froid qui agit, alors cela provoque la folie calme. Mystérieusement, les catarrhes des narines sont calmés par le coït. Mystère que ces mouvements des humeurs et leurs voies de circulation, mystère que leurs échanges et leurs effets. Mystère que le déclenchement des folies car : « les varices chez les chauves si elles ne sont pas grosses annoncent la manie ». Certains textes[244] abondent de ce que Joly appelle la "polycausalité", alors que la médecine moderne est entrée, non sans raison, dans la recherche de causes spécifiques[245] .

Le déterminisme en médecine hippocratique est souvent très vague : le flegme par exemple peut provoquer la phtisie, la pneumonie, l'hydropisie, la splénite[246], l'ictère ; sans que l'on sache pourquoi le phlegme provoque telle affection plutôt qu'une autre. La coxalgie provient de la bile mais aussi du phlegme ou du sang. Le sphacèle du cerveau peut être provoqué par un excès

---

[242]"*De l'art*" 6.

[243]Le livre de R Joly "*Le niveau de la science hippocratique*" est sur le sujet une source précieuse de réflexion.

[244]Comme "*Affections internes*" ou "*Maladie I*" cf. R. Joly op cité p 32 à 35.

[245]La tuberculose infection particulière est causée par le bacille de Koch et uniquement par lui, même si elle peut être favorisée par une baisse de défenses immunitaires par exemple.

[246]Le terme de splénite désigne une inflammation de la rate et celui de sphacèle, une nécrose tissulaire.

de chaleur ou de froid, de bile ou de phlegme. La notion de cause se dilue dans les humeurs et semble devenir accessoire.

Les traitements aux divers ingrédients marquent l'autre aspect de cette polyvalence. Les fumigations aromatiques ou nauséabondes utilisées pour traiter l'hystérie et remettre l'utérus dans le droit chemin, tiennent leurs vertus du pouvoir des odeurs. La magie ne semble jamais loin lorsqu'il est prescrit pour ces fumigations des raclures de corne noire de chèvre ou de cerf, ou en cas de lésions du foie, du lait de vache mais de vache noire. Cette symbolique des couleurs n'a à l'évidence, aucun rapport sinon magique avec l'efficacité supposée du remède. Certains pessaires se doivent de contenir du lait de femme, oui, mais du lait de femme allaitant un garçon. Pouvoir donné à la couleur à nouveau : "les femmes blanches sont plus humides et sujettes au flux, les noires sont plus sèches et plus compactes et les brunes se tiennent au milieu".

L'imaginaire triomphe lorsqu'il est question de la supériorité masculine et la suprématie du côté droit : lorsque le sperme sort du testicule droit pour se placer sur le côté droit de la matrice, alors ça sera un garçon. L'imaginaire est très présent, l'inconscient et le fantasme de supériorité phallique toujours en coulisses tire les ficelles ! L'utilisation d'excréments de loup, de rat, l'urine de femme putréfiée (?), les fumigations de testicules de castor comme traitement de la stérilité, tout cela nous mène en terre psychanalytique dans les contrées prégénitales. Odeurs et saveurs, bien au-delà des qualités que perçoivent le nez et la langue sont enveloppées de pouvoirs mystérieux. Ceci fait obstacle à la connaissance des choses mais, pourquoi aller plus loin dans ce qui est évident[247].

Ce qui nous semble magique l'était-il autant pour le médecin et s'efforçait-il, malgré la prégnance des odeurs, de rester "au plus près de choses" ? Quoiqu'il en soit, parler ici de science pour qualifier une telle pratique ne peut se faire sans réserve, ce que confirme l'examen des traitements en vigueur, tous rivés à l'immuable théorie des humeurs ! Il n'y a pas hypothèses, l'analogie mène à la certitude, elle est une preuve et les humeurs sont tenues pour des réalités concrètes. La méconnaissance du corps éclaire la nature des traitements. Le médecin utilise les évacuants : purges et

[247]Ce que Bachelard désigne du nom d'obstacle substantialiste.

vomitifs. Le corps ayant deux cavités que sépare le diaphragme : la cavité du haut et la cavité du bas, les vomitifs permettront d'évacuer la cavité du haut et les purges évacueront la cavité du bas[248].

Le traitement est curatif mais la prévention n'est pas négligée. Le but est d'éliminer l'impureté et il faut évacuer l'une des quatre humeurs en surabondance. La purge ou le vomitif spécifique attire à lui l'humeur et l'évacue par le haut ou par le bas. Il faut aussi purger la tête de ses humeurs et pour cela on utilise des substances irritantes que l'on introduit dans le nez. Ces substances peuvent être... de l'oignon pelé ou du poivre.

Les saignées ont chez Hippocrate des indications très variées : douleurs du foie et de la rate, pneumonie, apoplexie cérébrale. La saignée que nous avons évoquée aura la vie très longue : pratiquée bien avant les hippocratiques, ses vertus ne seront que tardivement démenties.

Au Moyen-Âge, on en use dans les couvents afin de réfréner les appétits sexuels : le tempérament "sanguin" avait-il une libido débordant les globules ? Guy Patin doyen de la faculté de Paris la qualifie de remède miraculeux[249]. Au XVIIe, on saignait les femmes enceintes car n'ayant plus leurs règles, on suspectait qu'elles souffrent d'une surcharge sanguine. Comme si durant la grossesse, les menstrues étaient encore produites mais restaient "stockées à l'intérieur". Logique des volumes et des liquides, du plein et du vide. Saigner les femmes enceintes était alors une démarche rationnelle (un excès "d'humeur" déductive !) mais totalement non scientifique. Avec les convulsions et les affections psychiatriques, la saignée trouve d'autres indications. Cette pratique, source de profits, draine une clientèle huppée et Richelieu, Louis XIII et Louis XIV en seront de fervents adeptes.

Selon Broussais, médecin militaire peu enclin au doute, les maladies chroniques viennent d'une inflammation aiguë non guérie. Pour les traiter, la diète est de rigueur et surtout le décongestionnement des organes qui réclame d'abondantes saignées. La saignée est largement appliquée à la typhoïde, la

---

[248]Là encore la pensée est rationnelle s'appuyant sur la mécanique des volumes et des fluides mais non scientifique.

[249]Guy Patin (1602-1672) doyen de la Faculté de médecine de Paris critique virulent de la théorie de la circulation sanguine de Harvey qu'il qualifiait de "paradoxale, inutile à la médecine, fausse, impossible, absurde et nuisible à la vie de l'homme"(sic).

syphilis, la pneumonie et surtout au choléra lors des épidémies de 1832 et 1833. Pour cette infection, le remède affaiblissant le malade déjà très diminué aura aggravé la mortalité.

La cautérisation est la médication la plus puissante dont disposaient les médecins de l'antiquité note J. Jouanna[250]. "Maladies II" recommande pour traiter une récidive d'une maladie de la tête, huit cautérisations : deux aux tempes, deux le long des oreilles, deux derrière la tête, deux au nez. Le feu doit barrer la route au chemin du mal, à la bile ou au phlegme qui s'écoulent dans les vaisseaux. Le siège des cautérisations est aussi aléatoire que les schémas de la distribution sanguine. Entraînant des surinfections, le remède est souvent pire que le mal.

Dans la panoplie des soins, les ventouses sont en usage et leur forme étudiée : un goulot étroit amènera en ligne droite vers la chair les humeurs éloignées, mais, si le mal est plus diffus la ventouse aura un large goulot[251]. Alors, la médecine moderne écoutant la voix de Claude Bernard aurait-elle dépassé l'esprit scolastique et son attachement aux dogmes ? Il est permis d'en douter et nous l'illustrerons de trois exemples.

L'histoire de Semmelweis est l'histoire de la découverte de l'infection puerpérale[252]. Cette maladie redoutable et souvent mortelle survenait chez les femmes qui venaient d'accoucher. Semmelweis est l'un des fils d'un épicier hongrois que son père envoie à Vienne afin qu'il y étudie le droit. Mais Semmelweis n'aime ni le droit ni Vienne. Non ! la médecine le passionne, comme lui tiennent à cœur l'accueil et le soutien de ces deux grands cliniciens que furent Skoda, spécialiste de l'auscultation et Rokitanski, pionnier de l'anatomo-pathologie. Il s'orientera vers l'obstétrique.

Il existe à Vienne deux services pour les accouchements : celui du professeur Klin et celui du professeur Bartsh. Ces deux pavillons se partagent, pour leur formation, les étudiants en médecine et les élèves sages-femmes et dans l'un et l'autre, la mortalité est équivalente. Puis la décision est prise, liée sans doute à l'arrivisme de Klin, avide de prestige, que les étudiants en

---

250« *Hippocrate* » J. Jouanna op cité p 230.

251« *Du médecin* » Ch. 7.

252"*Semmelweiss*" le roman de L.F Céline Ed Imaginaire Gallimard 1999 raconte de façon poignante l'histoire de ce médecin et de sa découverte.

médecine soient formés chez lui, les sages-femmes, ces "petites mains" étant confiées à Barsth.

Mais dans le service de Klin, la mortalité explose, liée à l'infection puerpérale. Pour couvrir l'ignorance des causes de cette maladie, on incrimine les "miasmes", les "métastases et péritonites laiteuses" sans oublier la nature féminine, elle qui a bon dos avec son anxiété et sa dépression ! Les mots ronflants camouflent l'ignorance. Semmelweis a compris l'origine de la mort : ce sont les mains des étudiants médecins qui sortent des salles d'autopsie, ces mains infectées qui examinent les patientes du service d'obstétrique. Il réclame alors que les étudiants se lavent les mains avec une solution de chlorure de chaux et que ce lavage soit appliqué aux instruments eux-mêmes. Il demande à Klin lui-même de se laver les mains, ce que celui - ci, dans sa sotte vanité, refuse. Les mauvais résultats de Klin sont bien connus et pour défendre sa réputation, il obtient… l'expulsion de 22 étudiants étrangers sur les 42 que compte sa clinique ! Grâce à l'intelligence et à l'action de Skoda, Rokitanski, Hebra (fondateur de la dermatologie comme spécialité autonome), Heller et Helm ; la formation d'une commission est décidée. Elle devra juger en toute impartialité la validité de la découverte. Le ministre interdit à cette commission de se réunir et ordonne à Semmelweiss de quitter Vienne !

Le monde de l'obstétrique et de la chirurgie, en Autriche et dans toute l'Europe reste sourd à cette découverte vitale. Semmelweis meurt en 1865 à l'asile d'aliénés où des confrères hongrois l'avaient conduit suite à des troubles psychiatriques aigus. S'est-il volontairement blessé en salle d'autopsie ? Nul ne sait. Ce grand moment de l'infectiologie précède de quarante ans les travaux de Pasteur.

Très longtemps la douleur du petit enfant n'a pas été reconnue. Sa conscience naissante et sa mémoire encore à ses débuts ne devaient pouvoir ni la ressentir, ni s'en souvenir pensait-on. D'autant que les voies sensitives de la douleur, non pourvues de myéline étaient supposées chez le tout petit ne pas être fonctionnelles. Ceci était loin de la réalité car le système de perception de la douleur est déjà en place avant la fin de la vie fœtale. Ce système, dit "nociceptif", est constitué de récepteurs répartis dans le corps, siégeant sous la peau et à l'intérieur des organes. Ces récepteurs apparaissent autour de la bouche à la septième semaine, dans l'ensemble du visage à la onzième semaine puis aux paumes des mains et plantes des pieds. Dès le cinquième mois de grossesse, le corps entier du fœtus en est pourvu.

Jusqu'en 1985, les opérations de chirurgie thoracique (du canal thoracique chez les prématurés par exemple) s'effectuaient sans anesthésie. En 1987, Anand, anesthésiste en pédiatrie confirme l'existence chez les petits de douleurs opératoires dont la manifestation est un stress très grave n'apparaissant pas si un traitement antalgique est administré.

Petite conscience, petite mémoire, système de perception de la douleur non encore formé : tels étaient les a priori de cette croyance, avec peut-être une dénégation : non, un petit être humain ne peut pas encore avoir mal[253] ! Dans le domaine des maladies digestives, l'histoire de l'*Hélicobacter pylori* est une autre illustration de l'inertie des dogmes. Robin Warren et Barry Marshall, médecins australiens, découvrent au début des années 1980 l'origine bactérienne des ulcères gastro-duodénaux. Auparavant, cette pathologie était attribuée à un excès d'acidité gastrique, elle-même liée au stress et traitée par des médicaments antiacides. Une origine microbienne était impensable, impensable qu'une bactérie, hélicobacter en l'occurrence, bactérie spiralée, puisse résister à une telle acidité et pourtant, pour provoquer les infections intestinales, les microbes devaient franchir l'épreuve. Les preuves de cette activité bactérienne se heurtent à de fortes résistances.

Alors en 1984, dans un suivi médical strict Marshall décide de s'infecter lui-même en ingérant hélicobacter, ce qui provoque une gastrite reconnue à la biopsie tout comme le germe qui en est responsable. Le traitement antibiotique est rapidement efficace. Quinze années se seront écoulées avant que la cause ne soit reconnue et le traitement antibiotique institué, immense progrès, l'hélicobacter étant responsable d'une grande proportion des ulcères gastriques et duodénaux et aussi de cancers de l'estomac[254].

253"*La douleur de l'enfant*" Annie Gauvain-Picard et Michel Meigner Ed Calmann Lévy. Sur ce sujet nous nous sommes référé à cet ouvrage scientifique et vivant, véritablement passionnant.

254La folle histoire de la découverte de l'*Helicobacter pylori* « *Biologie et Histoire* » 2017 J.L Fauchère. Détail piquant : Marshall trop faible en mathématique pour devenir ingénieur avait dû s'orienter vers la médecine !

Chapitre 16

La médecine dans la société grecque

Dans l'Iliade et l'Odyssée, textes fondateurs de la Grèce antique qui expriment le tragique de l'existence, Homère parle de la médecine. Il évoque Macaon et Podalire, ces deux frères dont le père, Asclépios, est le dieu des médecins. Macaon et Podalire vont à la guerre de Troie. Podalire y survit mais Macaon caché dans le fameux cheval meurt lors de la prise de la ville. Macaon aura soigné Ménélas de la blessure d'une flèche et Philoctète d'une plaie ancienne faite au pied en y laissant tomber par mégarde une flèche trempée dans le fiel de l'hydre de Lerne.

Hippocrate serait le descendant de la famille de Podalire dont une branche s'était établie sur l'île de Cos. Selon l'histoire, Macaon et Podalire, valeureux guerriers et médecins plein d'attention et de douceur sont des héros. "*Un médecin à lui tout seul vaut beaucoup d'hommes*" dit à leur propos le texte de Homère. Telle est l'image admirée du médecin dans le monde grec. Loin de l'épopée, la médecine suscite la réflexion des philosophes. Loin de l'épopée lorsqu'il est question de politique ! Platon se réfère souvent à la médecine sans qu'il ait avec elle la proximité d'Aristote[255].

La médecine et la société doivent se ressembler pense Platon, car le rôle du médecin est analogue à celui du législateur : le médecin soigne le corps humain et le législateur, le corps social. Ces deux corps qui doivent être gardés en bonne santé. Déjà dans "*L'ancienne médecine*", l'auteur hippocratique comparait l'action du médecin à celle du pilote : « *La plupart des médecins sont comme de mauvais pilotes. Tant que le calme règne, leurs fausses manœuvres ne sont pas apparentes mais viennent un violent orage ou un vent impétueux, ils laissent périr le bâtiment et il n'est personne qui ne reconnaisse dans le désastre leur maladresse et leur ignorance* ».

---

[255]Antoine Thivert "*Platon et la médecine*" article Persée 2004.

Le médecin comme le pilote du bateau doit faire face aux éléments et conduire le navire à bon port, c'est à dire à la santé retrouvée[256].

Le législateur, le gouvernant de la cité doit agir de même. Pour éviter la catastrophe, il lui faut être vigilant, attentif aux vagues, aux vents, aux rochers et veiller aux membres de l'équipage dont il doit intelligemment guider les actions. Les gouvernants "timoniers" tyranniques, sans intelligence ni philosophie, conduisent aux naufrages : le propos de Platon garde toute sa désespérante modernité.

Quelle place tient la médecine dans la hiérarchie des arts ? Est-elle une "techné" ou une "épistémè", une technique ou une science pure ? Dans le "*Gorgias*", Platon situe la médecine au niveau du corps au même rang que la justice occupe au niveau de l'âme. La médecine est supérieure à la gymnastique comme l'est la justice face à la législation. Le principe de justice est supérieur au principe de légalité, les lois doivent être conçues selon le principe de justice et non l'inverse.

Quant à la rhétorique, elle n'est pas un art véritable car elle ne cherche pas la vérité, elle est un art d'opinion ce que ne saurait être la médecine qui est "un art existant réellement". La médecine est la science du corps, elle peut servir de modèle à la philosophie, science de l'esprit. Nous pouvons être sensible à ce rapprochement car si l'âme est pour Platon cet esprit, cette puissance spirituelle, elle est de plus chez Aristote une force vitale biologique, psychosomatique, au cœur de la médecine.

"*La République*" évoque les abus de la pratique médicale mais, ce n'est pas l'acte des médecins qui est critiqué mais l'abus qui en est fait. Socrate s'indigne des faux malades qui consultent à tout propos et consomment à outrance des remèdes. La médecine doit être utile, redonner la santé au charpentier malade pour qu'il puisse reprendre son travail, elle est donc utile au bon fonctionnement de la société. La médecine ressemble à la philosophie car elle remonte des symptômes (les apparences) aux causes, de même que la philosophie va de la diversité des apparences à l'unité de l'idée. La philosophie qui soigne l'âme et la médecine qui soigne le corps se réfèrent l'une à l'autre.

256« *De l'ancienne médecine* ». Le législateur comparable au pilote du bateau évoque... Mao, mais le "grand timonier" n'est pas encore à l'horizon !

Rapprocher la médecine de la philosophie et de la justice illustre la valeur que Platon lui accorde.

"*Charmide*" réfléchit à ce que serait en médecine, ce retour des apparences vers l'essentiel. Il serait vite voué à l'absurde car pour guérir le corps, il faudrait guérir l'âme et pour soigner les yeux il faudrait connaître la tête et pour soigner la tête, connaître tout le corps et tout l'environnement : les airs, les eaux, les lieux… tâche impossible qui laisserait au malade le temps de mourir mille fois ! Il y a sans doute une foule de maladies, différentes dans leur nature et leur symptomatologie mais il n'y a qu'une idée, qu'une essence de la médecine.

Dans le "*Politique*" et dans "*Les lois*", les allusions de Platon à la médecine sont nombreuses. Il y cherche une manière salubre, fidèle au principe de justice de pratiquer la législation. Étudier les ressemblances de celle-ci et de la médecine est avantageux pour le législateur car la médecine est pour l'homme dans son principe une technique bienveillante. De même que le médecin agirait en vue de soigner le corps de l'individu, le législateur agirait en vue du bien du corps social. Le législateur serait donc semblable au médecin ? Platon ne parle pas de ce qu'est la politique mais de ce qu'elle devrait être idéalement. Car le bien des uns peut être le mal des autres et la législation aux mains des tyrans devient vite la pire des succussions, la plus saignante des incisions, le plus brûlant des cautères.

Le rapport du pouvoir et de la médecine est un indice certain de l'état d'une société. Le pouvoir peut ne pas respecter la médecine et l'utiliser à ses propres fins. Il s'agit alors de tuer au nom de la génétique raciale comme en Allemagne nazie ou interner les opposants au régime sous le diagnostic fallacieux de schizophrénie torpide comme en URSS. La bonne santé nécessite le juste milieu, l'harmonieux équilibre des humeurs. L'équilibre est la santé et le déséquilibre, la maladie : du corps individuel ou du corps social.

La maladie apparaît comme une forme de guerre qui survient dans un état en paix, en bonne santé. Dans la maladie une humeur s'isole et exerce son action néfaste ; de même, la société devient malade lorsqu'un groupe s'isole et s'empare du pouvoir. D'autant plus que "*non seulement la partie que l'humeur a quittée devient malade mais aussi celle où elle va se fixer et par suite d'un engorgement excessif, provoque souffrance et douleur*".

Le modèle de la médecine a sans doute permis de réfléchir au fonctionnement de la société, bien que les premiers philosophes aient été souvent plus curieux de l'univers que du corps humain. Mais, il ne suffit pas que le législateur se prenne pour un astre ou une lumière céleste pour que l'astronomie devienne une analogie sérieuse de la législation !

Dans le monde des sciences, la rationalité et l'observation, la recherche du vrai, l'humanisme qui appartiennent à l'esprit de la médecine auront permis un autre regard sur l'homme. En montrant que les maladies ne sont pas l'affaire du divin, la médecine a accru le doute quant au pouvoir des dieux sur les êtres et les choses et permis une société plus laïque. La médecine affermit la notion de responsabilité légale du médecin car la loi grecque est plus soucieuse de l'intention de nuire que des dommages que l'acte aura provoqués. Les clauses de responsabilité interviendront tardivement et ne seront que peu appliquées. D'ailleurs les Romains appelleront les médecins des "meurtriers impunis"[257]. Le serment inscrit les règles du métier de médecin dans une époque où "ne pas nuire" est difficile, ne serait-ce que par la dureté de certains traitements qui les rend parfois aussi redoutables que le mal.

Armelle Debru au chapitre "Traités éthiques" de son admirable livre : "Hippocrate La consultation" écrit : « À l'époque helléniste, l'attitude humaine a pour nom "*philantropie*", une notion vaste et multiple qui recouvre tout le champ des relations politiques et sociales et s'applique aussi à l'art de guérir. Sous une forme oraculaire, l'auteur des Préceptes dit : *"Là où il y a philantropie, il y a philotechnie"*, autrement dit : l'amour du métier passe par la bienveillance et les égards envers les malades. La philantropie est déjà là dans la paléo-médecine. Cette affectivité source d'attachement et de souci d'autrui est l'âme de la pratique médicale. Avoir rencontré la bienveillance et le soin alors qu'il était blessé ou malade peut éveiller chez l'homme son humanité. Après tout, il peut y avoir en chacun de nous un Macaon ou un Podalire qui sommeille !

La médecine hippocratique parle peu du traitement de la douleur. Le corps indolore fonctionne, inconscient, fidèle, silencieux et ce silence, cette fidélité du corps est ce bonheur dont nous ne prenons souvent conscience que lorsque la douleur le chasse. La douleur lorsqu'elle est là absorbe toute la vie. Les

[257]Debru Armelle op cité p 183.

textes hippocratiques n'évoquent pas la douleur des opérations[258] alors que la chirurgie constituait une part importante de l'activité médicale et qu'il n'y avait pas d'anesthésie, peut-être quelques antalgiques.

Le terme de douleur revient très souvent dans les textes médicaux mais il s'agit de douleurs symptômes, de douleurs utiles au diagnostic, comme un mal nécessaire qui cesserait au terme de la maladie. Il est parfois mentionné quelques précautions lors des interventions afin qu'elles soient plus rapides et moins douloureuses : « *quand l'opération n'exige qu'une incision, on la fera avec célérité ; l'incisé devant souffrir, il faut que ce qui fait souffrir soit présent le moins de temps possible ; résultat qui s'obtiendra par une incision rapide. Mais s'il est nécessaire de pratiquer plusieurs incisions, on agira lentement ; en effet la célérité rend la douleur continue et intense, tandis que mettre des intervalles procure quelques relâches aux patients*[259] »

Le pavot, la jusquiame, la mandragore, la morelle aux propriétés narcotique, analgésique, sédative étaient utilisées en gynécologie sous forme de boissons ou en applications, onguent, comme la jusquiame pour apaiser les contractures du tétanos. Concernant la douleur, la "philotechnie" aurait-elle relégué la "philanthropie" au second plan ? Hippocrate aurait dit qu'il est divin de soigner la douleur : divin signifie-t-il au-dessus des pouvoirs de l'homme mais cela ne correspond pas au caractère humain et rationnel de sa médecine et au "d'abord ne pas nuire" ou divin ne veut-il pas plutôt dire que c'est un acte essentiel du médecin ? Le silence des textes ne signifie pas l'absence de pratique et nous imaginons difficilement des trépanations sans anesthésie, sans administration d'opium, médicament déjà bien connu à l'époque, à forte dose.

La médecine hippocratique est riche d'enseignement : l'examen clinique, la recherche des causes, la mise en place du traitement et la surveillance de l'évolution resteront les temps essentiels de l'acte médical à travers l'histoire. Cependant, cette compréhension bute sur la porte close qui la sépare de l'intérieur du corps et de son fonctionnement.

---

258 Cf Jouanna op cité p188.

259 « *Du médecin* » Ch. 5.

Ceci explique que la physiologie hippocratique nous semble sommaire, proche avec sa coction et sa crase de la cuisine élémentaire. Mais pour imaginaire qu'elle nous semble, elle montre sa nécessité car la médecine ne peut exister sans comprendre l'intérieur du corps et son fonctionnement.

Ne soyons pas étonnés que l'analogie ait comblé cette méconnaissance car dans la pensée grecque, les mondes végétaux, animaux, humains, sont pleins de familiarités. Ne soyons pas surpris que des organes puissent être comme des éponges, que l'utérus vagabonde dans le corps comme un être vivant ou que le fœtus soit malformé dans l'utérus maternel comme l'arbre qui dans sa croissance a rencontré un terrain plein de pierres. L'organisme est un corps, une mécanique matérielle organisée, dont le fonctionnement est produit par des éléments purement physiques.

La comparaison des traitements en chirurgie et en médecine gynécologique montre combien la découverte de l'anatomie a pu être fondamentale. Mais la gynécologie malgré les potions thérapeutiques surprenantes ne peut être qualifiée de magique. La réflexion qu'elle porte à la "génération" (la procréation) et le rôle qu'y tiennent l'homme et la femme à travers leur "semence" est une approche de la nature humaine à ses commencements, conception et grossesse, qui n'a rien à voir avec l'opération du Saint-Esprit !

Les médecins grecs ne soignaient pas seulement les maîtres mais aussi les esclaves, lorsque les maîtres se préoccupaient de leur vie. Ils s'en préoccupaient peut-être afin que le serviteur soit en état de travailler. Ils s'en préoccupaient aussi certainement car la proximité créée des liens d'attachement et de responsabilité. Il est question parfois d'aides médecins ou d'apprentis médecins auxquels étaient confiés les soins des esclaves. Ce terme ne signifiait pas une médecine au rabais car le terme d'aide médecin ou d'apprenti médecin désignait sans doute les "internes" de l'époque !

Le médecin hippocratique ne marque pas de différence entre l'homme libre et l'esclave, le même soin est prodigué à l'un et l'autre. Le maître et l'esclave étant d'une même nature humaine doivent être soignés de la mème façon. Nous ne pouvons qu'admirer cette cohérence entre la pensée et la pratique. Penser à une identité de nature ouvre au monde où les hommes se ressemblent, où nous sommes malgré nos particularités, ce même homme dont parle Pascal.

Que le métier de médecin soit reconnu comme institution, se réglemente, ne pouvait qu'affermir la philanthropie dont les charlatans n'avaient que faire. L'ouverture des soins à tous nécessitait l'extension de l'apprentissage de la médecine hors de petits cercles car, par tradition vaguement sacrée, élitisme, ségrégation ; l'enseignement s'effectuait en famille, de père en fils. Permettre à ceux qui n'étaient pas de la lignée de se former au métier médical était un autre acte démocratique de valeur. Des sentiments liaient le maître et l'élève qui devenait ainsi un "fils spirituel". Mais il n'y avait pas hélas de "fille spirituelle" : les femmes semble-t-il ne pouvaient devenir médecins, tout au plus et heureusement participaient-elles aux soins gynécologiques[260].

[260]Dans la médecine du monde arabe du XIIIe, les soins étaient accessibles à tous et les femmes pouvaient se former à la profession médicale. En France, en 1869 Madeleine Brès fut la première femme médecin !

Chapitre 17

Pour conclure : le corps douloureux

« *Savez-vous monsieur que vous me faites très mal !* » Talleyrand adresse ces mots au chirurgien qui l'opère. Sans doute sur son visage, la patience tente mille efforts pour l'emporter sur les crispations de la douleur. Talleyrand a 80 ans et souffre d'un anthrax du dos, un dos voûté depuis longtemps qu'il n'a jamais vraiment courbé. Son médecin est Jean Cruveilhier, élève de Dupuytren, professeur à la faculté de médecine de Paris. Grand anatomiste, Cruveihler a décidé de se faire assister de Jean Nicolas Marjolin, son aîné, professeur et consultant de Louis Philippe. Marjolin est un bistouri habile. Bien sûr, il y a la douleur, mais l'habileté et la rapidité du chirurgien devraient la réduire au plus court moment. C'est Marjolin qui semble-t-il opère et c'est à lui que Talleyrand s'adresse : « Savez-vous Monsieur que vous me faites très mal ! ». "Le savez-vous signifie" : « Mais avez-vous conscience de ma douleur et qu'il n'est aucune mesure entre cette douleur que je subis et celle que vous pouvez supposer de ma lésion et de votre acte, la douleur de vos livres, la douleur "à froid", douleur objectivée et cette douleur dont je pâtis, moi, prince de Bénévent comme l'homme le plus ordinaire qui n'oserait sans doute, face à de telles souffrance, protester comme je le fais ».

Car, en ce 14 mai 1838, les médecins ont les moyens de soulager la douleur et Cruveilhier le sait mieux que quiconque. Le protoxyde d'azote a été découvert en 1772, on en sait les qualités antalgiques et sédatives en inhalation. En cette fin du XVIIIe siècle, la chimie a été généreuse, géniale ; 1792 : l'éther sulfurique, 1806 : la morphine puis, 1832 : le chloroforme.

Comment définir universellement une existence vivable ? L'élément qui la caractérise sans doute avant tout est l'absence de douleur ou du moins, que la douleur qui m'atteigne soit limitée en temps et en intensité. Car la douleur anéantit l'être, l'isole, elle absorbe le présent, envahit la conscience et y règne sans partage. L'existence réapparaît, même timidement, lorsqu'un soignant bienveillant non seulement répare ma machine corporelle défaillante mais aussi apaise ma douleur.

Penser la morale sans tenir compte du corps ne serait pas sérieux : sans le corps, la morale serait, au sens de créature monstrueuse, une chimère. La façon dont le corps est traité prime toute autre considération car la première immoralité est la violence qui lui est faite : la maltraitance, la torture, le meurtre. La morale naît avec le respect du corps, de ses soins et ses besoins et toutes les parties de ce corps ont une égale dignité. La maladie et la douleur nous poussent vers la philosophie. « *Tout système philosophique où le corps de l'homme ne joue pas un rôle fondamental est inepte, inapte* » écrit Paul Valéry rappelant que les philosophes ont beaucoup à apprendre de la médecine. « *Sans le corps, l'esprit ne ferait que des théories et des calembours* » nous dit-il encore.

La douleur mais aussi la décrépitude, l'abandon des forces et des facultés sont au cœur de l'existence de l'homme comme destin certain et redouté. La douleur concerne tout être humain quel que soit son âge, « sa race » et les périodes de l'histoire. Penser que les gladiateurs ou les poilus d'hier pouvaient traverser les douleurs et la mort, le sourire aux lèvres et la fleur au fusil tient de l'image d'Épinal du héros que rien n'entame. Quelles que soient les époques, les continents et les âges, l'homme est doté des mêmes récepteurs sensoriels et circuits neuronaux de la douleur.

Face à la douleur, les êtres humains ont eu trois sortes d'attitudes, trois manières de la considérer, parfois complémentaires souvent contradictoires : médicale, philosophique, religieuse. Pour la médecine, la douleur, si elle est un mal à soigner n'en est pas moins valorisée car elle signale l'existence et la nature d'une maladie et renseigne sur son évolution.

Selon l'attitude philosophique de la résignation, la douleur est dans l'ordre des choses, dans l'ordre de notre nature, de notre triste condition humaine. La pharmacopée ayant ses limites, l'esprit doit la relayer, cet esprit stoïcien pour lequel l'imagination et la crainte amplifient la douleur. Prendre son mal en patience est sans doute possible lorsque les douleurs sont peu intenses et chroniques, par contre, demeurer serein lors d'une crise de colique néphrétique doit être autrement difficile.

L'attitude religieuse, celle du christianisme du Moyen-Âge valorisera la douleur, lui donnant une vertu rédemptrice : souffrir est emprunter le chemin du Christ, fils de Dieu. Avoir mal sur terre ouvre les portes du paradis.

La douleur rappelle à l'homme son impuissance, sa vulnérabilité et suscite le recours au divin. La douleur est épreuve et la soulager est suspect d'œuvre diabolique. Les procès en sorcellerie menés par l'Inquisition avaient comme victimes les malades mentaux, des femmes surtout, mais aussi bon nombre de guérisseurs qui par les philtres avaient soulagé les douleurs. Les plantes connues pour leur effet antalgique sont suspectes et proscrites, seuls en bénéficient les suppliciés dont on veut prolonger les épreuves. Pourtant Lulle et Paracelse ont découvert une eau blanche, ancêtre de l'éther mais celle-ci tombe vite dans la méfiance et l'oubli.

Douleurs offertes en rédemption, douleurs subies des maux et blessures mais aussi douleurs infligées pour dresser le corps et la bête, l'homme doit subir, souffrir jusqu'à l'ultime sans pouvoir y mettre fin car le suicide ferme les voies du ciel. Cependant, clarifiant la position de l'église, en 1952, le pape Pie XII écrira de la douleur qu'elle n'élève pas l'âme et qu'il faut recourir aux moyens de la traiter. Ce qui fait mal ne peut être un bien.

Contre le fatalisme et le mépris touchant le corps au Moyen-Âge, la Renaissance tente d'opposer l'individualisation, la laïcisation de ce corps. La Renaissance déborde de douleurs : épidémies de peste, car la peste est aussi douloureuse rappelle Ambroise Paré, grand chirurgien, douleurs des blessures de guerre et de leur traitement car aux guerres de religion s'ajoutent les guerres de conquête opposant la France à l'Espagne.

Trois consciences émergent de ce temps : Montaigne, Vésale, Paré. Montaigne car il confère au corps sa dignité : le corps ne peut plus être réduit à cette enveloppe négligeable de l'âme chrétienne. Vésale, qui dans son "De fabrica corpori humani" décrit l'anatomie du corps humain qui n'avait guère été qu'imaginée par Galien. Paré enfin qui utilise la ligature vasculaire pour insensibiliser la partie du membre à amputer et renonce aux véritables supplices et cruels antidotes que pouvaient être cautères et huile bouillante à l'imaginaire poison des balles. Ambroise Paré remarquait que si Dieu avait créé la douleur, il avait aussi créé les hommes et les remèdes pour la soulager. "*Le n'avoir point mal, c'est le plus avoir de bien que l'homme puisse espérer*" écrivait Paré : profonde et moderne pensée. Les grandes découvertes préfèrent parfois le génie du bricoleur aux voies des sciences instituées. L'histoire de l'anesthésie et de l'analgésie le vérifie et se heurte à la résistance au soulagement qui sait emprunter les arguments de la rationalité et de la science officielle.

Jugeons-en : 250 ans après les mots de Paré, Humphry Davy découvre le protoxyde d'azote. Davy est le fils d'un sculpteur sur bois que sa mère, veuve, a placé comme employé chez un pharmacien. Grâce à des notes laissées par un pasteur anglais : Joseph Priestley, Davy fabrique le protoxyde d'azote et en découvre les propriétés euphorisantes (d'où le nom de gaz hilarant) et analgésiques. La médecine officielle notant un ralentissement du pouls et des vertiges en interdit l'usage. L'histoire se répète pour Sertuerner et ses travaux sur la morphine : nommé en 1831 bienfaiteur de l'humanité par l'Institut de France, il est bientôt traité d'escroc et de charlatan dans les milieux médicaux.

En Angleterre comme en France, Assemblées et Académies opposent de vives résistances y compris au baron Larrey qui se propose pourtant de servir de cobaye. Mais en Angleterre, la reine Victoria demandant, lors de son accouchement, l'administration de protoxyde d'azote apporte à la méthode un soutien officiel. Ainsi, une reine parturiente aura eu sur un sujet technique plus d'influence qu'un chirurgien baron d'Empire !

En France, la pratique de l'anesthésie attendra 1847 pour être admise. Magendie authentique savant pouvait déclarer, exprimant une réticence morale : « *la perte de conscience a quelque chose de dégradant et d'avilissant que tout homme un peu courageux ne saurait souffrir* ».Velpeau la souhaitait sans la croire réalisable et affirmait en 1839 : « *Échapper à la douleur au cours des opérations chirurgicales est un rêve qu'il n'est plus possible de caresser de nos jours* », mais, devenait dix ans plus tard un ardent défenseur de l'anesthésie car le rêve impossible à caresser était devenu réalité.

"De la douleur", le livre remarquable de Jean Pierre Peter traduit les remous des esprits médicaux de la fin du XVIIIe et du début du XIXe siècle[261]. L'auteur oppose la vision de deux chirurgiens sur la douleur : Ambroise Tranquille Sassard et Jacques Alexandre Salgues.

---

[261] *"De la Douleur"* Jean Pierre Peter Ed quai voltaire 1993

L'essai de Sassard écrit en 1780 est le plus moderne car il traite avec conviction de l'effet bénéfique des narcotiques avant les interventions chirurgicales pour en diminuer les douleurs. Mais le progrès subit souvent le retour tonitruant des vieilles thèses. En effet, quarante ans après ce texte novateur, Salgues écrit une apologie de la douleur. Elle renseigne, dit-il, sur la présence et la nature de la maladie mais aussi réveille les énergies nerveuses que la maladie amoindrit. La maladie ressemble à une guerre et la douleur est une arme qui stimule les forces et permet de se défendre. Ceci évoque Hippocrate que Salgues nomme d'ailleurs "le divin vieillard". Plus proche du bénitier que "le divin vieillard", Salgues est un incontestable dévot ; d'ailleurs n'a-t-il pas écrit un traité de prières !

L'idée de douleur fortifiante, salutaire n'est pas propre au christianisme bien que celui-ci ait fortement contribué à l'ancrer[262]. Cette notion imprimée dans la conscience humaine appartient déjà à la morale épicurienne et stoïcienne. Elle a marqué l'éducation : la férule, les coups de règle sur les doigts des élèves, le martinet ne sont pas des pratiques si anciennes. Destinées à punir, à endurcir et à fixer en mémoire les "fautes" et leurs châtiments, elles servaient à "forger" le caractère. La douleur telle que René Leriche la conçoit n'est pas une réaction de défense ni un heureux avertissement : « *La maladie est un drame en deux actes dont le premier, sournois, se joue dans le morne silence de nos tissus, toutes lumières éteintes. Quand la douleur arrive, il est déjà trop tard. La douleur est toujours un sinistre cadeau qui diminue l'homme, qui le rend plus malade qu'il ne serait sans elle et le devoir strict du médecin est de s'efforcer toujours à la supprimer, s'il le peut* » écrit-il[263].

Voix de progrès et d'humanité : le médecin doit dépister et soigner les douleurs ; surveiller les signes qui les traduisent chez les malades qui ne peuvent s'en plaindre : les nouveau-nés, les patients autistes, les personnes souffrant de détérioration mentale par exemple[264]. Calmer la douleur afin de retrouver le bienfaisant silence des organes dont parle Paul Valéry, ce silence du corps-machine qui permet de vivre et de penser.

---

262 N'oublions pas l'utilisation du cilice, tunique de crin garnie de clous ou de pointes de fer portée à même la chair par mortification.

263 René Leriche "*La chirurgie de la douleur*" 1937.

264 L'article 20 du code de déontologie en fait obligation : « Le médecin doit s'efforcer d'apaiser les souffrances de son malade », s'efforcer : littéralement y mettre toutes ses forces.

Liste des ouvrages cités

Aristote - Parties des animaux Traduction R. Pellegrin Ed Flammarion 2011

Claude Bernard - Introduction à l'étude de la médecine expérimentale librairie Dalagrave 1932

Karl Bühler - Théorie du langage - Ed Agone 2009

André Bourguignon - l'homme imprévu. - Histoire naturelle de l'homme Tome I P.U.F

Jacques Cayotte - L'homme aux temps préhistoriques, Doc Pdf

Louis Ferdinand Céline - Semmelweiss - Ed Imaginaire Gallimard

Erwin Chargaff - Le feu d'Héraclite - Ed Viviane Hamy 2006

Georges Contenau - La médecine en Assyrie et en Babylonie 1997 Ed Hermann 1986

Max de Ceccaty - L'aube des savoirs et des dieux - L'harmattan 1997
La vie de la cellule à l'homme - Ed Points Seuil 1962

Marcel Etienne et Jean-Pierre Vernant - Les ruses de l'intelligence, la mètis des Grecs" - Ed Flammarion 1974

Henri Ey - Histoire de la médecine - Ed C.R.E..HEY 2017

Annie Gauvin Picard et Michel Meigner - La douleur de l'enfant Ed Calmann Lévy 1994.

M.D Gmerk - Les maladies à l'aube de la civilisation occidentale Ed Payot 1983

Robert Joly - Hippocrate médecine grecque idées - Gallimard 1964
Le niveau de la science hippocratique - Ed Les Belles Lettres 1966

Jacques Jouanna - Hippocrate - Ed Les Belles Lettres 2017

Michel Jouvet - Le sommeil et le rêve - Ed Odile Jacob 2000

Samuel Noah Kramer - L'histoire commence à Sumer Flammarion Champs Histoire 1993

René Leriche - La chirurgie de la douleur 1937

Fabrice Lorin - Douleur Médecine et Judaïsme - Texte internet

G.E.R Llyod - Origines et développement de la science grecque Ed Champs Flammarion 1997
Une histoire de la science grecque - Ed Point Seuil 1993

Louis Meunier - Histoire de la Médecine - Librairie Baillières 1911

Jacques Postel et Claude Quétel - Nouvelle histoire de la Psychiatrie Ed Privat 1993

Pierre Pelot, Yves Coppens, Tanino Liberatore - Le rêve de Lucy Ed Seuil 1990

Jean Pierre Peter - De la douleur - Ed quai Voltaire 1993

Jackie Pigeaud - La maladie de l'âme - Ed Les Belles Lettres 2006

Maurice Pradines - Traité de Psychologie Générale -

P.U.F 1987

Bertrand Russel - Histoire de la philosophie occidentale - Ed Les Belles Lettres 2011

Marcel Sendrail - Histoire culturelle de la maladie - Ed Privat 1980

George Torris - Penser l'évolution - Ed Universitaires 1991

Jean Pierre Vernant - Les origines de la pensée grecque P.U.F Quadrige 2013

Voltaire - Dictionnaire de philosophie - Folio Gallimard 1994

Alfred Weber - Histoire de la philosophie européenne 1914

Table des matières

Remerciements à Nicole et Joël Blaize.

Structures éditoriales du groupe L'Harmattan

L'Harmattan Italie
Via degli Artisti, 15
10124 Torino
harmattan.italia@gmail.com

L'Harmattan Hongrie
Kossuth l. u. 14-16.
1053 Budapest
harmattan@harmattan.hu

L'Harmattan Sénégal
10 VDN en face Mermoz
BP 45034 Dakar-Fann
senharmattan@gmail.com

L'Harmattan Cameroun
TSINGA/FECAFOOT
BP 11486 Yaoundé
inkoukam@gmail.com

L'Harmattan Burkina Faso
Achille Somé – tengnule@hotmail.fr

L'Harmattan Guinée
Almamya, rue KA 028 OKB Agency
BP 3470 Conakry
harmattanguinee@yahoo.fr

L'Harmattan RDC
185, avenue Nyangwe
Commune de Lingwala – Kinshasa
matangilamusadila@yahoo.fr

L'Harmattan Congo
219, avenue Nelson Mandela
BP 2874 Brazzaville
harmattan.congo@yahoo.fr

L'Harmattan Mali
ACI 2000 - Immeuble Mgr Jean Marie Cisse
Bureau 10
BP 145 Bamako-Mali
mali@harmattan.fr

L'Harmattan Togo
Djidjole – Lomé
Maison Amela
face EPP BATOME
ddamela@aol.com

L'Harmattan Côte d'Ivoire
Résidence Karl – Cité des Arts
Abidjan-Cocody
03 BP 1588 Abidjan
espace_harmattan.ci@hotmail.fr

Nos librairies en France

Librairie internationale
16, rue des Écoles
75005 Paris
librairie.internationale@harmattan.fr
01 40 46 79 11
www.librairieharmattan.com

Librairie des savoirs
21, rue des Écoles
75005 Paris
librairie.sh@harmattan.fr
01 46 34 13 71
www.librairieharmattansh.com

Librairie Le Lucernaire
53, rue Notre-Dame-des-Champs
75006 Paris
librairie@lucernaire.fr
01 42 22 67 13

www.ingramcontent.com/pod-product-compliance
Lightning Source LLC
LaVergne TN
LVHW011009061026
849535LV00006B/1789
* 9 7 8 2 3 3 6 4 6 2 5 3 0 *